自噬与药物发现

主　编　欧阳亮　孙　秋
副主编　孙　倩　杜宝文　王　贯

U0228143

科学出版社

北　京

内 容 简 介

本书介绍了自噬的生物学机制及其在药物研发方面的进展。自噬是细胞内一种自我降解和再利用的过程，对维持细胞内稳态和健康至关重要。本书不仅概述了自噬的基本原理，还探讨了自噬与疾病的关系，尤其是其在神经退行性变性疾病、癌症和感染性疾病中的作用及目前的临床研究进展。此外，本书还重点关注了自噬靶向性药物的设计与开发新技术，为药物研发人员提供了宝贵的理论和实践指导。

本书适用于生物学、药学和医学领域的研究人员或学生，相信他们都能通过本书加强对自噬与药物发现的理解。

图书在版编目（CIP）数据

自噬与药物发现 / 欧阳亮，孙秋主编. -- 北京：科学出版社，2024.8. -- ISBN 978-7-03-078847-4

Ⅰ. R329.2；R9

中国国家版本馆 CIP 数据核字第 2024BM5029 号

责任编辑：贾　超　丁彦斌 / 责任校对：杜子昂
责任印制：徐晓晨 / 封面设计：东方人华

科 学 出 版 社 出版
北京东黄城根北街 16 号
邮政编码：100717
http://www.sciencep.com
北京建宏印刷有限公司印刷
科学出版社发行　各地新华书店经销
*
2024 年 8 月第 一 版　开本：720×1000　1/16
2024 年 8 月第一次印刷　印张：14
字数：280 000
定价：138.00 元
（如有印装质量问题，我社负责调换）

序

春风习习，翻动一页页浸满墨香的纸张，哗哗的声响仿佛述说着编者们倾注的心血，令人心驰神往，手不释卷。

在生物体中，时时刻刻都在经历着细胞与细胞内成分的不断重塑和循环，这是为了使用质量更好的"新部件"替换"旧部件"，以维持机体与细胞的稳态功能。1963年，比利时科学家Christian René de Duve发现"自噬"（autophagy）现象，这使研究者对自噬有了更为清晰的认识。自噬是指细胞在外界环境因素的影响下，对内部受损的细胞器、错误折叠的蛋白质和侵入体内的病原体进行降解的生物学过程。2016年，日本科学家Yoshinori Ohsumi因对细胞自噬领域研究做出的巨大贡献而获得诺贝尔生理学或医学奖。自此，靶向自噬小分子药物开发作为一种新兴的治疗策略在临床上得到了快速推动。

对于小分子治疗领域的研究者来说，发现全新靶标，阐明调控机制，进而进行靶向小分子药物干预是永恒不变的研究主题。在不同的适应证中深入了解自噬的分子机制及其在不同疾病背景下的调控机制则显得十分必要《自噬与药物发现》对此进行了详细的梳理与归纳。自噬相关功能的改变与肿瘤、衰老、神经退行性变性疾病、心脑血管疾病、自身免疫性疾病和炎性疾病等均密切相关，因此，靶向自噬小分子药物的不断研发，能够应对不同适应证的患者，改善其预后及生活质量。

此书在未来靶向自噬的药物研发中，将具有十分重要的指导意义。早在20世纪70年代末，科研工作者就发现了自噬小分子诱导剂——雷帕霉素，正式敲开了自噬与药物发现的大门，为自噬相关药物的研发奠定了基础。随着基于不同自噬关键通路上多种新型小分子调节剂的发现，靶向自噬小分子候选药物在多种疾病治疗的研究中显示出极大的潜力和应用价值，展现出广泛的治疗前景。

　　感谢好友欧阳亮教授和其他编者的辛勤付出，精心编著了《自噬与药物发现》这本佳作。此书以知识性、应用性、创新性、实践性为切入点，重在阐明基于自噬的小分子药物的研究策略和方法。重点突出基础理论、基本知识、临床与临床前药物相关信息的整合，融合科学性、先进性、应用性和启发性为一体，深入浅出，循序渐进，将不同疾病类型和临床上的小分子候选药物研究进展有机地结合在一起，其中穿插的一些相关图例更是生动形象地将部分药物治疗疾病的相关机制展现给读者，便于读者阅读与理解。

　　相信这本精心编撰、认真归纳整理和出版的《自噬与药物发现》会得到无数读者的认可与喜爱，对于推动我国新药研发和对青年工作者的指导将起到积极的作用。同时，此书也有助于在读硕士、博士研究生对自噬相关的小分子药物研发、结构修饰、治疗研究进展等知识的了解，对培养勇于创新、敢于开拓、不怕困难、不畏失败的精神，具有良好的推动作用，能够接轨国际市场，提高小分子候选药物开发成功率，为广大人民群众的健康做出重要的贡献。

　　我作为此书的首位读者，分享了小小的个人读后感，并推荐给广大的读者朋友，是为序。

刘博

2024 年 3 月 18 日写于成都望江楼

前　言

　　自噬，这一细胞生物学的重要过程，近年来逐渐成为生物医学研究的热点。从基础生理机制到疾病状态下的变化，自噬都扮演着举足轻重的角色。随着研究的深入，我们越来越认识到自噬在维持细胞稳态、调控细胞命运以及影响疾病进程中的关键作用。

　　《自噬与药物发现》这本书就如同一把钥匙，为我们打开了探索自噬奥秘的大门。它旨在为读者提供一个全面、深入的视角来探讨自噬的各个方面，特别是它在药物发现和疾病治疗中的重要性。我们希望通过本书的阐述，能够让读者更加清晰地理解自噬的基本原理、与各类疾病的关系，以及如何利用自噬机制来开发新的治疗药物。

　　在第 1 章中，我们详细介绍了自噬的基本原理，包括其定义、发现、功能以及发生过程。这一章为读者提供了自噬的基础知识，为后续章节的深入理解打下基础。

　　接下来的章节中，我们探讨了自噬与多种疾病的关系，包括肿瘤、神经退行性变性疾病、心血管疾病以及代谢性疾病等。通过深入剖析这些疾病中自噬的变化和作用，我们希望能够为读者揭示自噬在疾病发生和发展中的复杂角色。

　　在了解了自噬与疾病的关系后，本书进一步探讨了如何利用自噬机制来开发新的药物。第 3 章和第 4 章分别介绍了自噬小分子的临床研究进展和小分子药物的发现。这些章节详细阐述了多种针对自噬通路的药物研发策略，以及目前已经发现的一些有潜力的药物分子。

　　此外，我们还特别关注了自噬调控相关的天然产物。第五章详细介绍了多种具有自噬调节作用的天然产物，这些天然产物或许能为未来的药物研发提供新的思路和灵感。

最后一章则聚焦于自噬相关的药物发现新技术。随着技术的进步，我们有了更多精确、高效的方法来研究和利用自噬。这一章为读者介绍了目前最前沿的技术和方法，以期推动自噬研究的进一步发展。

在本书的创作过程中，我们得到了四川大学研究生吴永亚、隆敏、肖欢、郑浪、吴得发、罗家祥、祝春燕、张静、李如、李舒童和刘佳希的积极参与和热情支持，他们以严谨的态度和勤奋的精神参与了资料的收集、整理。在此，我们向这些辛勤付出的学生们表示最诚挚的感谢。

总的来说，本书试图提供一个全面、系统的视角来审视自噬与药物的关系。我们希望通过本书的出版，能够激发更多研究者对自噬的兴趣，推动自噬研究在生物医学领域的应用和发展。

作为本书的作者，我认为自噬的研究对于推动医学进步和人类健康具有重大意义，希望本书能为大家带来更多的启发和思考，也期望各位读者能在阅读本书的过程中，不断提出自己的观点和见解，与我们共同探索自噬与药物的奥秘，为未来的研究和发展贡献自己的智慧和力量。

编　者

2024 年 3 月 6 日

目　　录

第 1 章 自噬的基本原理

1.1 自噬的定义

1.1.1 自噬的发现

1963 年，比利时生物化学家 Christian René de Duve 在细胞中观察到自己吃自己的现象，并将该现象取名为自噬。尽管自噬的研究经历了漫长的历程，但是从 Christian René de Duve 发现了溶酶体开始的。

1957 年，Sam Clark 用电镜观察新生小鼠肾脏组织时，发现细胞中有大量具有膜性结构的致密体，其中常含有类似于线粒体等的胞质结构。随后在1962 年，洛克菲勒研究所的 K. R. Porter 和 T. Ashford 发现在用胰高血糖素刺激后，大鼠肝细胞中的溶酶体会出现增多，同时在这些溶酶体中还发现了移动到细胞中心的其他细胞器成分，如线粒体。然而，当时研究人员错误地以为这个现象只是溶酶体的形成过程，未意识到溶酶体是像线粒体一样存在于细胞质中的细胞器。1963 年，Z. Hruban 等报道了局部细胞质降解的超微结构，该报道参考了 1955 年德国科学家的损伤诱导融合模型，观察到了从细胞质融合到生成溶酶体的三个连续步骤。此外，他们提出这个过程不仅由损伤阶段诱发，还在细胞分化的生理阶段，以及"细胞器处置"和"细胞成分再利用"等功能中起作用。这项研究引起了当时也在洛克菲勒研究所工作的 Christian René de Duve 的兴趣。与之前 K. R. Porter 的看法不同，Christian René de Duve 将这种现象命名为自噬，并提出在胰高血糖素引发的肝细胞降解过程中，溶酶体发挥了作用。1967 年 Christian René de Duve 连续发表两篇文章，证实了溶酶体介导了胰高血糖素诱导的自噬。他因此成为首位报道细胞内自噬现象的科学家。此外，他在 1974 年因发现细胞内结构和功能性器官而与其他两位科学家共同获得了诺贝尔生理学或医学奖。

然而，受限于当时技术的限制，自噬的研究进展缓慢，没有引起广泛的关注，自噬的深入研究是从 Yoshinori Ohsumi 的酵母菌模型开始的。1992 年 Yoshinori Ohsumi 首次在 *The Journal of Cell Biology* 上报道了酵母细胞在养分缺乏的情况下发生细胞质元件自噬性降解的现象。接着在 1993 年，Yoshinori Ohsumi 从酵母菌模型中发现了 15 个与自噬调节相关的基因，并将它命名为 *APG* 基因。随着生物学技术的进步，自噬的研究进入了一个新的阶段。通过酵母筛选方法，至少有 42 个自噬相关基因被鉴定出来，后来的研究发现，几乎所有这些酵母自噬相关基因都在高等真核生物中有同源物，这表明自噬过程具有高度保守性，是细胞最基本的功能之一。

1995 年，Meijer 团队揭示了哺乳动物雷帕霉素靶蛋白（mTOR）信号通路在自噬调控中的作用，并证明雷帕霉素通过抑制 mTOR 来激活自噬。2000 年，Yoshimori Tamotsu 发现了自噬体的标志蛋白"LC3"；2003 年，Klionsky 等科学家将 *APG* 基因重新命名为 *Atg* 基因，并开始研究 *Atg* 基因所编码的蛋白的相互作用及其在自噬中的功能；2004 年，Noboru Mizushima 培育出无法自噬的小鼠，明确自噬在新生小鼠中的作用，并且成功培育出将自噬现象可视化的小鼠；2006 年，Noboru Mizushima 和 Masaaki Komatsu 发现自噬有助于预防神经细胞中不良蛋白的积累。2007 年，Johansen 团队发现 *p62*/SQSTM1 与 *Atg8*/LC3 结合，可促进泛素化蛋白质聚集体的自噬降解；2009 年，Noboru Mizushima 发现可以抑制自噬的 *rubicon* 基因；2016 年，Yoshinori Ohsumi 因为揭示了自噬机制而获得诺贝尔生理学或医学奖；2019 年，Nobuo Noda 明确了自噬体形成过程中主要蛋白的结构。

1.1.2　自噬的名词解释

细胞自噬一词来源于希腊语，"auto"的意思是"自我"，"phagy"的意思是"吞噬"，将这两个部分合并在一起，形成了一个新的词汇——"autophagy"，被翻译为"细胞自噬"。它是指细胞在外界环境因素的影响下，对其内部受损的细胞器、错误折叠的蛋白质和侵入体内的病原体进行降解的生物学过程。自噬几乎在所有细胞中以较低的基础水平发生，以维持细胞稳态功能。同时，自噬也是一种重要的保护机制，能够使细胞在多种应急条件下存活，如营养物或生长因子剥夺、缺氧、活性氧、DNA 损伤或胞内病原体。自噬可以分成三种不同的形式：巨自噬（macroautophagy）、微自噬（microautophagy）和分子伴侣介导的自噬（chaperonemediated autophagy，CMA）（图 1.1）。

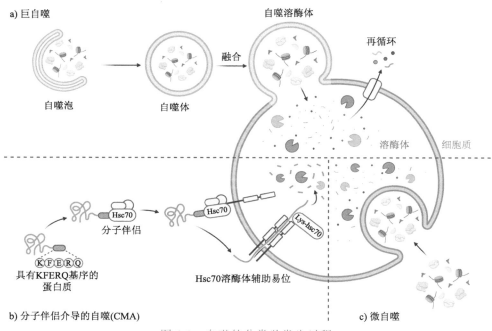

图 1.1　自噬的分类及发生过程

1.1.3　自噬的分类及过程

1. 巨自噬/宏自噬

通常所称的自噬即指巨自噬或宏自噬。在巨自噬的过程中，细胞质中的可溶性大分子物质及变性的细胞器，会被由内质网、线粒体来源的单层或双层膜包裹形成自噬体。接着自噬体的外膜与溶酶体膜融合，进一步形成自噬溶酶体（autolysosome），内部的待降解物被一系列的水解酶降解，最终完成整个自噬过程。巨自噬包括非特异性巨自噬和特异性巨自噬，前者是由于细胞压力状态诱导产生的，对于维持压力状态下细胞的存活具有重要意义，后者是指在基础水平发生的，负责降解大分子物质及细胞器等复杂结构，以维持细胞内的稳定状态。

2. 分子伴侣介导的自噬

在分子伴侣介导发生的自噬过程中，待降解的底物为可溶性蛋白质分子。分子伴侣蛋白识别带有特定氨基酸序列的底物蛋白，并与之结合，然后通过溶酶体膜上的受体溶酶体相关膜蛋白 2（lysosome-associated membrane protein 2，Lamp2）转运到溶酶体内；底物蛋白分子再在溶酶体内被水解酶降解。因此，分子伴侣介导的自噬与前两者不同，在降解蛋白时具有选择性。

3. 微自噬/小自噬

微自噬是溶酶体膜自身发生内陷，包裹和吞噬细胞内待降解的底物，随后在溶酶体内发生降解的过程。微自噬分为非选择性微自噬和选择性微自噬。前者在哺乳动物细胞中被发现，主要通过溶酶体膜内陷吞噬可溶性物质；后者主要在酵母中被发现，通过溶酶体膜向外突起捕获待降解的各种细胞器。微自噬与巨自噬的区别在于，在微自噬过程中胞质成分直接被溶酶体包裹，无须形成自噬体。

自噬分类及其特点见表 1.1。

表 1.1　自噬分类及其特点

自噬分类	是否形成自噬泡	自噬泡膜的来源	是否具有蛋白选择性
巨自噬	是	内质网、线粒体	否
分子伴侣介导的自噬	否		是
微自噬	是	溶酶体膜	否

1.2　自噬的功能

1.2.1　维持细胞内稳态

1. 细胞代谢平衡

当机体面对不同的应激状态，如营养缺乏、低氧等条件时，自噬能够消化和回收无用或失活的蛋白质、脂肪酸及其他有机物，为细胞提供能量和代谢物，从而维持大分子合成和 ATP 生成。通过糖噬、脂噬、RNA 自噬或 DNA 自噬等方式，自噬来调节糖类、脂质和核酸的获取。在自噬受损的情况下，糖原、脂质的积累会导致衰老相关疾病的发生，同时引发非必要的 DNA 和 RNA 积累，促进炎症、癌症，甚至加速衰老。

2. 免疫调节

自噬通过清除病毒、细菌等入侵微生物或细胞内异常蛋白质，参与细胞免疫和抗病毒免疫反应，这种形式称为异体自噬。

3. 纠正突变

自噬可以帮助细胞识别和分离异常蛋白质，并有效地清除生命过程中发生错误折叠的蛋白质分子，防止这些不能发挥生物学功能的蛋白质分子在细胞内过度积聚，产生对细胞的正常功能的不良作用。

1.2.2　维持细胞形态和功能的稳定

自噬可以清除受损或老化的细胞器、蛋白质、脂质等物质，帮助细胞维持正常的形态和功能状态，同时促进细胞内部一些成分的再生（Mizushima et al.，2011）。根据被降解底物是否有特异性，自噬可以分为非选择性自噬和选择性自噬。选择性自噬是清除受损或多余的细胞器的共同机制，可分为线粒体自噬、内质网自噬、细胞核自噬和溶酶体自噬。

1.2.3　在某些组织中的特定功能

自噬在某些组织中发挥特定功能，如保护大脑神经元、参与胚胎神经发育、促进卵巢颗粒细胞分化等（Fimia et al.，2007；Shao et al.，2002）。

1.3　自噬发生过程

1.3.1　自噬起始阶段

在正常生理状态下，细胞维持着较低的基础自噬水平。当细胞遇到外界压力刺激，如营养缺乏时，哺乳动物雷帕霉素靶蛋白复合物 1（mechanistic target of rapamycin complex 1，mTORC1）出现失活，自噬开始于酵母中的一个点状结构，被称为原自噬体结构（PAS，有时也被称为自噬体组装位点）。在哺乳动物中，自噬起始于一个富含脂质磷脂酰肌醇-3-磷酸（PI3P）的内质网结构域（omegasome，称为巨噬体）。自噬起始的第一步是吞噬囊泡组装位点（PAS）的形成，ULK1 复合物的组装启动了小的自噬复合物的形成。

1.3.2　成核过程

在成核阶段，ULK1 复合物（ATG6）与Ⅲ类磷脂酰肌醇-3-羟基醇（PI3K）复合物（Vps34）相互作用形成吞噬囊泡，吞噬囊泡膜扩张并形成囊泡。PI3K-BECN1 复合物又称为 Vps34-ATG6 复合体。还包括 ATG7 和调节性蛋白激酶 Vps15，共同作用于膜泡的成核，介导 PAS。Vps34-ATG6 复合体还能召集 ATG12-ATG5 和 ATG16 多聚体及微管相关蛋白轻链 3（LC3），并通过后两者促进吞噬囊泡的扩展。

1.3.3　自噬体的延伸阶段

哺乳动物自噬体的延伸主要依赖于两个类泛素化的系统：①ATG12 的结合过程；②LC3 的修饰过程。

ATG12 首先由 E1 样酶 ATG7 活化，再通过 E2 样酶 ATG10 转运并结合 ATG5，然后和 ATG16 结合，生成 ATG12-ATG5-ATG16 复合物。这个复合物定位于前自噬体结构的外膜表面，并参与前自噬体外膜的扩张。

LC3 在酵母中的同源基因是 *Atg8*。LC3 的修饰过程同样需要类泛素活化酶 E1 和 E2 的参与。LC3 前体形成后被 ATG4 加工成胞质可溶性的 LC3-Ⅰ，然后在 E1 样酶 ATG7 和 E2 样酶 ATG3 的作用下，和磷脂酰乙醇胺（PE）共价连接成为脂溶性的 LC3-PE（也就是 LC3-Ⅱ），并参与膜的延伸。LC3-Ⅱ能够与新形成的膜结合，直到自噬溶酶体形成。因此，LC3-Ⅱ常用作自噬形成的标志物，也是一种重要的定位于自噬泡膜上的多信号传导调节蛋白。

哺乳动物的 ATG12-ATG5 类泛素化过程和 LC3 类泛素化过程并不是独立运行的，它们之间可以相互作用、相互调节。

1.3.4 自噬体的成熟阶段

自噬体的成熟主要是指自噬体通过微管骨架在转运必需内吞体分选复合物（ESCRT）和单体 GTP 酶（Rab S）作用下，与溶酶体融合形成自噬溶酶体的过程。参与成熟阶段的溶酶体相关蛋白还包括 LAMP1、LAMP2、UVRAG（*UVRAG* 为紫外线抵抗相关肿瘤抑制基因）。

1.3.5 自噬体的裂解阶段

自噬体的裂解是指自噬溶酶体膜的裂解及内容物在溶酶体水解酶的作用下降解的过程。降解过程中产生的氨基酸及部分蛋白质可以为细胞提供营养、能量或循环利用（图 1.2）。

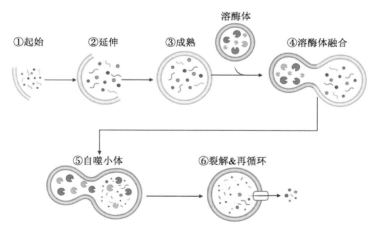

图 1.2 自噬发生的基本过程：自噬的起始、吞噬囊泡的延伸、自噬体的形成、自噬体与溶酶体融合及自噬体的裂解

1.4　自噬发生过程的分子调控机制

激活自噬过程（启动）的信号通常来自各种应激条件，如饥饿、低氧、氧化应激、蛋白质聚集、内质网应激等。这些信号途径的共同目标是Unc-51-like激酶1（ULK1）复合物[由ULK1、ATG13、RB1诱导卷曲螺旋蛋白1（FIP200）和ATG101组成]，该复合物通过Ⅲ型磷脂酰肌醇激酶复合物（PI3KC3）Ⅰ的成分[由Ⅲ型PI3K、液泡分选蛋白34（Vps34）、BECN1、ATG14调节的自噬激活分子1（AMBRA1）和通用膜囊泡运输因子（p115）组成]来催化吞噬体的成核，在特征性的内质网结构"omegasome"上产生PI3P。然后，PI3P通过与其PI3P结合域的相互作用将PI3P效应蛋白WD重复结构域磷酸肌醇相互作用蛋白2（WIPI2）和含有锌指FYVE结构域的蛋白（DFCP1）募集到omegasome。最近的研究显示，WIPI2能够直接结合ATG16L1，从而招募ATG12-ATG5-ATG16L1复合体，该复合体增强了ATG3介导的ATG8家族蛋白（ATG8s）的共轭，包括LC3蛋白和γ-氨基丁酸受体相关蛋白（GABARAP）与膜上磷脂酰乙醇胺（PE）的结合，从而形成膜结合的脂质化形式。例如，在这个共轭反应中，LC3-Ⅰ转化为LC3-Ⅱ——自噬膜的特征性标志（Dikic et al., 2018; Hosokawa et al., 2009; Ganley et al., 2009）。ATG8s不仅进一步吸引了包含LC3相互作用区（LIR）的自噬机制成分，同时对于吞噬体膜的延伸和闭合至关重要。此外，在选择性自噬中，LC3在通过LIR包含的"货物"受体将特定标记的"货物"隔离到自噬体内的过程中起到了关键作用。多个细胞膜，包括细胞膜、线粒体、内吞体和高尔基复合体，通过捐赠膜材料来延伸自噬膜（其中部分脂质双层是通过ATG9含有的囊泡传递的，但其余脂质双层的起源目前尚不清楚）。自噬小体膜的密封形成了一个双层囊泡，称为自噬体，经过成熟过程（包括去除ATG蛋白质），最终与溶酶体融合。溶酶体内的酸性水解酶降解自噬载体，被回收的营养物质释放回细胞质，供细胞再次使用（图1.3）。

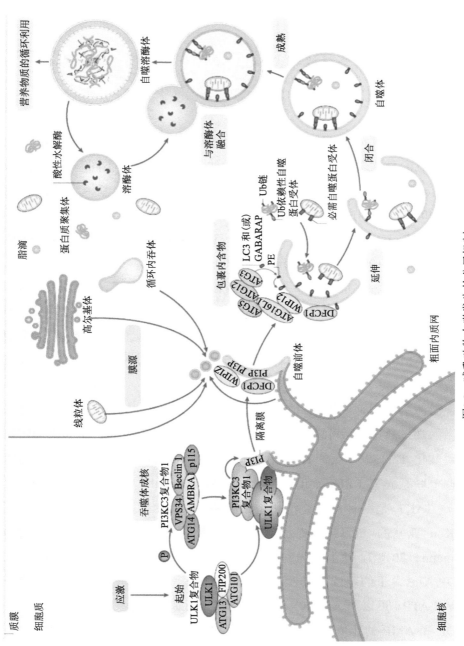

图1.3　哺乳动物自噬发生的分子机制
（Dikic & Elazar，2018）

1.5　自噬信号通路

1.5.1　诱导自噬的信号通路

1. AMPK 信号通路

AMP 活化蛋白激酶（AMPK）是一个由催化亚基 α 和两个调节亚基（β 和 γ）组成的异三聚体复合物。脊椎动物的每个亚基都有不同基因编码的多个亚型，α 亚基分为 α1 和 α2，分别由 *PRKAA1* 和 *PRKAA2* 基因编码；β 亚基分为 β1 和 β2，分别由 *PRKAB1* 和 *PRKAB2* 基因编码；γ 亚基分为 γ1、γ2 和 γ3，分别由 *PRKAG1*、*PRKAG2* 和 *PRKAG3* 基因编码（Stapleton et al.，1996；Thornton et al.，1998；Cheung et al.，2000）。

AMPK 是一种在进化上保守的丝氨酸/苏氨酸蛋白激酶，作为细胞能量传感器，在维持代谢平衡方面起关键作用，可以促进自噬，调节细胞代谢，维持细胞能量稳态（Herzig et al.，2018）。AMPK 作为能量感应蛋白，上游激酶磷酸化 AMPK 催化亚基 Thr172，然后 AMPK 结合 AMP 和 ADP，引起变构而激活。

上游激酶肿瘤抑制因子 LKB1（STK11）复合物和钙调蛋白依赖的蛋白激酶激酶 2（CaMKK2）可以作用于 AMPK 复合物，AMPK 可以通过 CaMKK2 直接磷酸化 Thr172 位点，响应细胞内钙通量，将钙信号与 AMPK 对能量代谢的调节联系起来（Zhang et al.，2014；Woods et al.，2003；Woods et al.，2005）。TAK1 是一种丝裂原活化蛋白激酶（MAPKK），TAK1 也能磷酸化 AMPK α 亚基的 Thr172，提示 TAK1 可能是 AMPK 的第 3 个上游激酶（Neumann，2018）。除上述激酶外，AMPK 的活性还受到细胞中 AMP/ATP 和 ADP/ATP 含量的调控。腺苷一磷酸（AMP）、腺苷二磷酸（ADP）和腺苷三磷酸（ATP）可以与 AMPK γ 亚基结合。当细胞处于正常生理状态时，ATP 与 ADP 和 AMP 的比值较高。高水平的 ATP 与 AMPK 结合并抑制其活性。细胞内 ADP 和 AMP 的含量随能量应激而增加。大量研究表明，AMP 和（或）

ADP 与 AMPK 的结合通过三种互补的机制激活了该激酶：①AMP 的结合促进了 LKB1 复合物对 AMPK 的 Thr172 位点的磷酸化。这种磷酸化在体外可将 AMPK 活性增加 100 倍。研究表明，ADP 的结合也可促进 CaMKK2 对 AMPK 的磷酸化；②AMP 结合引起构象变化，抑制蛋白磷酸酶对 Thr172 的去磷酸化，ADP 的结合也有这种作用；③AMP 与 AMPK γ 亚基的结合导致了 AMPK 复合物的变构激活（Lin et al.，2018）。

激活的 AMPK 进一步作用于下游不同的靶蛋白和信号转导途径，刺激分解代谢过程（如葡萄糖吸收、糖酵解、脂肪酸氧化和线粒体形成），抑制合成代谢过程（如蛋白质、脂肪酸或胆固醇的合成）。活化的 AMPK 能够通过对自噬相关蛋白复合物成分的特异性磷酸化，在不同水平对自噬调控发挥差异作用。AMPK 通过磷酸化 mTORC1、ULK1 和 PIK3C3/Vps34 复合物中的自噬相关蛋白直接促进自噬，或通过间接调控转录因子如 FOXO3、TFEB 和 BRD4 下游的自噬相关基因的表达来促进自噬。AMPK 还可以通过诱导网络中受损线粒体的碎片化，促进自噬机制向受损线粒体的易位从而调节线粒体的自噬降解（线粒体自噬）（Greer et al.，2007；Rubinsztein et al.，2012；Sakamaki et al.，2017）。

证据表明，磷酸化的 AMPK 通过蛋白磷酸酶（PP）去磷酸化而迅速失活，而 PP 是调节 AMPK 活性的重要组成部分。蛋白磷酸酶 2A（PP2A）可以与 AMPK 相互作用，促进 AMPK 的 Thr172 位点去磷酸化，从而实现 AMPK 的负调控（Joseph et al.，2015）。

1）通过磷酸化 ULK1 来调节自噬

AMPK 的激活可以通过两种不同的机制诱导自噬过程：抑制 mTOR 蛋白激酶复合物或直接磷酸化 ULK1。

当机体处于低能量水平或饥饿状态时，它能通过两种不同的方式激活 AMPK 磷酸化来抑制 mTOR 的活性：①AMPK 直接磷酸化 mTOR 中 TSC2 的 T1227 和 S1345 位点，从而促进 TSC1/TSC2 复合物的 GAP（GTPase 激活蛋白）活性，使 RHEB 转化为不活跃的 RHEB-GDP 状态，关闭 RHEB 介导的 mTORC1 激活。②AMPK 直接磷酸化 RAPTOR 的 Ser772 和 Ser792 位点，促进 14-3-3 蛋白与 RAPTOR 的结合，阻碍 RAPTOR 与 mTOR 或 mTOR 底物的结合,进而抑制 mTOR 信号通路。同时,失活的 mTOR 导致 ULK1 在 Ser757 位点的去磷酸化,诱导 ULK1 与 AMPK 的结合,这是 AMPK 增加自噬的主要机制之一。

AMPK 与 ULK1 的 Ser/Pro 富集区相互作用,直接磷酸化 ULK1 的多个位点,导致 ULK1 的构象变化,从而促进 ULK1 与其复合物的其他成分的相互作用,如 ATG13、ATG101 和 FIP200,增加 ULK1 激酶的活性和稳定性。激活的 ULK1 磷酸化 ATG13、ATG101 和 FIP200,进一步增加 ULK1 复合物的活性。此外,ULK1 的 Ser556 位点也是 14-3-3 蛋白的结合位点,增加 ULK1 和 14-3-3 蛋白之间的相互作用,促进细胞饥饿或 AMPK 激活剂(如 AICAR)时的自噬。AMPK 与 ULK1 之间的相互作用受到 mTORC1 的调控。在营养丰富的条件下,mTORC1 磷酸化 ULK1 的 Ser758 位点,这是一种抑制自噬性的磷酸化修饰。该位点位于 AMPK 与 ULK1 结合的区域(AA 711-828),从而抑制了 AMPK 与 ULK1 之间的相互作用。同样,mTORC1 也可以磷酸化 ATG13 的 Ser258 位点(小鼠 Ser259)(Puente et al., 2016),降低 ULK1 复合物的活性,从而降低自噬体的形成速度。在饥饿条件下,mTORC1 的活性降低,对 ULK1 和 ATG13 的抑制性磷酸化水平降低,因而促进 AMPK 和 ULK1 的相互作用,增加 ULK1 的活性,促进 ULK1-ATG13-FIP200 复合物的形成(Kim et al., 2011)。因此,AMPK 和 mTORC1 协同调控 ULK1,诱导自噬以响应细胞营养水平。AMPK、ULK1 和 mTORC1 形成了一个信号三联体,可以微调能量/营养反应,以维持自噬的动态平衡。

2)通过磷酸化 PIK3C3/Vps34 复合物来调节自噬

PI3KC3-C1 和 PI3KC3-C2 是在自噬过程的不同阶段所必需的两种不同的 PIK3C3/Vps34 复合物。PIK3C3-C1 和 PIK3C3-C2 的核心复合物中都包含催化亚基 PIK3C3/Vps34、假激酶 Vps15/p150(PIK3R4)和 BECN1(Beclin 1,酵母 ATG6 的哺乳动物同源物)。PI3K3C3-C2 复合物不仅在自噬(特别是在自噬体成熟和自噬溶酶体小管中)中发挥作用,还在核内体运输和多泡体形成中也发挥作用,PI3KC3-C1 则在自噬小体的成核过程中发挥重要作用。

AMPK 通过磷酸化 BECN1 的 Thr388 位点,促进 BECB1 与 Vps34 和 ATG14L 的结合,提高自噬活性。同样,AMPK 通过磷酸化小鼠 BECN1 的

Ser91 和 Ser94 位点，促进了营养应激条件下自噬小体的形成。在能量缺乏时，AMPK 磷酸化 PIK3C3 的 Thr163 和 Ser165 位点，抑制 PIK3C3 的非自噬活性。而在 ATG14L 存在时，PIK3C3 的抑制性磷酸化被解除，但 BECN1 的磷酸化显著增加，从而激活复合物。ATG14L 结合可能诱导 PIK3C3 复合物的构象变化，以掩盖 PIK3C3 中的 Thr163/Ser165，并促进 BECN1 中的 Ser91/Ser94 被 AMPK 磷酸化。在自噬激活条件下，AMPK 的激活既增加了原自噬的 PIK3C3 复合物的活性，还抑制了其他参与自噬独立过程不同 PIK3C3 复合物的形成，确保参与自噬的 PIK3C3 处于适当水平。此外，PIK3C3-C1 是 ULK1 激酶的下游靶点，AMPK 依赖的 ULK1 激活还可以磷酸化 PIK3C3、ATG14L 和 BECN1，进一步增加 PIK3C3-C1 复合物的活性。

3）通过其他通路激活自噬

除了直接影响自噬起始复合物的活性外，AMPK 还能通过特异性磷酸化 ATG9 来调控自噬活性。ATG9 是一种跨膜蛋白，通过提供促进自噬体延伸的囊泡来参与自噬体生物发生。在此过程中，AMPK 介导了 ATG9 的 Ser761 位点的磷酸化，该位点也是 ULK1 的磷酸化位点。在基础条件下，ULK1 和 AMPK 将这种磷酸化控制在一个低水平。然而，在缺氧应激（低糖和缺氧）诱导下，激活的 AMPK 绕过 ULK1 的需求，增加 Ser761 磷酸化，导致 14-3-3 蛋白相互作用增加，ATG9（和含 ATG9 的囊泡）聚集到 LC3 阳性自噬体，从而增加自噬体的形成。

此外，在应激条件下，AMPK 与 FOXO3 转录因子相互作用，并直接磷酸化多个位点，包括 Thr179、Ser399、Ser413、Ser439、Ser555、Ser588 和 Ser626，从而促进下游自噬相关蛋白如 ULK1、PIK3C3/Vps34、BECN1、ATG4、LC3、ATG12 和 BNIP3 的转录活性。FOX 转录因子家族的另外两个成员——FOXK1 和 FOXK2，与 FOXO3 竞争性地抑制自噬相关基因的转录。在营养丰富的条件下，mTORC1 磷酸化 FOXK1 和 FOXK2，磷酸化的 FOXK 蛋白转位到细胞核，与 FOXO3 竞争结合基因组调控位点，抑制自噬基因表达。当营养不足或能量不足时，AMPK 被激活，进而磷酸化 FOXO3，并通过磷酸化 TSC2 和 RAPTOR 来抑制 mTORC1 的活性，诱导 FOXK1 和 FOXK2 从细胞核转位到细胞质中，从而间接激活 FOXO3 靶点的表达。因此，这些转录抑制因子可能通过抑制基因转录来防止自噬的过度激活。

转录因子 EB（TFEB）是自噬/溶酶体-核信号通路的中枢调控因子，参与能量稳态、应激反应、代谢、自噬和溶酶体生物发生等调控，与溶酶体储存障碍、神经退行性变性疾病、癌症和代谢紊乱等人类疾病有关。TFEB 与溶酶体基因启动子区域 CLEAR 基序结合，使溶酶体相关基因表达增强，增强溶酶体的生物合成及功能。TFEB 通常位于细胞质中，当出现溶酶体功能障碍或饥饿等应激时，TFEB 转移到细胞核从而促进其靶基因的转录，如 *Atg9*、*LC3*、*UVRAG*、*LAMP1* 和 *VPS11*。TFEB 的活性和核易位与其磷酸化状态密切相关。在营养丰富的条件下，mTORC1 磷酸化 TFEB 的 Ser211 位点，然后 14-3-3 蛋白与磷酸化的 TFEB 结合，将其固定在细胞质中。在饥饿条件下，AMPK 活化，mTOR 被抑制，促进 TFEB 去磷酸化，并转位到细胞核中激活其靶基因的转录。除了通过抑制 mTORC1 来调控 TFEB 活性外，AMPK 还通过其他两种方式调控 TFEB：①在葡萄糖饥饿时，激活的 AMPK 磷酸化 FOXO3，磷酸化的 FOXO3 抑制 SKP2（S 期激酶相关蛋白 2）的表达，进而抑制 SKP2 降解组蛋白去甲基化酶 CARM1，从而上调 CARM1 的水平，CAMR1 作为 TFEB 的共激活因子，可促进溶酶体基因的表达。②AMPK 磷酸化乙酰辅酶 A 合成酶 2（ACSS2）的 Ser659 位点，并诱导其易位到细胞核。然后，ACSS2 与 TFEB 相互作用，促进 TFEB 靶基因启动子局部乙酰辅酶 A 和组蛋白 H3 的乙酰化，从而进行转录激活。

此外，含溴化物蛋白质 4（bromodomain-containing protein 4，BRD4）作为自噬-溶酶体途径的转录抑制因子被招募到各种自噬和溶酶体基因的启动子区域，并在营养丰富条件下抑制自噬基因的表达。在营养饥饿期间，活化的 AMPK 激活 SIRT1，从而促进 BRD4 与启动子解离，促进自噬和溶酶体基因的转录（Sakamaki et al.，2017；Wen et al.，2017）。

2. P53/基因毒性应激

p53 是一种重要的抑癌基因，在正常细胞中表达水平较低，在恶性肿瘤中表达水平较高。*p53* 基因编码的 P53 蛋白是细胞生长、增殖和损伤修复的重要调控因子。原癌基因的突变及 DNA 损伤可以直接激活 *p53*，并促进其转

录活性。p53 的激活可诱导细胞周期阻滞，调节自噬，促进 DNA 修复，调节细胞代谢，促进细胞凋亡。P53 蛋白的结构由三个主要结构域组成，是一种序列特异性的 DNA 结合转录因子，P53 蛋白直接调控的基因之一是自噬基因，因此自噬与 P53 蛋白之间存在重要的关系。

1）P53 在 mTOR 信号介导的自噬中的作用

mTOR 是一个分子质量为 289 kDa 的大分子蛋白复合物，具有非典型的丝氨酸/苏氨酸蛋白激酶活性。mTOR 存在于两种不同的复合物中：mTORC1 和 mTORC2。对雷帕霉素抑制敏感的 mTORC1 主要包括 mTOR、RAPTOR（mTOR 调节相关蛋白）和 MLST8；而对雷帕霉素抑制不敏感的 mTORC2 主要包括 mTOR、MLST8、RICTOR（mTOR 的雷帕霉素不敏感伴随物）和 MSIN1（哺乳动物应激激活蛋白激酶相互作用蛋白 1）。mTOR 信号作为一个负调控因子，激活 mTOR 可以抑制自噬的启动。鉴于 P53 的大多数下游靶基因可以抑制 mTOR 信号通路，P53 的激活可以促进自噬的启动。下面将重点介绍 P53 通过 AMPK、IGF-BP3 和 DNA 损伤反应调节蛋白（REDD1）抑制 mTOR 信号通路来促进自噬的机制作用。

2）P53 通过激活 AMPK 来抑制 mTOR 信号通路

P53 可以通过直接和间接的转录机制激活 AMPK 来抑制 mTOR 信号通路。P53 可通过直接增加 AMPK 的 β1 和 β2 亚基的表达来激活 AMPK，进而促进自噬的启动。同时，激活的 AMPK 通过磷酸化 mTOR 复合体中的 TSC1 和 TSC2 来抑制 mTOR 活性，以促进自噬。P53 还能通过上调 TSC2 的表达，从而抑制 mTOR 活性，达到促进自噬的目的（Jones et al.，2005）。

3）P53 通过激活 IGF-BP3 来抑制 mTOR 信号通路

胰岛素样生长因子-1（IGF-1）是一种由肝脏产生的内分泌激素，受生长激素调控。IGF-1 与其受体（IGF-1 受体，IGF-1R）结合，激活 mTOR 通路。胰岛素生长因子结合蛋白 3（IGF-BP3）也与 IGF-1 具有高亲和力，可竞争性地阻断其与 IGF-1R 的结合，从而抑制 IGF-1 介导的 mTOR 信号通路的激活。值得注意的是，IGF-BP3 的表达在缺氧、DNA 损伤等细胞内应激后通过 P53 的激活而上调。IGF-BP3 水平的升高会竞争性地抑制 IGF-1 与 IGF-1R 的结合，从而阻断 IGF-1/Akt 信号通路，最终抑制了 mTOR 的激活，并促进了自噬的启动（Shan et al.，2022）。

4）P53 通过激活 REDD1 来抑制 mTOR 信号通路

REDD1 是缺氧和 DNA 损伤时诱导的应激反应因子，可以调节应激条件下的细胞生长。P53、REDD1 和自噬之间的调控联系包括以下几个方面。首先，REDD1 作用于 TSC1-TSC2 上游，负调控 mTOR 信号传导；其次，缺氧条件下，P53 上调缺氧诱导因子 1（HIF-1），促进 REDD1 的表达，REDD1 通过抑制 mTOR 活性促进自噬（Li et al.，2022；Shang et al.，2020）。

（1）DAPK1（死亡相关蛋白激酶 1）介导 P53 促进自噬

DAPK 家族由三种密切相关的丝氨酸/苏氨酸蛋白酶组成，即 DAPK1、ZIP 和 DRP1。DAPK1 是一种潜在的抑癌蛋白，可以通过多种机制激活自噬。

（2）DAPK1 与微管结合蛋白 MAP1B 结合并促进自噬

除了微管蛋白外，细胞内还存在其他蛋白质与微管结合，这些蛋白质统称为微管相关蛋白（microtubule-associated protein，MAP）。一般情况下，MAP 可增加微管的稳定性，促进微管的组装，并调节微管与其他细胞成分之间的关系，是维持微管结构和功能必需的成分。MAP 包含两个功能区域，一个是与微管侧面结合的碱性微管结合域，另一个是酸性突出结合域，它延伸到微管外，以促进与其他细胞成分的相互作用。

MAP1B，也被称为微管相关蛋白轻链 3（microtubule-associated protein 1 light chain 3，LC3）的"转换器"，具有抑制自噬的作用。DAPK1 与微管结合蛋白 MAP1B 结合，促进自噬囊泡的形成和自噬小体的形成，从而促进自噬。在人类和小鼠基因组中，在 DAPK1 基因的启动子中发现了 P53 的结合位点，研究发现 P53 可以与 DAPK1 的启动子区域结合并促进 DAPK1 表达。此外，DAPK1 激酶的活性取决于 P53 的存在，因此 P53 通过促进 DAPK1 的表达及稳定性达到促进自噬的作用（Harrison et al.，2008）。

（3）DAPK1 磷酸化 BECN1 并促进自噬

激活的 DAPK1 通过两种独立的机制参与自噬小体成核的诱导阶段。第一种是激酶级联反应，DAPK1 通过磷酸化蛋白激酶 D（PKD），从而进一步磷酸化并激活 Vps34。在第二种机制中，DAPK1 直接磷酸化 BECN1。BECN1 是由 *Becn1* 基因所编码的一种关键的自噬相关蛋白。BECN1 有一个 BH3 结构域，而 Bcl-2 和 Bcl-XL 都包含一个可与 BECN1 的 BH3 结构域结合的"口袋"结构。Bcl-2 和 BECN1 在细胞内相互结合的相对数量在一定程度上决定了细胞的自噬水平。当 BECN1 与 Bcl-2 结合增加时，会抑制细胞自噬；相反，如果结合减少，则会激活细胞自噬。因此，破坏 Bcl-2 与 BECN1 结合的化合物或增加 BECN1 表达水平的化合物有望增强细胞自噬（Singh et al.，2016；Kang et al.，2011）。

Bcl-2/Bcl-XL 和 BECN1 之间的结合通常由两种类型的磷酸激酶调控。第一种是 JNK1，可以介导 Bcl-2 中 69 位的苏氨酸和 70、87 位的丝氨酸（T69、S70 和 S87）的磷酸化，从而将 BECN1 与 Bcl-2 分离，促进自噬。第二种是 DAPK1，将 BECN1 的 BH3 结构域中 119 位的苏氨酸磷酸化，使得 BECN1 与 Bcl-XL 结合解离，从而促进自噬（Zalckvar et al.，2009a；Zalckvar et al.，2009b）。

（4）DAPK1 稳定 P53 以促进自噬

ARF 是一种由 INK4a/ARF 基因簇编码的肿瘤抑制因子，其最重要的功能是通过抑制 HDM2/Mdm2 来激活 P53 信号通路。HDM2/Mdm2 是 P53 蛋白的关键调控因子：Mdm2 在翻译后水平降解 P53，而 P53 在转录水平上调 Mdm2 水平，Mdm2 与 P53 构成一个反馈回路，相互发挥良好的调控作用。ARF 可将 HDM2/Mdm2 保留在细胞核中，从而抑制 P53 的降解。而 DAPK1 可以 ARF 依赖的方式促进 P53 在细胞核中的积累和激活，并通过 DAPK1-ARF-P53 的正反馈回路促进自噬。

3. 钙离子信号通路

早在 1993 年，Gordon 等就描述了细胞内 Ca^{2+} 在自噬中的作用，Ca^{2+} 信号在正常和应激条件下的细胞中可能发挥相反的作用，从而在正常和应激条件下对自噬活性发挥不同的调节作用。一方面，正常细胞中的 Ca^{2+} 信号可能通过线粒体途径抑制基础自噬；另一方面，应激条件会促进内质网中 Ca^{2+} 的释放，从而增加细胞质中 Ca^{2+} 的浓度，并通过细胞质分子促进自噬。

1）IP3R 通过 Ca^{2+} 调节自噬

肌醇-1,4,5-三磷酸受体（IP3R）是一种广泛存在于细胞中的 Ca^{2+} 释放通道，主要定位于内质网。IP3R 包括三种亚型，即 IP3R-1、IP3R-2 和 IP3R-3。功能性 IP3R 是由四个 310 kDa 亚基组成的四聚体，受体的最大部分面对细胞质。

在正常细胞中，IP3R 释放基本的 Ca^{2+} 以响应基础水平的肌醇-1,4,5-三磷酸（IP3），这些 IP3 被线粒体吸收，并通过 Ca^{2+} 依赖的酶反应刺激线粒体产生 ATP。阻断 IP3R 或抑制 IP3 的产生会阻碍该过程，导致 ATP 产生的减少，并进一步通过 AMP/ATP 比例的增加而激活 AMPK 通路来诱导自噬。

许多蛋白如蛋白激酶和磷酸酶能通过直接结合和调节 IP3R 来控制 Ca^{2+} 的流动。例如，镉诱导的 Ca^{2+} 流动是通过 IP3R 的作用来实现的。它可以通过抑制 IP3R，或通过抑制 IP3 的合成等方式来抑制 IP3R 的活性，从而触发自噬小体的形成，这说明抑制 IP3R 活性可激活自噬（Vicencio et al.，2009）。此外，IP3R 拮抗剂 xestospongin B 还可通过阻碍 IP3R 与 BECN1 的相互作用，进而诱导自噬。

2）钙调蛋白依赖性激酶激酶（CaMKKβ）-AMPK-mTOR 通路

mTOR，特别是 mTORC1，是调节自噬过程中的一个核心环节，mTORC1 活性的一个重要中介因子是 AMPK。AMPK-mTOR 通路是自噬发展过程中一个非常重要的信号通路，各种应激源通过该途径诱导自噬。

当细胞处于压力条件下时，Ca^{2+} 信号可能发生变化，导致细胞质中 Ca^{2+} 的浓度增加。细胞质中 Ca^{2+} 浓度的升高激活了多种自噬促进蛋白，最显著的是 CaMKKβ。AMPK 被其上游激酶 LKB1 和 CaMKKβ 磷酸化和激活，激活的 AMPK 通过磷酸化和激活 TSC1/TSC2 复合物来抑制 mTORC1 的活性从而促进自噬。通过干扰小 RNA（siRNA）或化学抑制剂（STO-609 和复合物 C）靶向抑制 CaMKKβ 可以抑制自噬的发生，验证了上述观点。此外，AMPK 诱导的 ULK1/2 激酶的磷酸化和激活也可以促进自噬。同时，将 Ca^{2+} 释放到细胞质中也会导致线粒体 Ca^{2+} 摄取的增加，从而促进细胞凋亡。

β 淀粉样蛋白通过 CaMKK β-AMPK 机制调节自噬；富亮氨酸重复激酶-2（LRRK2）的过表达激活 Ca^{2+} 依赖的 CaMKK β-AMPK 通路，导致自噬小体形成的持续增加；营养不足可触发 IP3R 介导的内质网 Ca^{2+} 的释放，导致细胞质中 Ca^{2+} 的增多，诱导自噬。因此，Ca^{2+} 依赖的 CaMKK β-AMPK-mTOR 通路在各种应激条件诱导的自噬中起着重要作用（Decuypere et al.，2011；Cardenas et al.，2012）。

4. ER 应激信号通路

1945 年，K. R. Porter 等观察了小鼠胚胎成纤维细胞（MEF），发现该细胞的细胞质部分具有未报道的网状结构，并命名为内质网（ER）。内质网是细胞内蛋白质的合成、修饰和加工的基地。它呈一种三维的网状结构，其中复杂和封闭的细胞内管状内膜系统交织在一起，是真核细胞中重要的细胞器。当细胞受到营养缺乏、Ca^{2+} 代谢失衡、毒素刺激和持续的氧化应激刺激等各种强刺激因子的影响时，细胞内稳态将被破坏，当未折叠或错误折叠蛋白在内质网中大量积累，远超过分子伴侣辅助折叠的能力，超出降解系统清除错误折叠蛋白的限度时，往往会造成内质网的损伤，称为内质网胁迫（ERS，内质网应激）。严重时还会引起其他细胞器的损伤、细胞自噬，甚至细胞死亡。生物和非生物胁迫都会引起内质网中未折叠或错误折叠蛋白的积累，这将会造成内质网的损伤，并且引起未折叠蛋白反应（unfolded protein response，UPR）。UPR 能够在一定程度上减轻、缓解内质网的负担和损伤，恢复内质网的蛋白质稳态，重建内质网平衡。后生动物的 UPR 主要涉及 3 条信号通路，分别为膜锚定的转录因子（ATF6）、肌醇酶（IRE1）和蛋白激酶（PERK）。然而，当刺激持续或太强烈时，UPR 和泛素-蛋白酶体系统的协同作用仍然不能使内质网恢复到正常状态。当 ERS 持续存在时，受损的内质网可部分被自噬囊泡吞噬以进行降解。降解的内质网片段可以重新组装成一个新的内质网，以恢复其正常状态。因此，自噬似乎已经成为恢复内质网内稳态的最后一种手段。

1）内质网应激通过 UPR 激活自噬

PERK、IRE1 和 ATF6 等三个不同的信号转导途径，不仅可以促进蛋白质的表达，帮助错误折叠和展开的蛋白质恢复正常结构，也可以进一步通过激活细胞自噬缓解 ERS，最终恢复内质网的稳态。值得注意的是，ERS 诱导的三种信号通路都参与了细胞自噬的激活，但这取决于不同的细胞类型和细胞生活环境。

PERK 可通过磷酸化 eIF2α，促进自噬相关基因 *Atg12* 和 *LC3* 的表达。研究人员发现敲除 PERK 可以抑制因 ERS 诱导 PERK-eIF2α 细胞信号转导通路的细胞自噬，显著减少小鼠胚胎癌细胞和胚胎成纤维细胞细胞质中自噬小体的数量。当 ERS 发生时，转录因子 C/EBP-β 的表达会增加，进一步控制 DAPK1 的表达。DAPK1 可以磷酸化 Beclin1，使其从自噬 Bcl-2 的负调控因子中分离出来，最终导致细胞自噬的形成（B'Chir et al.，2013）。

ATF6 是 II 型跨膜受体，是亮氨酸拉链蛋白家族的成员，在 ERS 下，Grp78 与 ATF6 分离，使 ATF6 与蛋白转运复合物 COP II 相互作用，导致 ATF6 易位到高尔基体进行后续处理。在高尔基体中，ATF6 蛋白被蛋白酶裂解成活性片段，该片段易位到细胞核，在那里作为转录因子。

IRE1（ERN1）是一种 I 型内质网跨膜蛋白，包含一个丝氨酸/苏氨酸激酶结构域和一个核糖核酸内切酶。研究人员发现，IRE1 可与肿瘤坏死因子受体相关因子-2（TRAF-2）结合，可以磷酸化细胞凋亡信号调节激酶 1（ASK1），然后磷酸化的 ASK1 进一步磷酸化 JNK，可以促进 Bcl-2 的激活，最终导致细胞自噬（Deegan et al.，2013；Liu et al.，2016）。

2）ERS 通过将 Ca^{2+} 释放到细胞质中激活自噬

ERS 不仅能通过 UPR 激活细胞自噬，还能通过将大量 Ca^{2+} 从内质网释放到细胞质中诱导细胞自噬。DAPK1 和钙蛋白酶（Calpain）都是位于细胞质的 Ca^{2+} 相关的蛋白酶。据报道，DAPK1 和钙蛋白酶可被细胞质 Ca^{2+} 激活，上调细胞自噬水平，但其具体机制尚不清楚。

IP3 是 IP3R 的内源性配体，可促进 Ca^{2+} 从内质网释放到细胞质中。当 ERS 将大量的 Ca^{2+} 从内质网中释放到细胞质时，可以激活 IP3R，通过 Ca^{2+}-AMPK-mTOR 通路诱导自噬。

3）ERS 通过抑制 Bcl-2 诱导自噬

ERS 诱导的自噬与传统的自噬没有显著差异，也受到多种自噬因子的介导。BECN1，也被称为 Beclin1，在酵母中也被称为 ATG6，在自噬小体的形成中起着关键作用。从一定的角度来看，细胞中 BECN1 的含量决定了自噬的程度，而 BECN1 也是自噬形成的标记蛋白。Bcl-2 主要存在于内质网、核膜、线粒体中，其功能主要是抑制细胞凋亡。活化的 Bcl-2 抑制自噬，在学术界有两种观点，一是 Bcl-2 可以抑制 BECN1、PI3K 和 P150 相互作用，通过阻断自噬体膜的形成抑制自噬的形成；二是 Bcl-2 可以抑制 IP3R 诱导的

Ca^{2+}的释放，抑制自噬。ERS 启动 UPR，UPR 进一步抑制 Bcl-2，并通过激活 CHOP 最终引起自噬。

5. MAPK（p38 JNK）信号通路

丝裂原活化蛋白激酶（MAPK）是一种广泛存在于脊椎动物中调节丝氨酸/苏氨酸的蛋白激酶。MAPK 通路是细胞信号从细胞表面到细胞核的重要传播通路。MAPK 可被不同的细胞外刺激激活，如细胞因子、神经递质、激素、细胞应激。MAPK 通路的基本成分是从酵母到人类都保守的三组激酶模式，包括 MAPK 激酶激酶（MAP 激酶激酶激酶，MKKK）、MAPK 激酶（MAP 激酶激酶，MKK）和 MAPK。这三种激酶能依次激活，共同调节着细胞的生长、分化、对环境的应激适应、炎症反应等多种重要的细胞生理/病理过程。MAPK 链由三个蛋白激酶 MAP3K、MAP2K 和 MAPK 组成，它们磷酸化上游信号，影响下游反应分子。MAPK 属于 CMGC（CDK/MAPK/GSK3/CLK）激酶组，在哺乳动物细胞中已鉴定出 14 个 MKKK、7 个 MKK 和 12 个 MAPK。研究表明，这些激酶可分为 4 个亚组：细胞外信号调节蛋白激酶 1/2（ERK 1/2）、p38、c-jun 氨基末端激酶/应激激活蛋白激酶（JNK/SAPK）和 ERK5。其中，JNK 和 p38 功能相似，跟炎症、凋亡、生长都有关；ERK 主要负责细胞生长、分化，其上游信号是著名的 Ras/Raf 蛋白；且分支路线所使用 3 种激酶都是不同的，可作为通路中的生物标志物（biomarker）。

1）JNK 通路

哺乳动物中有三个基因编码 JNK：*JNK1*、*JNK2* 和 *JNK3*，其中 *JNK1* 和 *JNK2* 在体内广泛表达，而 *JNK3* 在大脑、心脏和睾丸中表达。JNK 可被多种应激源激活，包括紫外线照射和氧化应激。

氧化应激可以通过多种方式激活 JNK 通路：①氧化应激信号激活凋亡信号调节激酶 1（ASK1）。而在 MAPK 信号传递过程中，ASK1 通过磷酸化 MKK4 和 MKK7 来激活 JNK 通路上游的 MAPKKK。②激活 Src 通路，Src 家族激酶（SFKs）包括 LYN、FYN、LCK、HCK、FGR、BLK、YRK、YES 和 Src。Src 广泛存在于组织中，通过与其信号转导途径中的重要分子相互作用，调节细胞的生长、发育、分化和死亡。③GSTπ 是氧化应激介导的 JNK 激活的另一个重要的中间分子。有研究发现，GSTπ 单体可以通过与 JNK 底物激活的转录因子 2（ATF2）直接相互作用来抑制 ATF2 的磷酸化，从而抑制 JNK1 或 JNK2 的激活。过氧化氢可以引起 GSTπ 的寡聚化，它最初结合在 JNK 的羧基端，并分离 GST-JNK 复合物。这样，就可以恢复被抑制的 JNK 活性。④（RIP）-TRAF2 复合物途径是活性氧（ROS）激活 JNK 的另一个重要途径。受体相互作用蛋白（RIP）和肿瘤坏死因子受体相关因子 2（TRAF2）是激活核转录因子-κB（NF-κB）并触发信号级联的重要信号分子。研究发现，RIP 和 TRAF2 可以在靶细胞膜上相互结合，形成 RIP-TRAF2 信号复合物，在氧化应激作用下直接激活 JNK 通路。⑤抑制 MAPK 磷酸酶（MKP）的活性是氧化应激激活 JNK 的另一种有效方式。细胞内过氧化氢可以通过氧化 MKP 的半胱氨酸残基来抑制 MKP 的活性；此外，被氧化后的 MKP 可通过泛素-蛋白酶体途径快速降解，从而消除了 MKP 介导的 JNK 抑制，导致 JNK 通路的持续激活（Gao，2019）。

当 JNK 被激活，JNK 从细胞质转移到细胞核。JNK 的下游靶点包括转录因子 c-Jun，它在 JNK 介导的磷酸化后易位到细胞核。c-Jun 可调节促凋亡或抗凋亡基因 *Bax* 和 *Bcl-2* 的表达。当 JNK 被激活时，JNK 磷酸化 c-Jun N 端 63 位和 73 位丝氨酸残基，从而激活 c-Jun 并增强其转录活性。研究表明，JNK1 被 ROS 激活后，可以直接磷酸化蛋白 Bcl-2，使 Bcl-2 与关键的自噬蛋白 BECN1 分离，BECN1 激活后可形成 BECN1-Vps34-PI3K 多蛋白复合物，从而激活自噬。Wong 等发现，ROS-JNK 信号通路也可以以 BECN1 独立的方式直接上调关键的自噬基因 *Atg7* 和 *Atg5* 来激活自噬。但这种激活仅在肿瘤细胞中发现，而在良性组织或正常细胞中没有发现（Wong et al.，2010；Zhou et al.，2015）。

2）RAS/RAF/MEK/ERK 通路

受上游生长因子受体（EGFR、TGF-α）激活所介导，MAPK/ERK 通路的激活从 RAS 开始。通过鸟嘌呤核苷酸交换因子（GEF）催化 RAS 蛋白与三磷酸鸟苷（GTP）的结合，使 RAS 处于激活状态。激活状态下的 RAS 蛋白招募下游位于细胞质中的 RAF 蛋白并与其位于 N 端的 CR1 结构域结合，将 RAF 蛋白转运至细胞膜使其激活。激活状态下的 RAF 进一步通过其位于 C 端的 CR3 结构域与下游 MEK 交互，进而激活 MEK。活化的 MEK 再通过与 ERK 的相互作用，激活 ERK 中的酪氨酸（Tyr）和苏氨酸（Thr）残基，从而激活下游 ERK（Sivaprasad et al.，2008）。

活化的 ERK 可通过调节下游的多种底物激活自噬，如诱导 LC3 和 LC3-Ⅰ转化为 LC3-Ⅱ（Sivaprasad et al.，2008）；诱导 BECN1 表达，诱导 BNIP3 或通过磷酸化 151 位丝氨酸激活 G 蛋白相互作用蛋白（GAIP）（Cheng et al.，2008），磷酸化 392 位氨基酸激活 P53（Ogier-Denis et al.，2000）。

6. Hypoxia-HIF 信号通路

选择性线粒体自噬（线粒体自噬）在心脏缺血/再灌注（I/R）损伤过程中起着至关重要的作用。基础水平的自噬对维持组织稳态具有重要意义，自噬小体形成或清除的缺陷可能导致心功能障碍，甚至导致心力衰竭。

研究发现在 H9C2 细胞的体外氧葡萄糖剥夺/复氧（OGD/R）损伤中，HIF-1α 的表达水平增加，激活了下游的 BNIP3。BNIP3 在线粒体自噬的各个阶段均发挥一定作用，当在应激状态时，BNIP3 可以通过抑制 RHEB，进而抑制 mTOR 的功能，激活线粒体自噬。在自噬体的形成阶段，BNIP3 的 BH3 结构域能与 BECN1-BCL2 或 BECN1-BCL-XL 复合物竞争结合 BECN1，从而使复合物释放 BECN1，增强自噬（Mazure et al.，2009；Maiuri et al.，2009）。在自噬体成熟阶段，BNIP3 及其同源蛋白 Nix 可以招募自噬相关蛋白 LC3、GABARAP 至线粒体上，促进自噬体的形成（Novak et al.，2010）。BNIP3 与 LC3 具有较强的亲和力，并可以与 LC3 形成二聚体，若通过突变 LC3 与 BNIP3 结合位点来消除 BNIP3-LC3 相互作用将显著降低线粒体自噬，但不会影响细胞自噬水平（Hanna et al.，2012）。BNIP3/Nix 还可以在线粒体上直接形成一个质子通道（非线粒体膜通透性转换孔），导致线粒体去极化，进而诱导线粒体自噬（Twig et al.，2008）。

7. Hedgehog 信号通路

Hedgehog/GLI 信号通路最初在果蝇中被发现，它是果蝇发育过程的主要调控因子，该通路由一系列配体包括 Sonic hedgehog（SHH），Indian hedgehog（IHH）和 Desert hedgehog（DHH）、跨膜受体（Ptch1 和 Ptch2）、转录因子

（GLI1～3）和信号调控因子（SMO、HHIP、SUFU、PKA、CK1、GSK3β 等）组成。Hedgehog/GLI 信号通路的失调与人类疾病有关，如基底细胞癌、成神经管细胞瘤、结直肠癌、前列腺癌、胰腺癌等。

人体维持正常的生理功能，离不开脂质。当机体出现能量缺乏时，细胞内的脂质可被自噬小体吞噬，而后通过自噬体转运至溶酶体中分解，这一过程称为脂噬。研究发现，Hedgehog 通过 SMO 激活 AMPK 可以促进肝细胞自噬的发生及脂肪的降解。有研究报道在小鼠血管平滑肌细胞中，外源性或过表达的 SHH，可诱导 LC3-Ⅱ 和自噬小体形成的增加，表明自噬的激活。过表达 SHH 或外源性 SHH 可通过激活 Akt 诱导血管 SMC 的自噬，抑制 Akt 可抑制 SHH 诱导的自噬小体的形成（Li et al.，2012）。在 SHH 敏感细胞系 C3H10T1/2 中，在培养基中剥夺 SHH 配体蛋白，消除了 Hedgehog 信号的激活，同时导致自噬激活的关键蛋白 ATG5 的表达水平降低，这些结果表明，Hedgehog 信号通路介导了神经母细胞瘤细胞系的自噬激活（Milla et al.，2012）。Hedgehog 信号在回肠稳态中起着关键作用，肠上皮细胞中 SHH 的缺失限制了回肠细胞分泌的功能和上皮细胞的自噬（Gagne-Sansfacon et al.，2014）。Luo Jian-Dong 课题组发现，在体外氧-葡萄糖剥夺（OGD）条件下，SHH 激动剂 SAG 通过激活 Hedgehog 信号，进一步激活 AMPK/ULK1 信号通路从而诱导自噬，促进心肌细胞中自噬小体的产生，从而起到保护心肌细胞的作用（Xiao et al.，2015）。VMP1 是一种形成自噬小体所需的分子，即使在营养充足的条件下也能诱导自噬。GLI3 以 Hedgehog 独立的方式调节自噬及 VMP1 的表达。GLI3 能够通过上调 VMP1 的表达来激活自噬，VMP1 是激活自噬所必需的蛋白（Zeng et al.，2018）。综上所述，Hedgehog 信号通路可通过多种机制激活自噬。

1.5.2　抑制自噬的信号通路

1. PI3K/Akt-mTOR 信号通路

雷帕霉素是一种免疫抑制剂，可抑制 mTOR。1995 年，Meijer 课题组从饥饿的大鼠中分离出肝细胞，并发现当在培养基中加入氨基酸后，自噬出现减少，但是核糖体蛋白的 S6 被磷酸化，雷帕霉素可阻止 S6 磷酸化以激活自噬，该课题组的研究揭示了 mTOR 信号通路在自噬调控中的作用，并证明了雷帕霉素通过抑制 mTOR 来激活自噬。

　　TOR 是一种高度保守的丝氨酸/苏氨酸蛋白激酶，属于磷酸肌醇-3-激酶相关激酶（PKK）家族，它是一种中枢调节蛋白，可以调节来自细胞内和细胞外营养物质、能量水平、生长因子等变化的信号。在酵母中，TOR 由 *TOR1* 和 *TOR2* 这两个基因编码，它们基因序列的相似性高达 80%，在真核生物中，仅有一个 *TOR* 基因，但 TOR 在功能上与酵母的 TOR2 同源。在多细胞真核生物中，TOR 可以与其他调控蛋白相互作用形成至少两种不同的复合物，分别是雷帕霉素靶点复合物 1（TORC1）和雷帕霉素靶点复合物 2（TORC2）。虽然这两种复合物包含相同的催化亚基——TOR，但它们可以磷酸化不同的下游靶点，从而表现出不同的细胞功能。

　　在哺乳动物细胞中，TORC1 在调节自噬、核糖体生物合成和蛋白质合成中发挥着关键作用。mTORC1 是由 mTOR、RAPTOR、MLST8（或 GPL）、PRAS40 和 DEPTOR 组成的多蛋白复合物，在哺乳动物细胞中，TORC2 由 mTOR、RICTOR、SIN1、MLST8 和 DEPTOR 组成。mTORC2 在功能上作为磷酸化的 3-磷酸肌醇依赖性蛋白激酶 2（PDK2），可磷酸化 Akt1 的 Ser473 位点。氨基酸、生长因子及压力刺激都可通过多种信号转导途径调节自噬，其中包括 mTORC1 信号通路。

　　mTORC2 也参与了自噬的调控。mTORC2 是一种自噬的双向调节因子。一方面，mTORC2 通过 Akt1/FOXO3a 轴间接抑制自噬。FOXO3a 是诱导自噬的必要和充分的转录因子。RICTOR 是 mTORC2 复合物的一个关键亚基，它介导 mTORC2 与 Akt1 的相互作用，并通过磷酸化 Akt1 的 Ser473 残基来激活 Akt1。激活的 Akt1 促进 FOXO3a 的 Thr32 磷酸化，从而导致 FOXO3 从细胞核易位，从而抑制两个自噬相关基因 *LC3* 和 *BNIP3* 的转录。雷帕霉素并不能阻止这种作用。在乳腺癌细胞中，IFN-4 结合蛋白可以通过激活 mTORC2 促进 Akt1 的 Ser473 位点的磷酸化，从而进一步抑制其下游转录因子 FOXO3a，最终抑制自噬的诱导。因此，mTORC2/Akt1/FOXO3a 信号通路在许多细胞环境中的抑制自噬中发挥着关键作用。另一方面，由于 Akt1/mTORC1 信号通路作为自噬的抑制调节因子，因此位于 Akt1/mTORC1 信号通路上游的 IGF-1 在理论上可以抑制自噬。然而，事实却恰恰相反。研究表明，这一过程可能与 mTORC2 对微丝细胞骨架和内吞相关通路的调控有关。同样，RICTOR 的缺失也在一定程度上抑制了 PKCα/β 的活性，破坏了微丝骨架，抑制了其内吞作用，从而影响了自噬的成核阶段。这些现象表明，mTORC2 在自噬囊泡的成熟和运输过程中起着重要的作用。

1）mTORC1 通过抑制自噬 ULK1 复合物和 VSP34 复合物的关键磷酸化，调控 ATG5-RACK1 蛋白复合物负控制自噬

ATG1/ULK1 复合物（ULK-ATG13-FIP200-ATG101）和 Vps34/PI3KCⅢ复合物（Vsp34-BECN1-Vsp15-ATG14）参与了自噬的起始。ATG1/ULK1 复合物是 PI3KCⅢ复合物的上游调控因子，通常被认为是营养信号和自噬之间的"桥梁"，ULK1 与这些组分之间的相互作用对于维持 ULK1 的稳定性和激酶活性至关重要。FIP200 在酵母中的同源物是 ATG17，ATG13 被认为是酵母细胞中 ATG1 和 ATG17 之间的桥梁，ATG101 在多种真核生物中相对保守，与其他 ATG 蛋白没有明显的同源性。ATG101 与 ATG13 相互作用，并在自噬调节中发挥重要作用。

激活的 ULK1 复合物通过磷酸化 PI3KCⅢ复合物的自噬/BECN1 调节因子 1（AMBRA1），促进 PI3KCⅢ复合物向内质网移动。内质网中的 Vps34 复合物将磷脂酰肌醇（PI）磷酸化为磷脂酰肌醇-3,4,5-三磷酸（PIP3），从而促进自噬成核。此外，ULK1 还通过磷酸化 Vps34 复合物中的 BECN1 来激活 Vps34 复合物并诱导自噬。

研究证明，mTORC1 通过直接磷酸化 ULK1 复合物中的 ULK1 和 ATG13，以及含有 ATG14 的 PI3KCⅢ复合物中的 ATG14 来抑制自噬。在葡萄糖缺乏条件下，AMPK 通过磷酸化 ULK1 的 Ser317 和 Ser777 残基，直接激活 ULK1，从而促进自噬。在营养充足的情况下，活性的 mTORC1 通过磷酸化 ULK1 的 Ser757 位点并破坏 ULK1 和 AMPK 之间的相互作用来阻止 ULK1 的激活。这种协调的磷酸化对于 ULK1 在自噬诱导中至关重要。此外，mTORC1 也间接抑制了 ULK1 的稳定性，最终导致了自噬的抑制，这一过程与 AMBRA1

的磷酸化有关（Kim et al.，2011）。

ATG5 是 E3 样酶 ATG12-ATG5-ATG16 蛋白复合物的关键组成部分，该复合物可催化 MAP1LC3 蛋白与脂质的偶联，从而控制自噬囊泡的形成和扩张。在这个蛋白复合物中，ATG5 被认为是自噬调控的一个关键点。最近的一项研究表明，RACK1（活化的蛋白激酶 c 受体 1，GNB2L1）可与 ATG5 相互作用，饥饿或雷帕霉素抑制剂会刺激 RACK1-ATG5 的相互作用，敲除 RACK1 或通过诱变阻止其与 ATG5 的结合，会阻断自噬的激活。因此支架蛋白 RACK1 是一种新的 ATG5 相互作用蛋白，是自噬途径的一个重要而新的组成部分（Erbil et al.，2016）。

2）DAP1，mTORC1 的底物，负调控自噬

枯草酶细胞毒素（SubAB）由 O157 型产志贺毒素大肠杆菌（STEC）产生，是疾病的重要毒力因子之一。作为一种蛋白酶，它可以切割内质网伴侣蛋白 BiP/GRP78 上的一个特定位点，导致内质网应激，并诱导细胞凋亡。实验发现，用 SubAB 处理后的细胞自噬标志物 LC3-Ⅱ 和 p62 的数量减少，mTOR 信号蛋白 ULK1 和 S6K 的数量也减少。而这些蛋白在 PERK 敲低或 DAP1 敲低的细胞中表达水平增加。这些结果表明，mTOR 的底物分子死亡相关蛋白 1（DAP1）是 SubAB 激活的 PERK-eIF2 途径中的关键调节因子，具有自噬的抑制调节作用。然而，DAP1 调控自噬的分子机制仍有待进一步研究（Yahiro et al.，2014；Koren et al.，2010）。

3）mTORC1 通过阻止溶酶体生物合成相关基因的核易位来抑制自噬

溶酶体是分解蛋白质、核酸、多糖等各种外源和内源的大分子物质以维持细胞内稳态的细胞器，包含 60 多种水解酶。溶酶体参与调节一系列的细胞功能，如自噬、吞噬作用和内吞作用。

溶酶体生物发生由转录因子 TFE/MITF 家族控制，主调控因子包括转录因子 EB（TFEB）、转录因子 E3（TFE3）和小眼相关转录因子（MITF）。

在营养充足的情况下，活化的 RAG GTPase 异源二聚体结合并招募 mTORC1 复合物到溶酶体膜上，并激活溶酶体膜上的 RHEB 蛋白。同时，TFEB、TFE3 和 MITF 被活化的 RAG GTPases 招募到溶酶体中，并被 mTORC1 磷酸化。mTORC1 的磷酸化触发了 YWHA（14-3-3 蛋白）与转录因子的结合，

从而导致它们被保留在细胞质中。相反，在氨基酸缺乏时，RAG GTPase 转向失活状态，导致 mTORC1 失活。在这种条件下，ULK1 复合物被重新激活并诱导自噬。此外，TFEB、TFE3 和 MITF 可以被去磷酸化，然后易位到细胞核中，触发自噬和溶酶体相关基因（如 *Atg9B*、*UVRAG*、*CLCN7*、*ATP6V1H* 和 *MCOLN1*）的转录（Martina et al., 2012；Martina et al., 2014；Ozturk et al., 2019；Nguyen et al., 2017）。

4）mTORC1 直接磷酸化和激活乙酰转移酶 P300 抑制自噬

乙酰化在细胞维持正常功能上发挥着重要的作用，mTORC1 通过直接磷酸化和激活乙酰转移酶 P300 来抑制自噬。研究发现敲低 P300 会降低某些 ATG 蛋白的乙酰化，如 ATG5、ATG7、ATG8 和 ATG12，导致在细胞营养丰富的条件下诱导自噬。Wei Liu 课题组发现 P300 是 mTORC1 的直接磷酸化底物，mTOR 磷酸化并磷酸化 P300 C 端 4 个丝氨酸残基（Ser2271、Ser2279、Ser2291 和 Ser2315），从而抑制饥饿诱导的自噬（Wan et al., 2017）。

2. MAPK/ERK1/2 信号通路

MAPK 信号通路的基本组成是一种从酵母到人类都保守的三级激酶模式，包括 MAPK 激酶激酶（MKKK）、MAPK 激酶（MKK）和 MAPK，这三种激酶能依次激活，共同调节着细胞的生长、分化、对环境的应激适应、炎症反应等多种重要的细胞生理/病理过程。促分裂素原活化蛋白激酶(mitogen-activated protein kinases，MAP 激酶，MAPK）链是真核生物信号传递网络中的重要途径之一，在基因表达调控和细胞质功能活动中发挥关键作用。

MAPK 通路主要包括 c-Jun 氨基末端激酶（JNK）、p38 激酶和细胞外信号调节激酶（ERK）。研究发现，MAPK 通路可以调节转录因子激活蛋白 1（AP-1）、叉头盒转录因子 O（FoxO）和 NF-κB 的活性，调节自噬相关基因的表达，影响自噬。

2017 年有研究团队发现，p38α MAPK 在促炎信号下可抑制自噬。p38α MAPK 通过直接磷酸化 ULK1，抑制其激酶活性，破坏其与下游 ATG13 的相互作用，从而减少自噬（Mrakovcic et al., 2018）。

3. P53（cytoplasmic）

1）P53 通过结合并抑制 RB1CC1/FIP200 来抑制自噬

RB1CC1，又称 FIP200，是与 *Atg17* 同源的哺乳动物蛋白。RB1CC1/FIP200 可以在细胞核和细胞质之间穿梭，参与多种信号通路调节细胞的生长、分化、迁移、凋亡和自噬。RB1CC1/FIP200 通过诱导 RB1 的表达来抑制细胞周期进程，也可以通过抑制细胞质中的 Pyk2 和 FAK1 来激活 mTOR 信号通路。在酵母中，*Atg17* 对于自噬小体的形成至关重要。RB1CC1/FIP200 在哺乳动物细胞中通过影响 ULK1 的稳定性和磷酸化水平来调节自噬。

P53 通过与 RB1CC1/FIP200 结合来抑制自噬：P53 与 RB1CC1/FIP200 的 N 端（1～154 个氨基酸）发生相互作用，并用于稳定 P53。此外，RB1CC1/FIP200 可以在细胞核中与 P53 形成复合物，促进 P53 介导的 RB1、CDKN1A 和 CDKN2A 的转录调控。P53 在 RB1CC1/FIP200 抑制自噬中的作用与 mTOR 信号通路有关，但其机制尚不清楚，有待进一步研究。据推测，该功能连接可能与 RB1CC1/FIP200 在 PI3K 复合物的形成过程中发挥的作用有关。通过结合 RB1CC1/FIP200 抑制自噬仅限于野生型 P53，P53 的突变体如 P53K382R 因不能与 RB1CC1/FIP200 结合，而不能抑制自噬。

2）通过 PKR 抑制自噬

双链 RNA（dsRNA）分子在细胞内发挥多种生物学功能。dsRNA 的翻译受到自然反义 RNA 和 microRNA 的调控。当产生大量双链 RNA 时，人们认为细胞处于危险状态中，比如：①基因毒性应激；②受损 DNA 的异常转录；③病毒感染。dsRNA 积累对细胞的影响非常复杂，目前，最著名的机制是由干扰素诱导的蛋白激酶 RNA 激活蛋白（PKR）介导的。PKR 的主要功能是磷酸化真核翻译起始因子 2α（eIF2α），并快速关闭蛋白质翻译，阻止蛋白质翻译，并可以在某些情况下诱导自噬以响应细胞内 dsRNA 的积累。

Grinberg 等发现，含有野生型 P53 的细胞裂解物能够催化 3' 端的 dsRNA 和 ssRNA 的核苷酸降解。然而，当细胞中 P53 缺失时，外切酶活性丧失。因此，推测 P53 可能通过降低细胞中 dsRNA 的稳定性、dsRNA 的积累和 PKR 的激活来抑制自噬（Grinberg et al.，2010）。

3）P53 在压力下抑制自噬

在没有压力的情况下，P53 的细胞水平通常很低。当细胞暴露于缺氧、饥饿或 DNA 损伤等应激源时，P53 会被不同的机制稳定和激活。这使得 P53 参与了细胞凋亡、衰老和自噬的调控。

4）P53 的降解促进了营养剥夺条件下的自噬

P53 在缺乏营养物质、内霉素诱导的内质网应激和 mTOR 抑制等条件下抑制自噬的具体机制尚不清楚。研究表明，当细胞受到 mTOR 抑制剂或其他诱导自噬的条件的刺激时，P53 被 HDM2 依赖的蛋白酶体降解，细胞内 P53 含量的减少导致细胞内自噬的增加。

5）P53 通过 AMPK 信号通路抑制自噬

当使用基因敲除或相关抑制剂来降低 P53 蛋白的表达或抑制其功能时，可以发现 P53 具有抑制细胞质中的自噬的作用。此外，这种抑制也与 AMPK 的活性有关，但具体机制尚不清楚。

P53 对自噬的抑制作用也与细胞周期进程密切相关。P53 介导的自噬抑制主要发生在细胞周期的 G_0/G_1 期，很少发生在 S 期，更少发生在 G_2/M 期。对于不同的细胞类型，P53 在调节自噬中的作用也有所不同。在无核细胞中，P53 对自噬有很强的抑制作用。此外，P53 的细胞定位似乎与其抑制自噬密切相关。当核定位信号序列缺失，P53 在细胞质中积累时，对自噬有很强的抑制作用。相反，当其核输出信号序列被删除，P53 在细胞核中积累时，它对自噬的抑制作用就消失了（Zheng et al., 2014；Maiuri et al., 2010）。

4. 钙离子信号通路：Ca^{2+}-CaMK II 依赖性 Akt/mTOR 信号通路

Ca^{2+} 对自噬的抑制作用主要集中在 IP3R 上。在细胞质中，当细胞受到激素、生长因子或抗体的刺激时，IP3 的产生增加。然后 IP3R 介导 Ca^{2+} 从内质网释放到细胞质中。除 IP3 外，当 $[Ca^{2+}]$cyt < 300 nmol/L 时，IP3R 可被直接激活，而当 $[Ca^{2+}]$cyt 较高时，IP3R 则被抑制。

研究人员用 2-氨基乙基二苯基硼酸盐（2-APB）阻断了 IP3R，发现镉离子诱导的自噬受到了抑制。同样，钙调神经磷酸酶，一种 IP3R 的抑制剂，理论上应该在抑制该酶后抑制自噬。而用 siRNA 敲除钙调神经磷酸酶后，

IP3R 活性升高，促进了镉诱导的自噬。上述非常不同的结果表明，IP3R 可能在自噬的调节中具有双重作用。由于 2-APB 不是一种高选择性的 IP3R 抑制剂，因此阻断 IP3R 也可以影响 Ca^{2+} 通道和肌浆网/内质网钙 ATP 酶。2-APB 也可能通过 SERCA 等途径发挥作用，从而在自噬中发挥相反的作用。此外，钙调神经磷酸酶是否可以作为 IP3R 的调节剂也存在高度争议。

5. Hippo 信号通路

Hippo 信号通路由一系列蛋白激酶和转录因子组成，在生物中具有高度保守性。YAP/TAZ 是 Hippo 信号通路的效应蛋白，当 Hippo 信号通路激活的时候，YAP/TAZ 在细胞核外，抑制相关基因的转录；Hippo 信号通路抑制时，YAP/TAZ 进入细胞核，启动相关基因的转录。Hippo 信号通路在细胞生长、增殖、代谢和免疫等方面都扮演着重要的角色。

研究发现在神经胶质瘤中 YAP 蛋白上调 HMGB1 的表达，促进自噬及神经胶质瘤的发展，而 Hippo 信号通路可在神经胶质瘤中下调 HMGB1 的表达，从而抑制自噬（Zhao et al.，2021）。

6. Hedgehog 信号通路

研究表明在基础或有自噬诱导的条件下，Hedgehog 信号通路抑制了自噬小体的合成。而这一机制在哺乳动物细胞和果蝇中都是保守的，并且分别需要同源转录因子 Gli2 和 Ci。此外，Hedgehog 信号通路的激活降低了 PERK 水平，同时翻译起始因子真核起始因子 2α（eIF2α）的磷酸化水平的降低，提示了该通路的一个新靶点，并提供了 Hedgehog 信号通路和自噬之间的可能联系（Jimenez-Sanchez et al.，2012）。Wu Tong 课题组研究表明 Hedgehog 信号通路调控自噬，抑制 Hedgehog 信号通路可通过诱导 Bnip3 阻止 BECN1 与 Bcl-2 的结合来激活自噬（Wang et al.，2013）。

参 考 文 献

B'Chir W, Maurin AC, Carraro V, et al. 2013. The eIF2α/ATF4 pathway is essential for stress-induced autophagy gene expression. Nucleic Acids Res, 41(16): 7683-7699.

Cárdenas C, Foskett JK. 2012. Mitochondrial Ca^{2+} signals in autophagy. Cell Calcium, 52(1): 44-51.

Cheng Y, Qiu F, Tashiro S, et al. 2008. ERK and JNK mediate TNFalpha-induced p53 activation in apoptotic and autophagic L929 cell death. Biochem Biophys Res Commun, 376(3): 483-488.

Cheung P, Salt IP, Davies SP, et al. 2000. Characterization of AMP-activated protein kinase gamma- subunit isoforms and their role in AMP binding. Biochem J, 346 Pt 3(Pt 3): 659-669.

Decuypere JP, Bultynck G, Parys JB. 2011. A dual role for Ca^{2+} in autophagy regulation. Cell Calcium, 50(3): 242-250.

Deegan S, Saveljeva S, Gorman AM, et al. 2013. Stress-induced self-cannibalism: on the regulation of autophagy by endoplasmic reticulum stress. Cell Mol Life Sci, 70(14): 2425-2441.

Dikic I, Elazar Z. 2018. Mechanism and medical implications of mammalian autophagy. Nat Rev Mol Cell Biol, 19(6): 349-364.

Erbil S, Oral O, Mitou G, et al. 2016. RACK1 is an interaction partner of ATG5 and a novel regulator of autophagy. J Biol Chem, 291(32): 16753-16765.

Fimia GM, Stoykova A, Romagnoli A, et al. 2007. Ambra1 regulates autophagy and development of the nervous system. Nature, 447(7148): 1121-1125.

Gagne-Sansfacon J, Allaire JM, Jones C, et al. 2014. Loss of Sonic hedgehog leads to alterations in intestinal secretory cell maturation and autophagy. PLoS One, 9(6): e98751.

Ganley G, Lam DH, Wang J, et al. 2009. ULK1. ATG13. FIP200 complex mediates mTOR signaling and is essential for autophagy. J Biol Chem, 284(18): 12297-12305.

Gao Q. 2019. Oxidative stress and autophagy. Adv Exp Med Biol, 1206: 179-198.

Greer EL, Oskoui PR, Banko MR, et al. 2007. The energy sensor AMP-activated protein kinase directly regulates the mammalian FOXO3 transcription factor. J Biol Chem, 282(41): 30107-30119.

Grinberg S, Teiblum G, Rahav G, et al. 2010. p53 in cytoplasm exerts 3'-->5' exonuclease activity with dsRNA. Cell Cycle, 9(12): 2442-2455.

Hanna RA, Quinsay MN, Orogo AM, et al. 2012. Microtubule-associated protein 1 light chain 3 (LC3) interacts with Bnip3 protein to selectively remove endoplasmic reticulum and mitochondria via autophagy. J Biol Chem, 287(23): 19094-19104.

Hardie DG, Schaffer BE, Brunet A. 2016. AMPK: An energy-sensing pathway with multiple inputs and outputs. Trends Cell Bio, 26(3): 190-201.

Harrison B, Kraus M, Burch L, et al. 2008. DAPK-1 binding to a linear peptide motif in

MAP1B stimulates autophagy and membrane blebbing. J Biol Chem, 283(15): 9999-10014.

Herzig S, Shaw RJ. 2018. AMPK: guardian of metabolism and mitochondrial homeostasis. Nat Rev Mol Cell Biol, 19(2): 121-135.

Hosokawa N, Sasaki T, Iemura S, et al. 2009. Atg101, a novel mammalian autophagy protein interacting with Atg13. Autophagy, 5(7): 973-979.

Jimenez-Sanchez M, Menzies FM, Chang YY, et al. 2012. The Hedgehog signalling pathway regulates autophagy. Nat Commun, 3: 1200.

Jones RG, Plas DR, Kubek S, et al. 2005. AMP-activated protein kinase induces a p53-dependent metabolic checkpoint. Mol Cell, 18(3): 283-293.

Joseph BK, Liu HY, Francisco J, et al. 2015. Inhibition of AMP kinase by the protein phosphatase 2A heterotrimer, PP2APpp2r2d. J Biol Chem, 290(17): 10588-10598.

Kang R, Zeh HJ, Lotze MT, et al. 2011. The Beclin 1 network regulates autophagy and apoptosis. Cell Death Differ, 18(4): 571-580.

Kim J, Kundu M, Viollet B, et al. 2011. AMPK and mTOR regulate autophagy through direct phosphorylation of Ulk1. Nat Cell Biol, 13(2): 132-141.

Koren I, Reem E, Kimchi A. 2010. DAP1, a novel substrate of mTOR, negatively regulates autophagy. Curr Biol, 20(12): 1093-1098.

Li HJJ, Li JJ, Li YN, et al. 2012. Sonic hedgehog promotes autophagy of vascular smooth muscle cells. Am J Physiol Heart Circ Physiol, 303(11): H1319-H1331.

Li J, Quan C, He YL, et al. 2022. Autophagy regulated by the HIF/REDD1/mTORC1 signaling is progressively increased during erythroid differentiation under hypoxia. Front Cell Dev Biol, 10: 89689.

Li YJ, Chen YY. 2019. AMPK and Autophagy. Adv Exp Med Biol, 1206: 85-108.

Lin SC, Hardie DG. 2018. AMPK: Sensing glucose as well as cellular energy status. Cell Metab, 27(2): 299-313.

Liu MQ, Chen Z, Chen LX. 2016. Endoplasmic reticulum stress: a novel mechanism and therapeutic target for cardiovascular diseases. Acta Pharmacol Sin, 37(4): 425-443.

Maiuri MC, Galluzzi L, Morselli E, et al., 2010. Autophagy regulation by p53. Curr Opin Cell Biol, 22(2): 181-185.

Maiuri MC, Tasdemir E, Criollo A, et al. 2009. Control of autophagy by oncogenes and tumor suppressor genes. Cell Death Differ, 16(1): 87-93.

Martina JA, Chen Y, Gucek M, et al. 2012. MTORC1 functions as a transcriptional regulator of autophagy by preventing nuclear transport of TFEB. Autophagy, 8(6): 903-914.

Martina JA, Diab HI, Lishu L, et al. 2014. The nutrient-responsive transcription factor TFE3 promotes autophagy, lysosomal biogenesis, and clearance of cellular debris. Sci Signal,

7(309): ra9.

Mazure NM, Pouyssegur J. 2009. Atypical BH3-domains of BNIP3 and BNIP3L lead to autophagy in hypoxia. Autophagy, 5(6): 868-869.

Milla LA, González-Ramírez CN, Palma V. 2012. Sonic Hedgehog in cancer stem cells: a novel link with autophagy. Biol Res, 45(3): 223-230.

Mizushima N, Komatsu M. 2011. Autophagy: renovation of cells and tissues. Cell, 147(4): 728-741.

Mrakovcic M, Fröhlich LF. 2018. p53-Mediated molecular control of autophagy in tumor cells. Biomolecules, 8(2): 14.

Neumann D. 2018. Is TAK1 a direct upstream kinase of AMPK? Int J Mol Sci, 19(8): 2412.

Nguyen TP, Frank AR, Jewell JL. 2017. Amino acid and small GTPase regulation of mTORC1. Cell Logist, 7(4): e1378794.

Novak I, Kirkin V, McEwan DG, et al. 2010. Nix is a selective autophagy receptor for mitochondrial clearance. EMBO Rep, 11(1): 45-51.

Ogier-Denis E, Pattingre S, Benna JE, et al. 2000. Erk1/2-dependent phosphorylation of Galpha- interacting protein stimulates its GTPase accelerating activity and autophagy in human colon cancer cells. J Biol Chem, 275(50): 39090-39095.

Ozturk DG, Kocak M, Akcay A, et al. 2019. MITF-MIR211 axis is a novel autophagy amplifier system during cellular stress. Autophagy, 15(3): 375-390.

Puente C, Hendrickson RC, Jiang XJ. 2016. Nutrient-regulated phosphorylation of ATG13 inhibits starvation-induced autophagy. J Biol Chem, 291(11): 6026-6035.

Rubinsztein DC, Codogno P, Levine B. 2012. Autophagy modulation as a potential therapeutic target for diverse diseases. Nat Rev Drug Discov, 11(9): 709-730.

Sakamaki JI, Wilkinson S, Hahn M, et al. 2017. Bromodomain protein BRD4 is a transcriptional repressor of autophagy and lysosomal function. Mol Cell, 66(4): 517-532. e519.

Shan YY, Lu CD, Wang JC, et al. 2022. IGF-1 contributes to liver cancer development in diabetes patients by promoting autophagy. Ann Hepatol, 27(4): 100697.

Shang CW, Zhou HY, Liu W, et al. 2020. Iron chelation inhibits mTORC1 signaling involving activation of AMPK and REDD1/Bnip3 pathways. Oncogene, 39(29): 5201-5213.

Shao T, Ke HN, Liu R, et al. 2022. Autophagy regulates differentiation of ovarian granulosa cells through degradation of WT1. Autophagy, 18(8): 1864-1878.

Singh P, Ravanan P, Talwar P. 2016. Death associated protein kinase 1 (DAPK1): a regulator of apoptosis and autophagy. Front Mol Neurosci, 9: 46.

Sivaprasad U, Basu A. 2008. Inhibition of ERK attenuates autophagy and potentiates tumour necrosis factor-alpha-induced cell death in MCF-7 cells. J Cell Mol Med, 12(4): 1265-1271.

Stapleton D, Mitchelhill KI, Gao G, et al. 1996. Mammalian AMP-activated protein kinase subfamily (∗). J Biol Chem, 271(2): 611-614.

Thornton C, Snowden MA, Carling D. 1998. Carling, identification of a novel AMP-activated protein kinase beta subunit isoform that is highly expressed in skeletal muscle. J Biol Chem, 273(20): 12443-12450.

Twig G, Elorza A, Molina AJA, et al. 2008. Fission and selective fusion govern mitochondrial segregation and elimination by autophagy. EMBO J, 27(2): 433-446.

Vicencio JM, Ortiz C, Criollo A, et al. 2009. The inositol 1, 4, 5-trisphosphate receptor regulates autophagy through its interaction with Beclin 1. Cell Death Differ, 16(7): 1006-1017.

Wan W, You ZY, Xu YF, et al. 2017. mTORC1 phosphorylates acetyltransferase p300 to regulate autophagy and lipogenesis. Mol Cell, 68(2): 323-335.

Wang Y, Han C, Lu L, et al. 2013. Hedgehog signaling pathway regulates autophagy in human hepatocellular carcinoma cells. Hepatology, 58(3): 995-1010.

Wen X, Klionsky D. 2017. BRD4 is a newly characterized transcriptional regulator that represses autophagy and lysosomal function. Autophagy, 13(11): 1801-1803.

Wong CH, Iskandar KB, Yadav SK, et al. 2010. Simultaneous induction of non-canonical autophagy and apoptosis in cancer cells by ROS-dependent ERK and JNK activation. PLoS One, 5(4): e9996.

Woods A, Dickerson K, Heath R, et al. 2005. Ca^{2+}/calmodulin-dependent protein kinase kinase-beta acts upstream of AMP-activated protein kinase in mammalian cells. Cell Metab, 2(1): 21-33.

Woods A, Johnstone SR, Dickerson K, et al. 2003. LKB1 is the upstream kinase in the AMP-activated protein kinase cascade. Curr Biol, 13(22): 2004-2008.

Xiao Q, Yang Y, Qin Y, et al. 2015. AMP-activated protein kinase-dependent autophagy mediated the protective effect of sonic hedgehog pathway on oxygen glucose deprivation-induced injury of cardiomyocytes. Biochem Biophys Res Commun, 457(3): 419-425.

Yahiro K, Tsutsuki H, Ogura K, et al. 2014. DAP1, a negative regulator of autophagy, controls SubAB-mediated apoptosis and autophagy. Infect Immun, 82(11): 4899-4908.

Zalckvar E, Berissi H, Eisenstein M, et al. 2009a. Phosphorylation of Beclin 1 by DAP-kinase promotes autophagy by weakening its interactions with Bcl-2 and Bcl-XL. Autophagy, 5(5): 720-722.

Zalckvar E, Berissi H, Mizrachy L, et al. 2009b. DAP-kinase-mediated phosphorylation on the BH3 domain of Beclin 1 promotes dissociation of Beclin 1 from Bcl-XL and induction of autophagy. EMBO Rep, 10(3): 285-292.

Zeng X, Ju DW, 2018. Hedgehog signaling pathway and autophagy in cancer. Int J Mol Sci, 19(8): 2279.

Zhang CS, Jiang B, Li MQ, et al. 2014. The lysosomal v-ATPase-Ragulator complex is a common activator for AMPK and mTORC1, acting as a switch between catabolism and anabolism. Cell Metab, 20(3): 526-540.

Zhao M, Zhang Y, Jiang Y, et al. 2021. YAP promotes autophagy and progression of gliomas via upregulating HMGB1. J Exp Clin Cancer Res, 40(1): 99.

Zheng R, Yao QW, Du SS, et al. 2014. The status of p53 in cancer cells affects the role of autophagy in tumor radiosensitisation. J BUON, 19(2): 336-341.

Zhou YY, Li Y, Jiang WQ, et al. 2015. MAPK/JNK signalling: a potential autophagy regulation pathway. Biosci Rep, 35(3): e0019.

第 2 章　自噬与疾病

　　自噬，是一种进化保守并且通过基因控制的细胞对营养水平的反映，主要特征是在细胞质溶胶中形成双膜囊泡（"自噬体"），首先吞噬受损的细胞器和细胞质，然后与溶酶体融合形成自噬溶酶体。在未应激的状态下，自噬可能通过降解细胞内受损的蛋白质和细胞器来发挥管理的作用。近年来，越来越多的证据表明自噬在人类多种疾病中的重要性和功能作用。例如，越来越清楚的是，自噬活性的改变与肿瘤形成和进展以及癌症治疗的应答相关。许多研究表明，自噬在某些肿瘤细胞中被激活，也有研究发现自噬缺陷与过早衰老、神经变性疾病和心血管疾病等有关（图 2.1）。此外，似乎自噬缺陷可导致机体对感染的易感性增加，并可能与自身免疫性和炎性疾病相关（Debnath et al.，2023）。

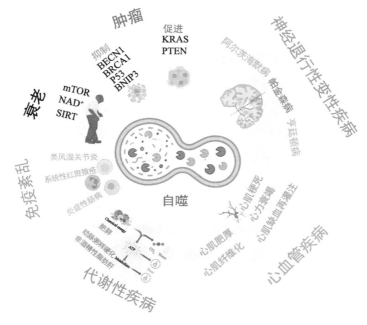

图 2.1　自噬与疾病发生

2.1　自噬与肿瘤

在自噬过程中，一组自噬相关（ATG）基因产物形成一个自噬体的双膜囊泡，该囊泡包裹细胞器并与溶酶体相融合，导致其内容物通过溶酶体水解酶降解。ULK 复合物包括 UNC-51 样激酶 1（ULK1）、ULK2、FIP200、ATG13 和 ATG101，启动自噬体的形成，并传递来自参与营养和能量传感的细胞信号中枢的信号，如通过 mTORC1 信号的机制靶标。ULK 复合物的下游是自噬特异性 Vps34 复合物 I（包括 Vps34、BECN1、ATG14 和 Vps15），其催化自噬膜上 PI3P 的产生。PI3P 触发自噬结合机制的募集，包括 ATG16L1-ATG5-ATG12 复合物、ATG3 和 ATG7（Esmaeili et al.，2022）。这些蛋白质可促进 ATG8 家族成员的脂质结合（由 LC3 和 GABARAP 亚家族组成），这在募集和自噬体成熟过程中很重要，以及涉及 ATG8-脂质结合的其他过程。尽管包含物可能是非选择性的，如在营养耗尽的细胞中，自噬体吸收不同的内容物来回收氨基酸或脂质等关键营养物质，但自噬在很大程度上是高度选择性的。这种选择性是由自噬内容物受体（ACR）促进的，它与通过泛素依赖性或泛素非依赖性过程标记降解的特定内含物结合。为了进一步增加这种复杂性，最近的研究揭示了 ATG 蛋白在自噬体形成之外的额外作用，从而扩展了它们在疾病中的功能和意义。存在两个额外的溶酶体降解过程，它们与（宏观）自噬有关，但不需要 ATG 蛋白的活性。伴侣介导的自噬和微自噬，其中向溶酶体的内容物递送分别依赖于伴侣活性和溶酶体膜的侵入来包裹细胞物质（Goldsmith et al.，2022）。

研究发现自噬在癌症中的作用可能更为复杂，主要取决于肿瘤的分期、特定的致癌突变和肿瘤细胞周围的微环境。既往研究表明自噬在癌症中具有双重作用；但有证据表明，在肿瘤中，自噬是支持不受控制的细胞生长和增加的代谢活动所必需的，这导致了自噬对肿瘤维持的依赖性。此外，自噬在肿瘤细胞本身（内在）和周围基质（外在）中具有重要功能，这两者都会对肿瘤生长和耐药性产生影响（Devis-Jauregui et al.，2021）。

2.1.1　自噬抑制肿瘤生长

自噬在研究最初被认为是一种肿瘤抑制机制。研究发现必要的自噬基因 *Atg6/Becn1* 在 40%～75%的人类前列腺癌、乳腺癌和卵巢癌患者中等位基因丢失。下面简要总结了关于自噬抑制肿瘤的作用机制。

癌症中自噬基因的突变较为少见，因此对自噬和癌症的大部分了解都是从基因工程小鼠模型（GEMM）中收集的。自噬在癌症中的作用的最早研究来自于研究人员发现 BECN1 能够作为乳腺癌候选肿瘤抑制因子的特征。然而，BECN1 在 1q17 上与 BRCA21 的接近意味着其在癌症中的等位基因丢失可能部分是由于 BRCA21 的共缺失造成的。与 BECN1 研究结果类似，*Atg5* 或 *Atg12* 的缺失导致 PyMT 驱动的乳腺癌小鼠模型中肿瘤细胞转移的增加，这可能是由 BECN1 的自噬受体相邻基因（*NBR1*）造成的。值得注意的是，*Atg5* 或 *Atg12* 缺失时肿瘤细胞转移的增加强调了自噬在转移中发挥的不同作用。当阻止自噬抑制对原发性肿瘤生长的影响时，在诱导的 ATG5 或 ATG12 破坏时可以观察到转移性生长的增加，从而揭示自噬在抑制转移性生长中的特定作用。另外几项研究表明 BECN1 与卵巢癌和乳腺癌的发展有关，由以上结果可知 BECN1 缺失会导致基因组不稳定，从而促进癌症的发展（Miller et al.，2021）。

由于 BECN1 具有完善的自噬非依赖性功能，因此研究者已努力通过敲除必需和自噬特异性的基因来探索自噬途径的肿瘤抑制功能。这些研究提供了自噬可以发挥致癌或肿瘤抑制功能的证据。研究结果显示自噬抑制肿瘤的其他模型包括肝脏中 *Atg5* 和 *Atg7* 的条件缺失，这导致由年龄依赖性良性腺瘤组成的有限肿瘤发展，而不是 BECN1 中发育良好的肝细胞癌背景。通过单等位基因缺失或启动子甲基化减少 ATG5 已被描述为减少黑色素瘤的自噬，并且与生存率低有关。黑色素瘤细胞中 ATG5 的稳定敲低减少了 BRAF 诱导的肿瘤发生的衰老，表明了 ATG5 抑制在肿瘤发生中的作用。此外，对小鼠模型的研究发现，在功能性自噬的背景下，有丝分裂受体 BNIP3 或 BNIP3L 的缺失促进了乳腺癌和胰腺癌的发展。自噬干扰后观察到的影响需要仔细评估，以区分到底是来自自噬完全丧失的影响，还是由特定成分或途径引起的影响（Wang et al.，2021）。

2.1.2　自噬促进肿瘤生长

自噬是一种应激反应途径，在大多数情况下自噬可促进细胞存活和恢复细胞稳态。最直接的例子为细胞质成分的回收，以支持营养物质受到限制时的新陈代谢和代谢适应。从肿瘤前病变扩展到恶性或浸润性肿瘤的实体瘤细胞将经历氧气、葡萄糖和氨基酸缺乏的限制，因为它的生长超出了营养物质从正常脉管系统自由扩散的能力。回收营养物质的能力使上调自噬的肿瘤细胞在饥饿压力下具有竞争优势，研究人员回顾有关肿瘤微环境中细胞竞争的更多信息并揭示了自噬支持癌症进展的模式（Hernandez et al.，2021）。

恶性实体瘤通常具有缺氧区域，因为与正常组织的脉管系统相比，肿瘤血管的生成是随意的。除了营养应激外，DNA 损伤、未折叠蛋白反应（UPR）的激活和细胞器损伤都能够激活肿瘤中的自噬。为了补偿这些癌症相关应激的生长抑制作用，癌症中的自噬水平较长时间处于升高状态。例如，在 KRAS驱动的肺癌中，ATG7 的条件全身缺失在促进肿瘤消退方面比抑制癌细胞中的自噬更有效。肿瘤消退与依赖于宿主营养可用性的肿瘤细胞的代谢缺陷有关，由于肝脏和肿瘤微环境中的自噬抑制而改变。

自噬还可以促进肿瘤细胞生物学的一些方面，以增强转移，包括代谢重塑、抑制嗅觉、逃避免疫细胞和提高运动性。然而，重要的是要注意，自噬对转移的影响也取决于肿瘤分期和遗传驱动因素。小鼠乳腺中肿瘤抑制因子 Palb2 的消融阻碍了 DNA 损伤的修复和氧化还原调节，导致肿瘤发展。在该模型中，*Becn1* 单等位基因缺失对自噬的损害减少了 Palb2 相关的肿瘤发生，这表明 *Becn1* 在肿瘤发生中的自噬依赖性功能。*Becn1* 缺失仅导致自噬的部分抑制，并且可能在自噬途径之外产生影响，这削弱了该模型中自噬与致癌性之间的联系。自噬在乳腺癌中的作用的进一步证据来自在 PyMT驱动的乳腺癌小鼠模型中交叉 Fip200 的条件敲除。Fip200 无效小鼠中的乳腺肿瘤明显较小，并且发生频率低于自噬缺陷小鼠。响应 KRAS 激活的自噬升高是线粒体稳态、代谢适应和应激适应所必需的，KRAS 驱动的肺肿瘤中 *Atg7* 或 *Atg5* 的缺失减小了肿瘤大小，表现出有缺陷的线粒体的积累（Li et al.，2020）。

2.2　自噬与神经退行性变性疾病

自噬能够帮助清除存活周期较长的并且具有毒性的异常蛋白蓄积物，使机体恢复正常状态。既往研究指出，自噬与神经退行性变性疾病有关，但具体机制不明，自噬活性的降低可能导致细胞内蛋白质降解的干扰与蛋白质聚集物和内含物的形成，从而可能导致细胞毒性和破坏神经功能。虽然早期研究将自噬确定为一种非选择性降解系统，但最新的研究发现，在选择性自噬过程中，细胞迅速清除某些细胞内病原体（异种自噬）、功能失调的细胞器，如溶酶体（溶胞体）、线粒体（线粒体自噬）和内质网（ER）片段（ER 自噬）以及蛋白质聚集体（聚集体）。这些选择性自噬"货物"由 LC3/ATG8 蛋白与许多受体（如 p62/SQSTM1、NDP52、OPTN、TAX1BP1）相互作用所束缚。选择性自噬对细胞内质量控制具有重要意义。几乎 30% 的新合成蛋白质是错误折叠的，这需要持续地仔细检查和去除，否则会威胁细胞的生存。神经元，即有丝分裂后和终末分化的细胞，是最脆弱的细胞类型之一，由于衰老、内在疾病相关蛋白或关键自噬相关蛋白的遗传突变，往往会形成疾病相关的聚集物。多项研究表明，异常聚集蛋白是神经退行性变性疾病的致病因素，包括阿尔茨海默病（AD）、帕金森病（PD）和亨廷顿病（HD），自噬是细胞去除这些蛋白质聚集体的主要机制，这些聚集体太大而不能被蛋白酶降解。此外，分别有 AD 和 PD 特征的 Tau 和 α-突触核蛋白中含有 CMA 靶向基序。因此，CMA 在清除神经元中的这些异常蛋白方面也发挥着特定作用。此外，自噬在 AD、PD 和 HD 等疾病中发挥着重要作用（Ferro et al.，2020；Kaleli et al.，2020）。

2.2.1　阿尔茨海默病（AD）

AD 是较为常见的神经退行性变性疾病，其特征是记忆和认知功能的进行性损伤。在发病机制方面，神经原纤维缠结、细胞外淀粉样蛋白-β（Aβ）斑块和过度磷酸化 Tau 蛋白的积累是主要的神经病理学特征。首先是 β-分泌酶切割产生淀粉样前体蛋白（APP）C 端片段（CTF），然后是 γ-分泌酶进一步切割将 Aβ 释放到细胞外液中。AD 相关蛋白早老素（PS）1、早老素 2 和 APP 的突变导致不太常见的早发性常染色体显性家族性 AD（FAD）。APOE 编码的载脂蛋白 E4（APOE4）是晚发性 AD 中 Aβ 积聚的最强风险因素。具有一个或两个 APOE4 等位基因（E2/4、E3/4、E4/4）的个体患 AD 的风险高于没有 APOE4 等位基因的个体。超微结构分析的早期线索表明，自噬液泡（AV）在 AD 患者脑中大量积累，表明自噬在 AD 发病机制中广泛参与。自噬与调节细胞内 Aβ 和高磷酸化 Tau 水平以及细胞外 Aβ 斑块有关。此外，一些选择性自噬，包括聚集、有丝分裂和溶菌酶，以及 CMA，对于 AD 的预防至关重要。

自噬调节因子和几种 ATG 的研究表明，自噬功能的损伤是导致 AD 的病理学基础。在 AD 小鼠模型中，雷帕霉素会抑制 mTOR 信号传导，通过增加自噬减轻 Aβ 积累、磷酸化 Tau，从而减轻 AD 样病理。Aβ 的积累反过来增加 mTOR 信号传导，然后抑制自噬，这加剧了自噬缺乏诱导的神经退行性病变，形成了一个恶性循环。AMPK 的自噬激活降低了 5XFAD 小鼠的 Aβ 水平并改善了小鼠的学习和记忆能力，这是一种淀粉样小鼠模型，表达了人类 PS1 和 APP 基因的 5 个家族突变。另一种在自噬中起关键作用的蛋白质 BECN1，在 AD 患者的大脑中显著减少，即使在早期和轻度阶段也会出现这种情况。小鼠中 Becn1 的杂合缺失导致细胞外和神经内 Aβ 沉积和微胶质细胞变化，而 Becn1 过表达降低了 Aβ 病理学症状并保护 APP 转基因小鼠的神经元功能。自噬体介导的 Aβ 降解的直接证据已在一个由 Becn1 中的单个敲入点突变（F121A）引起的组成型高活性自噬小鼠模型中得到证实，该突变破坏了 BECN1 与 Bcl-2 的抑制性结合，并导致小鼠中 BECN1 的组成型激活和自噬发生。BECN1 F121A 通过自噬机制改善 5XFAD 小鼠的细胞内 Aβ 低聚物积累和认知功能。外源性 Aβ 刺激诱导自噬，主要是 BECN1 与朊病毒蛋白的相互作用，然后运输到胞质膜的脂筏中并激活 PIK3C3。此外，神经细胞中 *Atg5* 或 *Atg7* 的缺失可能会导致自噬功能的丧失，泛素化蛋白的积累，并最终导致神经细胞发生退行性病变。在出生后前脑特异性 *Atg7* 条件敲除（cKO）小鼠大脑中，高尔基体中磷酸化的 Tau 内含物和细胞内 Aβ 积累显著增加，但 Aβ 向细胞外空间的分泌减少了 90%。在 *Atg7* cKO 中观察到的细胞外 Aβ 水平降低，与 BECN1 缺乏症观察到的表型不同，表明 *Atg* 结合系统可能在分泌功能中发挥特定作用。此外，值得注意的是，细胞内 Aβ 似乎比细胞外 Aβ 更具细胞毒性，因此细胞内由于自噬不足而积累的 Aβ 对神经元有害。因此，在自噬的起始和成熟过程中起作用的关键分子的缺陷会导致神经元毒性和 AD 病理学表现。

此外，不断积累的证据清楚地表明，自噬-溶酶体途径的几个步骤在几种 AD 模型和病理状态下的神经元中异常。在患有 AD 的人类和 AD 小鼠模型的大脑中，营养不良的神经元中有大量未成熟的 AV 积累，这在健康大脑的神经元中是不常见的。AV 代表自噬的初始阶段，包含未消化内容物的双层膜结合囊泡和致密无定形的单层或双层膜限制囊泡或多层内容物。在神经元中，AV 的快速有效清除发生在正常自噬活性下，甚至在最大 mTOR 抑制诱导的高自噬活性的情况下。在 AV 清除过程中，用于 AV 运输的完整微管和具有低管腔内 pH 的功能性溶酶体都是至关重要的。微管解聚化合物长春碱对自噬体-溶酶体融合的抑制或蛋白酶抑制剂对溶酶体功能的抑制诱导 AV 的快速积累。PS1 需要促进内质网中 v-ATP 酶 V0a1 亚基的 *N*-糖基化，并随后输送到自溶体/溶酶体，这对自溶体酸化和正常功能保持至关重要。事实上，在 PS1 cKO 细胞和发生 PS1 和 APP 突变的细胞或小鼠中，神经元中出现大量的 AV 和增大的溶酶体。在 AD 小鼠模型 TgCRND8 中过度表达突变 APP 也显现出自噬溶酶体功能的障碍。半胱氨酸蛋白酶的内源性抑制剂胱抑素 B 基因的缺失挽救了 TgCRND8 小鼠的自噬溶酶体功能障碍和认知功能缺陷。半胱氨酸蛋白酶的增加有利于去除聚集的 Aβ。研究人员发现，在 5XFAD 和 rTg（TauP301L）4510 转基因小鼠模型中，TFEB 的过度表达增强了磷酸化和错误折叠的 Tau 蛋白的清除，从而改善了 Tau 病理、神经退行性病变和行为缺陷。在 PS1 缺陷的神经干细胞中，糖原合成酶激酶 3β（GSK3β）激活降低了 TFEB 水平，导致自噬-溶酶体途径相关基因的表达下调，而这些基因又是由 TFEB 转录产生的。最近，NRBF2 已被鉴定为 PIK3C3 复合物的一种新成分，它对于调节自噬体形成、成熟以及 APP-CTF 降解所需的自噬体-溶酶体融合的 RAB7 活性很重要。NRBF2 缺乏促进 Aβ 积累和记忆缺陷。此外，种子诱导的 Tau 病理学与许多类型的翻译后修饰（PTM）相关。Tau 通过阻止 HDAC6 磷酸化来抑制 HDAC6 去乙酰化酶活性，导致赖氨酸位点的 Tau 乙酰化增加，从而形成能够加速 Tau 聚集并诱导一系列 AD 样缺陷的 Tau PTM，包括突触功能障碍、神经元受损和认知障碍。此外，HDAC6 是自噬体-溶酶体融合所必需的，它抑制降低了 Tau 的清除。这些发现解释了 HDAC6 两侧 AD 中的 τ 聚集。这些发现表明，靶向有缺陷的自噬体-溶酶体融合和溶酶体降解的疗法，以增强其对聚集蛋白和功能失调蛋白的清除，可能对 AD 患者有益。选择性自噬在 Aβ 和磷酸化 Tau 的清除中起着重要作用。p62 和 NDP52 作为选择性自噬的重要受体，都参与自噬介导的病理性磷酸化 Tau 的降解。p62 或 NDP52 的增加可能是对磷酸化 Tau 和神经原纤维缠结积累的有效保护，从而抑制 AD 的进展。此外，AD 是一种复杂的疾病，线粒体异常已被证明是一种病理标志，因此线粒体自噬是神经元保护的关键过程。MCL-1 通过与 LC3A 的相互作用被证明是一种线粒体自噬受体。MCL-1 的过度表达可显著提高线粒体自噬水平，而不会诱导线粒体损伤。通过促进线粒体自噬，Aβ 的病理作用显著逆转。疾病相关的 Tau 通过 Parkin 募集到线粒体来抑制受损线粒体的降解，从而进一步传播致病环。通过增加有丝分裂来促进线粒体蛋白质平衡，可降低 Aβ 和异常 Tau 聚集并延缓 AD 进展。此外，自噬在细胞和组织稳态中发挥着不可或缺的作用，可能与 AD 病理学有关。几项研究表明，Aβ 和 Tau 触发溶酶体膜透化（LMP），透化的溶酶体是自噬的靶点。吞噬过程可及时清除破裂的溶酶体，防止神经毒性聚集体的繁殖，从而有效保护细胞和组织。

最近，越来越多的证据表明，CMA 是预防 AD 病理改变的关键途径。CMA 倾向于去除可溶性蛋白质。Tau 蛋白是一种可溶性蛋白，在其 C 端区域含有两个 CMA 靶向基序，即 336QVEVK340 和 347KDRVQ351，因此能够被 CMA 降解。然而，乙酰化的 τ 促进了 τ 纤维化，优先逃避 CMA 降解，最终

归因于伴随 τ 聚集和增殖的 AD 病理学。在 AD 患者的大脑和 AD 小鼠模型中，即使在疾病早期，CMA 也会受到抑制。通过神经元特异性敲低 Lamp2A 对 CMA 的实验性抑制，导致由于不能及时去除可溶性蛋白而衍生的蛋白质积累，并加速 AD 进展。相反，用化合物 CA77.1 激活 CMA 可显著降低 Aβ 和 τ 病理学改变，CMA 是通过迅速清除异常可溶性蛋白来保护 AD 的重要过程（Stamatakou et al.，2020）。

2.2.2　帕金森病（PD）

PD 是第二常见的神经退行性变性疾病，其临床特征是逐渐失去运动控制和其他非运动症状。PD 的标志性病理学改变与多巴胺能神经元的加速死亡有关，并伴有称为路易体（LB）的神经内包涵体的形成，路易体主要由 *SNCA* 基因编码的 α-突触核蛋白（α-syn）组成，并伴有其他常见的线粒体功能障碍。5%～10%的 PD 是家族性疾病，部分与单基因突变有关，如 *SNCA*、*LRRK2*、*VPS35*、*PRKN* 和 *PINK1* 的突变。然而，大多数病例是散发的，有非单基因因素，其中 *SNCA* 是少数风险因素之一。所有这些致病因素都通过几个共同的特征导致 PD，诱导蛋白质聚集、溶酶体功能障碍和（或）有丝分裂障碍，这些都是由自噬引起的。

越来越多的证据表明，自噬损伤是导致 α-syn 积累的主要原因之一，而自噬的激活可以改善 α-syn 积累。据报道，自噬是 α-syn 降解的一种途径，因为在 PC12 细胞系的自噬囊泡中观察到野生型 α-syn、A53T 和 A30P，这表明自噬在 PD 中起着重要作用（Maiese，2020）。α-syn 的形成取决于其表达量，其清除是由自噬介导的（Hassanpour et al.，2020）。多巴胺能神经元中 *Atg7* 基因消融引起的自噬中断促进了 LB 的另一种成分 α-突触和富含亮氨酸的重复激酶 2（LRRK2）的突触前积累。雷帕霉素激活自噬或增加 *Atg5/7/12* 的表达可减少 α-syn 的积累并改善神经退行性病变。类似地，BECN1 过表达激活自噬并减少神经元细胞中 α-syn 的积累，而自噬抑制剂减弱 BECN1 调节 α-syn 积累和相关神经元病变的作用。在大鼠中脑中，只有在症状前阶段，野生型 α-syn 的过度表达才会增强自噬。随着年龄的增长，在症状阶段，自噬-溶酶体途径显著受损,加重 α-突触病理学改变。尽管许多器官的自噬活性随着年龄的增长而下降,但其潜在机制在很大程度上仍然难以捉摸。最近的一项研究表明,在包括小鼠、果蝇和蠕虫在内的几种动物中,自噬负调节因子 Rubicon(构成另一种 BECN1 复合物)会随着年龄的增长而增加。重要的是,在表现出主动自噬的神经元特异性 Rubicon 敲除小鼠中,α-syn 病理学进展被显著抑制,这表明 Rubicon 的增加是自噬年龄依赖性下降的原因之一。

另外,新出现的证据表明,大量 PD 相关基因会在不同阶段损害自噬体-溶酶体系统。*SNCA* 的突变,如 *A53T*、*A30P* 和 *E64K*,以及基因复制和三倍化事件会导致 PD。在 PC12 细胞中,野生型和突变型 α-syn 超负荷都可抑制自噬,因为 α-syn 可与胞质和细胞核中的高迁移率组蛋白 1(HMGB1)结合,影响 HMGB1 胞质易位并干扰 HMGB1-BECN1 结合。一旦 HMGB1-BECN1 相互作用被破坏,BECN1 将与 Bcl-2 结合并抑制自噬。野生型 α-syn 的过表达损害自噬,主要是通过抑制 RAB1A(参与分泌途径的内质网-高尔基体运输的关键调节因子),从而抑制自噬蛋白 ATG9 和水解酶运输来抑制自噬体的形成以及 LC3-II 氧化和溶酶体功能,而 α-syn 敲低或过表达 RAB1A,在帕金森病动物模型中,可恢复酶的转运和活性,减少帕金森病神经元中 α-syn 的积累,并挽救 α-syn 诱导的神经退行性病变。据报道,5%～6% 的常染色体显性遗传 PD 患者和 1% 的散发性晚发性 PD 患者的 *LRRK2* 突变在自噬体-溶酶体途径中发挥着重要作用,因为 LRRK2 KO 小鼠表现出含有脂褐素颗粒的增大溶酶体的积累、LC3 水平的降低和 α-syn 的积累。在溶酶体过载应激下,LRRK2 将 Rab8A 和 ESCRT-III 募集到溶酶体中,并磷酸化 Rab8/10/35,通过促进溶酶体膜上的出芽来维持溶酶体的稳定。LRRK2 中的 *G2019S* 突变是一种激酶活性突变,它促进携带 LRRK2 致病性突变的溶酶体小管化和囊泡的动态生成,可能导致 PD。液泡蛋白分选相关蛋白 35(Vps35)是一种成分逆转录酶复合物,介导内体对膜蛋白的高尔基体回收。Vps35 *D620N* 突变通过阻碍 *Atg9* 向自噬体的运输和随后的自噬体形成而导致常染色体显性遗传 PD。此外,跨膜蛋白 175(TMEM175)是一种位于晚期内体和溶胞体中的 K^+ 通道,已被证实可调节溶酶体膜电位、pH 稳定性,从而维持自噬体的去除与溶酶体和线粒体呼吸对磷酸化 α-突触聚集体的清除。*TMEM175* 功能缺失突变损害大鼠原代神经元中自噬介导的 α-syn 降解。此外，ATP 酶阳离子转运 13A2（ATP13A2）最近已被证明是溶酶体多胺输出物。ATP13A2 和 ATP13A2 突变的缺失导致溶酶体功能障碍、多胺超载、α-syn 积累，也无法对抗线粒体氧化应激。在 PD 患者的多巴胺能黑质神经元中，ATP13A2 水平下降，主要是由于路易体内的积累。ATP13A2 和 TFEB 介导的 SYT11 转录协同调节自噬-溶酶体途径，这对神经元健康至关重要。自 2013 年以来，TFEB 被认为是 PD 神经保护的一个良好治疗靶点。磷酸化 TFEB 被 14-3-3 蛋白螯合在细胞质中。α-syn 与 14-3-3 蛋白具有结构和功能同源性，其过表达阻碍了 TFEB 核转位和活化，从而阻碍了自身的自噬溶酶体清除。TFEB 的过度表达或药物刺激可减轻 α-syn 的毒性。此外，编码溶酶体 β-葡糖脑苷脂酶（GCase）的 GBA1 基因突变是 PD 的最强风险因素，破坏溶酶体功能和 α-syn 的自噬降解。反过来，α-syn 的过度表达降低了 GCase 的活性，从而进一步形成恶性循环。此外，缺乏细胞因子 β 干扰素（IFN-β）会导致晚期自噬损伤，从而导致大脑 α-突触聚集。IFN-β 的过度表达通过诱导自噬体-溶酶体融合和 α-syn 的清除来预防 PD 病理学进展。另一项令人惊叹的研究表明，突变体 α-syn 与 LC3 相互作用并螯合，形成微聚集体。随后，微聚集体损害溶酶体功能并导致 α-syn 分泌扩散到健康神经元。总之，自噬和溶酶体成分基因的数十个缺失或突变可导致 PD。因此，维持自噬-溶酶体动态平衡和溶酶体稳态似乎是抑制 PD 病理学进展的一种有效的补救措施。

　　此外，越来越多的证据表明，线粒体损伤和受损线粒体的低效清除最终导致了 PD。PTEN 诱导的激酶 1（PINK1）和 PRKN（PARK2 或 Parkin）的突变已被确定为常染色体隐性早发性 PD 的最常见原因之一，其通过破坏线粒体自噬，导致线粒体质量控制不足。线粒体去极化后，PINK1 在线粒体上稳定存在，并将细胞质中的 Parkin 募集到受损的线粒体中。PINK1 和 Parkin 协同催化泛素化并招募一系列自噬受体以促进自噬体的形成。LRRK2 突变体破坏 PINK1/Parkin 和促分裂蛋白 Drp1 之间的蛋白质-蛋白质相互作用，并影响 LRRK2 下游 Rab10 与线粒体自噬受体视神经磷酸酶的相互作用，损害线粒体自噬。这表明 LRRK2 的突变可能与 PINK1 和 Parkin 汇聚在同一途径上。USP30 是一种去泛素酶，可拮抗 PINK1 和 Parkin 介导的线粒体自噬。在体内，USP30 的抑制有益于多巴胺能神经元并改善运动行为。磷酸甘油酸变位酶家族成员 5（PGAM5）是一种分子质量 32 kDa 的线粒体蛋白，是 PINK1 在受损线粒体上稳定化所必需的。小鼠 PGAM5 的遗传缺陷会导致小鼠多巴胺神经元变性。据报道，甾醇调节元件结合转录因子 1（SREBF1）是散发性 PD 的风险基因座，可促进线粒体自噬，进一步支持线粒体自噬在 PD 保护中发挥主要作用。野生型 α-syn 与线粒体复合物 I 相互作用并诱导自由基的产生，而 A53T 突变体在更早的时间点产生自由基。另一项类似的研究表明，野生型 α-syn 与 TOM20 结合，并抑制有丝分裂蛋白的输入，导致呼吸减少和过量 ROS 的产生。相反，敲低内源性 α-syn 或过表达 TOM20 均能影响线粒体蛋白质转运，保护神经元。然而，线粒体自噬不仅可以去除含有 α-syn 内含物的线粒体，还可以异常去除功能性线粒体，导致线粒体损失和生物能量缺乏。通过沉默 Parkin 或 BECN1 和 *Atg12* 抑制线粒体自噬，保护神经元免受突变 *A53T* 诱导的细胞死亡的影响。这可以解释为什么突变的 *A53T* 威胁神经元的生存，尽管它的自噬作用在增加。同样，值得一提的是，PINK1 KO 在小鼠大脑中诱导明显的线粒体功能障碍，但不诱导神经退行性病变。PINK1 缺乏引起的线粒体功能障碍可能还有其他一些过程可以补偿，但还需要进一步的研究。另一项研究表明，SNCA 突变体 *A53T* 和 *E46K* 诱导心磷脂外化到线粒体外膜并与 α-syn 结合。心磷脂从低聚原纤维中提取 α-突触单体，并促进其重折叠回单体，改善突触核蛋白病。与野生型 α-syn 相比，突变体 α-syn 减缓了重折叠速率，但增加了 LC3 向线粒体的募集，并引发了相对于野生型 α-syn 的过度线粒体自噬。野生型 α-syn 竞争性地抑制 LC3 与线粒体的结合，从而抑制线粒体自噬。此外，线粒体融合蛋白 Opa-1 的过表达可保护神经元免受 α-syn 诱导的线粒体片段和不适当的线粒体自噬激活的影响。据报道，一种神经毒性 α-syn，即 pα-syn，其一种构象不同的非纤维磷酸化 α-syn。pα-syn 的 N 端和 C 端修剪，在前体原纤维（PFF）接种的原代神经元、小鼠大脑和 PD 患者大脑中积累，并诱导线粒体去极化、碎裂和线粒体自噬。此外，小胶质细胞通过消除异常聚集体和细胞碎片来维持大脑稳态。α-syn 通过 p62 介导的选择性自噬激活小胶质细胞以去除 α-syn。这些研究共同表明，选择性自噬在预防 PD 过程中发挥着重要作用。

α-syn 序列包含一个肽序列（95VKKDQ99），该肽序列被 Hsc70 伴侣识别并通过 LAMP2A 转运到溶酶体。野生型 α-syn 蛋白通常通过 CMA 途径在溶酶体中分离和降解，而两种常见类型的突变型 α-syn 蛋白 A30P 和 A53T 可抑制自噬。它们倾向于与溶胞体上的 CMA 受体强结合，更糟糕的是，还会阻断自身及野生型 α-syn 和其他 CMA 底物蛋白的识别和降解。α-syn 的大多数翻译后修饰也会削弱其自身被 CMA 降解的能力。在这些修饰中，多巴胺修饰的 α-syn 阻断了 CMA 对自身和其他底物的降解，这解释了 PD 中多巴胺能神经元的优先损失。尽管只有 α-syn 突变体会阻断 CMA 中的底物摄取，但野生型和突变型 α-syn 都破坏了心肌细胞增强因子 2D（MEF2D）与 Hsc70 的相互作用，从而破坏了 MEF2D 的激活，这是神经元存活所必需的。在 PD 患者脑的黑质致密部和杏仁核中，CMA 的两种关键蛋白 LAMP2A 和 Hsc70 都显著降低。最近有报道称 LRRK2 还含有 CMA 特异性识别基序。CMA 的拮抗剂 AR7 通过增加 LAMP2A 的可用性来激活溶酶体活性，从而在不影响巨自噬的情况下减少 α-突触低聚物。总之，PD 相关基因的突变通过几种机制阻断 CMA。激活 CMA 可能是治疗帕金森病的有效方法（Maiese，2020；Hassanpour et al.，2020）。

2.2.3　亨廷顿病（HD）

HD 是一种常染色体显性遗传的进行性神经退行性变性疾病，导致运动控制丧失和认知功能障碍，并最终在首次诊断后 10～20 年内死亡。这些症状是由突变亨廷顿蛋白（mutant Huntingtin，mHTT）聚集诱导的神经元变性的结果，特别是局限于皮质和纹状体神经元的核和营养不良轴突中时。在编码亨廷顿蛋白（HTT）N 端聚谷氨酰胺（polyQ）扩增的 *HTT* 基因中，在 HD 患者染色体上观察到比正常范围更长的扩增和不稳定的多态性 *CAG* 重复，约 18 个重复。*CAG* 重复序列长度超过 35 个 polyQ 扩增时被定义为引起 HD 的等位基因，与早期发病相关。突变蛋白被切割形成含有 polyQ 的 N 端片段，polyQ 毒性更大，容易形成大蛋白簇。突变亨廷顿蛋白内的异常 polyQ 膨胀会形成亨廷顿蛋白的聚集并导致 HD。1997 年，首次报道了自噬优先去除胞质 mHTT，这是由 AV 中积聚的异常 mHTT 支持的。mHTT 诱导内体溶酶体系统的激活和自噬，但自噬翻转的能力降低。有缺陷的自噬损害了突变蛋白和功能异常细胞器的清除。

许多研究表明，自噬活性在不同阶段受损会导致 HD，而刺激自噬会改善 HD。BECN1 的年龄依赖性降低与 HD 的早期发病有关。BECN1 表达的减少损害了自噬体的形成，并增加了 mHTT 的积累，促进了 HD 的进展。mHTT 可刺激 BECN1 的核输出，有利于自噬过程，而阻断 BECN1 核输出会诱导 mHTT 聚集，与之前的报告类似。mHTT 与野生型 polyQ 通道和 ataxin3 竞争与 BECN1 的相互作用，随后抑制自身吞噬。通过抑制 BECN1 相互作用蛋白 Rubicon 增强自噬活性，减少了蠕虫和果蝇模型中的 polyQ 聚集，而同时抑制 BECN1 则恢复了 polyQ 聚集减少。自噬的每一步对神经退行性病变的神经元都至关重要。在 HD 患者细胞中，即使自噬体成功形成并与溶酶体有效融合，AV 识别胞质内含物含量的能力降低，特别是蛋白质聚集体、脂滴和功能失调的线粒体，也会显著加重病理学表现。*Atg7* 基因在 HD 患者中也发挥着重要作用。*Atg7* 基因中的 V471A 多态性可能干扰 *Atg7* 在自噬体形成中的功能，并显著影响与发病年龄提前约 4 岁相关的 HD。在表达 N 端 mHTT 和 HD 患者的转基因小鼠的大脑中，mTOR 被隔离在亨廷顿蛋白聚集体中，并且 mTOR 活性被抑制。mTOR 抑制在 HD 患者脑中诱导自噬，这可以防止 polyQ 毒性，因为增强的自噬会减少 polyQ 聚集体。雷帕霉素及其相关类似物能有效抑制 mTOR，减少聚集物的形成，缓解神经退行性病变症状。然而，随着聚集的增加和感染时间的延长，雷帕霉素抑制 mTOR 活性的作用可能会减弱。因此，只有雷帕霉素的早期治疗才能及时抑制 mHTT 的聚集，并有利于控制 HD 的进展（Ravikumar et al., 2004）。雷帕霉素与 FKBP5/FKBP51 相互作用，后者负调控自噬并影响 mHTT 的清除。降低 FKBP5 的水平或活性会增加自噬和随后的 mHTT 降解。在神经元中，HTT 作为一种支架蛋白，与其衔接蛋白亨廷顿相关蛋白-1（HAP1）结合，导致自噬体从轴突顶端向胞体运输。HTT 不是自噬体形成所必需的，而是在逆行自噬体转运中发挥重要作用，这对自噬体-溶酶体融合和最终降解功能很重要。有趣的是，大脑中缺乏 polyQ 拉伸的全长 HTT 的敲除增加了自噬体的合成和 LC3-Ⅱ水平，更重要的是，刺激了截短的 N 端 HTT 聚集体的 *Atg5* 依赖性清除，改善了运动缺陷。此外，TFEB 的上调不仅可以防止磷酸化和错误折叠的 Tau 和 α-syn 内含物，还可以防止自噬-溶酶体途径激活导致的 mHTT 聚集。

此外，选择性自噬在减少 HTT 聚集和减缓 HD 进展方面发挥着关键作用。HTT 蛋白与自噬支架蛋白 ATG11 在结构上相似，因此 HTT 也通过与 p62 和 ULK1 结合作为选择性自噬的支架。mHTT 中 HTT 功能的丧失意味着选择性自噬的缺陷，这有助于蛋白质聚集体的积累，并破坏受损的线粒体去除，导致严重的 HD 病理学表现。p62 是一种选择性自噬受体，通过 LC3 参与多泛素化蛋白聚集体的清除。首次发现在表达 mHTT 的神经元中与泛素化的 polyQ 内含物共纯化。p62 的缺失或缺乏 UBA 结构域的 p62 的表达通过 mHTT 的表达显著增加细胞死亡。相反，在 HD 小鼠模型中，p62 的基因缺失改善了神经元的存活，减少了细胞核 mHTT 的积累，增加了细胞质 mHTT 内含物，这表明细胞核 mHTT 内含物比细胞质聚集体毒性更强。mHTT 通过细胞质中的选择性自噬降解，核转位可能会逃离自噬监测，导致严重的细胞死亡。p62 还在赖氨酸残基 444 处乙酰化 mHTT 的清除中发挥作用，这促进其靶向自噬体和 mHTT 对神经的保护作用。NBR1 在功能和结构上与 p62 相似，已被证明与 p62 相互作用，并作为泛素化聚集体选择性自噬的"货物"受体。p62 在细胞核中随着 mHTT 逐渐积累，NBR1 仅保留在细胞质中，因此即使在 HD 晚期，细胞质 NBR1 也可能对维持选择性自噬至关重要。其他一些选择性自噬受体蛋白，如视神经磷酸酶和 ALFY，也对毒性 mHTT 发挥保护作用。在脆弱的纹状体神经元中，视神经磷酸酶的表达水平很高，可以预防性地防止 mHTT 的聚集。ALFY 是一种磷脂酰肌醇-3-磷酸结合蛋白，被募集到 mHTT 和自噬效应物中。ALFY 的过度表达可促进 mHTT 聚集的选择性自噬清除。翻译后修饰已成为选择性清除 mHTT 聚集的重要调节因子。ULK1 介导的 p62 的 UBA 结构域中丝氨酸 405 和 409 的磷酸化增加了泛素化的易于聚集的 mHTT 的选择性降解。酪蛋白激酶 2（CK2）或 TANK 结合激酶 1（TBK1）磷酸化的丝氨酸 403 可增强 mHTT 聚集降解。最近的证据表明，TBK1 在 S13 对 mHTT 的磷酸化，在包涵体形成前的早期阶段降低了可溶性 mHTT 水平，并降低了突变体 polyQ 扩增的核聚集体水平。在炎症激酶 IKK 诱导的 mHTT

磷酸化中也显示了类似的结果。TBK1 作为一种激酶，可以磷酸化 p62，从而靶向 mHTT 的清除。cGMP-AMP 合成酶（cGAS）是一种 DNA 损伤传感器，最近被发现可以激活 HD 中的 TBK1 和自噬反应，这可能为 HD 提供治疗益处。Keap1/Cul3 复合物对赖氨酸 420 的泛素化增加了 p62 的螯合活性，并促进了随后的降解。由于缺乏 Lys63 多泛素化和 SQSRM1/p62 相互作用，对选择性自噬产生抵抗，被 polyQ 抗体 3B5H10 识别的可溶性 mHTT 最近被证明是毒性最强的。最近一项有趣的研究表明，几种化合物诱导的 LC3 和 mHTT 之间的直接相互作用可以有效降低 mHTT 水平。这些研究表明，选择性自噬对去除 mHTT 聚集至关重要，而增强选择性自噬将是去除 mHTT 聚集的准确有效策略。mHTT 不仅影响选择性聚集的去除，还影响线粒体自噬对受损线粒体的清除。polyQ 选择性地与线粒体甘油醛-3-磷酸脱氢酶（GAPDH）结合，并抑制 GAPDH 诱导的线粒体自噬，导致受损线粒体的积累并威胁细胞生存。

HTT 序列不包含 CMA 靶向基序，但在 S16 通过 IKK 磷酸化的 HTT 将该序列 14-LKSFQ-18 转化为 Hsc70 结合基序 14-LKpSFQ-18 模拟 14-LKEFQ-18，其可被 CMA 降解。这是通过刺激 mHTT 的磷酸化来促进 CMA 介导的 mHTT 降解的有效方法。然而，随着年龄的增长，LAMP2A 水平下降，因此 mHTT 的清除率在 HD 晚期受到影响。CMA 介导的降解能力随年龄增长而下降可能与细胞死亡和 HD 进展有关。此外，研究表明，mHTT 通过 46 个氨基酸的肽中间分子与 Hsc70 缀合，该分子包括两个拷贝的聚谷氨酰胺结合肽和两个不同的 Hsc70 结合基序，将被引导到 CMA 机制进行降解（Cortes et al., 2019）。

2.3　心血管疾病

心血管疾病（CVD）是世界上导致人类死亡的主要原因之一，2019 年全球估计有 5.23 亿 CVD 患者，有 1860 万人死于 CVD，占所有死亡人数的 31%（Roth et al., 2020）。然而，近年来由于人口增长和老龄化，CVD 的发病率可能会大幅增加。自噬中的一些细胞内成分，如错误折叠/聚集的蛋白质和受损的细胞器，被自噬体包裹，然后递送到溶酶体或液泡进行降解。目前的证据表明，大多数 CVD 与自噬的激活或抑制有关。

　　动脉粥样硬化（AS）的病理过程包括内皮细胞损伤、脂质沉积、泡沫细胞形成、内膜纤维化、斑块形成、不稳定斑块破裂或糜烂。有研究显示，破裂斑块的特征是体积庞大且富含脂质的核心，薄的纤维帽，伴随新生血管生成、细胞死亡和外源性的炎症。自噬和细胞凋亡在其中起着不可忽视的作用。自噬通过激活 Bax 促进胱天蛋白酶依赖性细胞凋亡，降低 AS 过程中肿瘤坏死因子 α（TNF-α）、白细胞介素 1β（IL-1β）和 IL-6 的表达。在心血管内皮细胞（VEC）中，棕榈酸酯处理的线粒体触发自噬并抑制过度凋亡以保护心血管细胞。在冠心病中抑制内皮祖细胞的自噬过程，可以观察到细胞活力增加和细胞凋亡水平降低，表明自噬的适度活化在大多数情况下对 AS 有益，抗 AS 药物可以将靶向细胞凋亡和自噬作为新的治疗方向。

2.3.1　自噬与心肌肥厚

　　在心肌肥厚初期，适度的自噬会激活 AMPK，抑制 mTOR，使自噬增强，减轻心肌肥厚的程度。但随着疾病的进展和自噬不断增强，过度自噬时反而会加重心肌肥厚。心脏应对环境刺激通过增加腔室容积、在心脏收缩期收缩、心脏舒张期松弛、心率提高等维持心脏功能。生理性心脏肥大通常发生于运动或妊娠期间，病理性心脏肥大通常由压力刺激或由疾病诱发，如高血压、瓣膜性心脏病、心肌梗死和神经激素。病理性心脏肥大在早期通过增加心脏容量负荷来代偿心脏功能，但最后持续的病理性肥厚会导致心脏收缩功能障碍和心力衰竭。

　　心脏肥大的主要病理特征是蛋白质合成过度、心肌细胞大小和数量增加、心室壁增厚，这些都是促进心律失常和心力衰竭的主要危险因素。近年来，越来越多的研究表明心肌细胞自噬与心脏肥大进程密切相关。自噬可能将会成为心脏肥大的潜在治疗靶点，这些研究主要集中在心脏肥厚中自噬的机制探索方面。一些研究认为，自噬是心肌细胞保护过程，另一些研究表明自噬是导致心脏肥大病理进展的有害机制。

心脏肥大与心肌细胞自噬密切相关。一些导致心脏肥大加重的压力也会诱发心肌细胞自噬。Weng 等在小鼠中进行横向主动脉缩窄（TAC）手术，他们发现手术刺激会显著促进心脏肥大并诱导心脏自噬（Weng et al., 2021）。手术组的小鼠，ATG5、ATG16 及 LC3-Ⅱ和 BECN1 蛋白水平均通过蛋白激酶 C（PKC）和胞外信号调节激酶（ERK1/2）途径增加。同时 TAC 手术还诱导了 Toll 样受体 9（TLR9）介导的炎症反应，炎症已被证明可促进心脏肥大，敲除 TLR9 逆转了 TAC 手术诱导的炎症、自噬和心功能不全。除此之外，miRNA 在调节心肌细胞自噬和心脏肥大中起重要作用。有研究发现，miR-30a 的心肌表达在小鼠心脏肥大模型（胸主动脉收缩）和用去氧肾上腺素（PE）处理的 H9c2 细胞中降低。miR-30a 抑制剂会增加心肌细胞的自噬水平，增加心脏肥大标志物的表达，自噬抑制剂抑制了 miR-30a 抑制剂诱导的心肌细胞肥大。这些结果表明，miR-30a 的下调表达能激活自噬，加剧心脏后负荷增加诱导的心肌细胞肥大的水平（Pan et al., 2013；Yin et al., 2013）。

也有研究证明，抑制自噬能逆转心脏肥大，脂联素（APN）是一种脂肪因子，通过脂联素受体（AdipoR1 和 AdipoR2）发挥其功能。已知高脂肪、高蔗糖（HFSD）饲料可诱导心脏肥大和心脏自噬。然而，喂食 HFSD 的 AdipoR1 转基因雄性小鼠不会变得肥胖或发生心脏肥大，AdipoR1 可降低心脏自噬基因的表达，对 HFSD 诱导的心脏肥大有积极作用（Chou et al., 2014）。

2.3.2　自噬与心肌纤维化

心脏纤维化的特征是心肌细胞、心脏成纤维细胞、胶原蛋白（COL）Ⅰ/Ⅲ的比例及细胞外基质（ECM）的过度产生和沉积，从而形成瘢痕组织，这是导致心脏结构变化和收缩，以及舒张功能障碍的病理过程。心脏纤维化的本质是心脏间质重塑，其特征是心脏间质成纤维细胞大量增殖，胶原过度沉积，异常分布，导致心脏结构改变和功能异常。心脏纤维化是很多心血管疾病晚期的常见病理变化，包括缺血性心脏病、高血压和心力衰竭。这可通过增加心肌硬度和损害电传导来深刻影响心脏功能，已被确定为心力衰竭和心律失常的常见危险因素。纤维化反应通常分为 3 个阶段：起始、作用和扩增。

在初始阶段，几种细胞类型[心脏成纤维细胞、心肌细胞、内皮细胞（EC）和炎症细胞]在一些促纤维化因子信号和心脏损伤的刺激下，在心脏组织中促纤维化因子、细胞因子和趋化因子表达增加。在作用阶段，促纤维化生长因子、细胞因子和趋化因子与其相应的受体结合，激活调节心脏纤维化的信号通路，使心脏成纤维细胞转化形成肌成纤维细胞，后者高表达收缩蛋白即 α-平滑肌肌动蛋白（α-SMA），并产生多种基质金属蛋白酶（MMP）及组织金属蛋白酶抑制剂（TIMP）。MMP 和 TIMP 之间的平衡调节细胞外基质（ECM）之间的动态平衡。此外，促纤维化转录因子调节心脏成纤维细胞中促纤维化生长因子、细胞因子和趋化因子的合成和分泌。一旦分泌，上述因子形成正反馈调节，进而放大纤维化信号，最终促成心脏纤维化的发展。自噬激动剂雷帕霉素应用在经血管紧张素 II 处理的大鼠后心肌纤维化和心功能不全得到改善，使用自噬抑制剂氯喹后，心肌纤维化和心功能不全加重。

2.3.3　自噬与心肌梗死

心肌梗死（MI）是一种由冠状动脉急性和慢性缺血、缺氧引起的心肌坏死，其特征是流向心肌的血流量突然减少，心肌梗死会损害心脏的各种结构和功能，最终导致心力衰竭、心律失常、猝死等。恢复血流以挽救缺氧缺血组织被认为是一种有效的策略，溶栓、经皮冠状动脉介入治疗（PCI）和冠状动脉旁路移植术是临床上治疗急性心肌梗死最常用的方法。尽管这些方法显著降低了患者死亡率，但并发症以不可预测的方式发生，包括出血、缺血再灌注损伤和冠状动脉再狭窄。在发生心肌梗死后，各种细胞信号通路被激活。氧化应激和组织死亡，特别是凋亡和坏死的心肌细胞，会引发炎症反应。免疫细胞浸润梗死区域并释放炎症因子。同时，心脏成纤维细胞转化为心脏肌成纤维细胞并分泌细胞外基质，内皮细胞迁移、增殖并形成血管网络，促进心脏修复。然而，受炎症影响的心肌病理性肥大，加上反应性纤维化，最终会导致心脏重塑和心力衰竭。细胞凋亡和自噬对心肌梗死的发生和发展有影响，它们与心肌梗死引起的心肌损伤和心室重塑密切相关。一些研究表明，促凋亡蛋白 Bax 和 caspase-3 在缺氧复氧诱导的新生大鼠心肌细胞中降低，并在促进自噬中发挥积极的抗凋亡作用。抑制自噬削弱了自噬对心脏的保护作用。因此，心肌细胞可以通过增加自噬和抑制细胞凋亡的补偿机制在压力下存活。上述过程可有效抑制心肌梗死。基于以上跟心肌梗死相关的机制，在过去的几十年中，人们尝试通过靶向关键信号通路来解决心肌梗死进展，改善心肌梗死后的预后，这些通路被称为新兴疗法，包括药物治疗、基因疗法、蛋白质疗法、细胞疗法和外泌体疗法。例如，抑制 Toll 样受体 4（TLR4）/MyD88/NF-κB 和 TGF-β 通路可缓解过度炎症和心脏纤维化。另一方面，增强 PI3K/Akt 和 MAPK 途径的活化可促进功能性脉管系统的形成。除了抗纤维化策略外，针对分子机制的抗炎和治疗性血管生成策略也已得到充分证实，并应用于心肌梗死的治疗。在过去的十年中，许多研究表明，通过调节 Hippo/Yes 相关蛋白（YAP）信号传导来促进预先存在的心肌细胞的增殖以驱动内源性心脏再生是可行的，作为治疗心脏缺血性损伤的另一种手段。

PI3K/Akt 通路已被确定为心肌梗死发生、进展和治疗的关键机制。越来越多的研究发现，该途径的成分响应于细胞外部或内部刺激而被激活，涉及生存、增殖、凋亡、迁移和其他生理或病理过程。当 PI3K 将磷脂酰肌醇-4,5-二磷酸（PIP2）转化为磷脂酰肌醇-3,4,5-三磷酸（PIP3）时，Akt 被激活为途径中的核心分子。作为 Akt 的下游效应物，内皮一氧化氮合酶（eNOS）、血管内皮生长因子（VEGF），哺乳动物雷帕霉素靶标（mTOR），糖原合酶激酶 3β（GSK-3β）和 FOXO 控制细胞生长、增殖、凋亡和心血管稳态（Qin et al.，2021）。

其中 mTOR 的两种复合物 mTORC1 和 mTORC2，对于心肌梗死后的心脏重塑都是必不可少的，因为它们可以调节细胞凋亡、自噬和炎症。在这里主要强调 mTORC1 和 mTORC2 对自噬的调节作用，自噬上调是应激时的心脏保护机制反应。自噬可以被 mTORC1 的活性抑制，导致体外损伤模型中心肌细胞存活率降低，心肌缺血时体内梗死加重。而 mTORC2 主要对胰岛素和胰岛素样生长因子的刺激作出反应，这些因子似乎也调节细胞增殖和极性，保护心脏免受缺血性损伤。由于 mTOR 依赖性信号转导与心脏重塑有关，因此，应用 mTOR 抑制剂，如依维莫司可以增强自噬并限制缺血性心肌的梗死大小，并改善慢性心肌梗死期间的心脏功能。这些作用与自噬的激活和蛋白酶体活性的抑制有关。

2.3.4　自噬与心肌缺血再灌注

一方面，心肌缺血期间激活 AMPK 通路和抑制 Rheb/mTORC1 途径激活自噬，确保能量供应，清除受损线粒体，减少氧化应激可以减轻心肌损伤；另一方面，在心肌损伤缺血再灌注期间，自噬被大量激活，BECN1 以 ROS 依赖的方式在心脏中显著增加，心肌进行性损伤（Lavandero et al.，2015）。

缺血性心脏病（IHD）的高发病率和高死亡率仍然是全球性问题。已经充分证明，心肌细胞死亡发生在缺血后，冠状动脉再灌注被认为是 IHD 的有效临床疗法，但会加剧细胞死亡并最终增加心肌梗死的大小。即在缺血和再灌注阶段，心肌细胞都会受到致命损伤。心肌缺血/再灌注（I/R）损伤是一个复杂的过程，自噬活性的改变已被证明在心肌 I/R 损伤的发病机制中起重要作用，并且被证明自噬在心肌 I/R 损伤中是一把双刃剑。了解自噬功能在缺血和再灌注条件下对心脏的积极或消极影响，来确定诱导和调节自噬或防止过度自噬或诱导自噬细胞死亡以减轻心肌 I/R 损伤的因素，将为心脏保护提供更有效的策略。

在正常情况下，自噬通过维持细胞内稳态来促进心脏的正常功能。然而，在严重缺氧或心肌 I/R 损伤后，过量的自噬会导致蛋白质和细胞器的过度降解和细胞死亡，缺乏自噬会通过抑制蛋白质质量控制导致蛋白质毒性加剧和心肌细胞死亡。

在心肌缺血期间，血液供应减少和 ATP 产量减少导致血液供应和能量需求失衡，最终导致心肌细胞功能障碍和心肌损伤。缺血和细胞 ATP 含量的降低通过 AMPK 这一机制激活自噬。AMPK 诱导自噬可能有助于保持心肌缺血后细胞 ATP 含量和细胞存活。AMPK 信号传导可以间接激活 ULK1，并通过调节 TSC2 的磷酸化和 mTOR 来抑制 mTORC1，最终导致自噬的正向调节（Matsui et al.，2007）。同时，AMPK 可直接引起 Ser317 和 Ser777 的磷酸化和 ULK1 的活化，从而激活自噬（Egan et al.，2011）。因此，AMPK 是启动缺血自噬的重要分子，在缺氧条件下的心肌细胞中，AMPK 的活化通过 eEF2 的磷酸化而不是抑制 mTOR 来抑制蛋白质合成（Chen et al.，2018）。eEF2 磷酸化的 eEF2 激酶已被证明会参与调节自噬（Horman et al.，2003）。即缺氧诱导的自噬可能通过 AMPK/eEF2 激酶途径介导。心肌缺血期 AMPK 的这种激活通过刺激糖酵解产生 ATP 发挥保护心肌的作用。然而，AMPK 在再灌注阶段的持续活性是有害的，因为它可由于脂肪酸氧化增加导致葡萄糖氧化和糖酵解之间的解耦，最终导致胞质质子产生和细胞内酸中毒。

缺血性损伤的持续时间和严重程度对自噬最终产生积极还是消极作用的影响是重要的。另外，自噬活性水平可能决定其功能的性质。一方面，在轻度至中度缺血/缺氧中，由于 AMPK 介导的 mTOR 抑制，似乎发生了中等水平的自噬，mTOR 通过降解和去除受损线粒体阻止细胞凋亡，发挥心脏保护作用。另一方面，严重的缺氧或 I/R 会导致高水平的自噬，自我消化最终导致细胞死亡。因此，I/R 早期缺血期间，自噬的激活通过促进 ATP 的产生来维持心肌细胞的存活是有利的，再灌注期间可因钙超负荷、内质网应激、氧化应激和线粒体功能障碍引起高水平的自噬，最终可导致细胞器和蛋白质的过度降解。缺血期自噬的诱导是由于能量危机，而在再灌注的情况下，这种危机相对得到解决。因此，自噬在心肌梗死过程的正向和负向作用不能一概而论，不同阶段有不同的作用机制。

2.3.5　自噬与心力衰竭

心力衰竭（HF）是一种临床综合征，心脏无法提供足够的血液来满足身体的代谢需求。几乎所有心脏病最终都会走向这一归途，也是心脏病患者死亡的主要原因。研究表明，心肌细胞死亡在心力衰竭的发病机制和发展中起重要作用，而线粒体自噬是心肌细胞死亡的主要机制（Tanai et al.，2015）。

在生理条件下，细胞内线粒体自噬维持在一定水平，去除受损的线粒体，并提供合成新鲜线粒体的原料，维持细胞存活。此外，线粒体自噬可以清除氧化过程中产生的 ROS。在应激或损伤条件下，线粒体自噬受到干扰，缺陷线粒体数量增加，产生大量的 ROS。细胞内 ROS 不能及时清除，可引起凋亡因子的释放，诱导细胞凋亡，损害正常的线粒体，从而促进心肌炎症反应损伤和纤维化。因此，提高线粒体自噬水平可以及时去除细胞内受损的线粒体，保证正常线粒体的数量和功能。自噬不足或受阻会增加线粒体氧化应激损伤并导致小鼠心脏病。

线粒体自噬可选择性地从细胞内去除受损的线粒体或细胞器，是一个保守的进程。自噬和线粒体自噬在一定程度上是相关的，其正常功能的破坏与心力衰竭和心肌纤维化有关。自噬的诱导可分为细胞内（衰老或受损的细胞器、错误折叠的蛋白质等）和细胞外（饥饿、缺氧等）两方面。在正常情况下，心脏线粒体自噬水平过度升高或降低会维持线粒体和细胞内蛋白质和细胞器代谢。线粒体自噬水平根据压力、缺氧和营养缺乏而波动。研究证实，线粒体自噬不足会导致心肌肥大和心力衰竭，但这些研究缺乏统一的结论。有研究提出，在慢性压力超负荷引起的心力衰竭进展中，在心脏代偿和心肌重塑保护阶段，线粒体自噬水平高于基础水平；失代偿和心肌重塑损伤期间线粒体自噬降低至基础水平以下，心力衰竭逐渐进展。在小鼠中进行 TAC 手术以模拟心力衰竭的病理模型，试验结果表明，TAC 建立后 5 天，心肌肥厚发生，线粒体自噬减少。TAC 建立后 14 天，射血分数下降，出现心力衰竭。线粒体自噬下调，随后出现严重的线粒体功能障碍（He et al., 2015）。TAC 建立后第 7 天，注射有丝分裂诱导剂可间接提高心肌细胞的有丝分裂水平，缓解线粒体功能障碍。因此，线粒体自噬可能参与与心力衰竭相关的心肌损伤的机制。在心肌梗死后心力衰竭模型中雷帕霉素会加重心力衰竭并降低生存率，BECN1 基因缺失可以降低心肌细胞的自噬水平，改善心功能不全。过表达 BECN1 可增加自噬，加剧心室重构并加重心力衰竭（Gao et al., 2020）。

自噬在心血管疾病中的作用是复杂的，有许多信号传导参与调节心脏疾病的自噬和自噬依赖性细胞死亡。自噬的病理生理功能取决于心脏应激的严重程度、持续时间和区域，自噬的程度可能是自噬是保护性的还是有害性的主要决定因素。但是，自噬活动的生理适当程度和自噬触发细胞死亡的阈值尚不清楚。因此，进一步研究自噬和自噬依赖性细胞死亡的发生条件和作用将有助于大大优化心血管疾病的治疗方案。

2.4　自噬与代谢性疾病

2.4.1　自噬与肥胖

越来越多的研究证明了自噬能够调节白色脂肪组织促成脂肪形成这一假说。脂肪细胞限制性敲除 *Atg5* 或 *Atg7* 后，造成了脂肪生成因子表达减少、脂肪质量显著降低，并且增强了 UCP1（解偶联蛋白 1）依赖的产热能力，激活白色脂肪细胞的"褐变"，整体反映了瘦表型和胰岛素敏感性提高。当自噬被抑制后，可以观察到导致肥胖的效应可能与白色脂肪细胞中的线粒体自噬损伤而导致的线粒体过度积累有关。由于自噬能够处理老化或受损的线粒体，因此自噬有利于米色脂肪细胞（即白色脂肪沉积物中的棕色样脂肪细胞）向白色脂肪细胞转变，进一步促进脂质储存。在动物实验中，*Atg5* 或 *Atg12* 缺失损害了由肾上腺素刺激消退导致的米色脂肪细胞向白色脂肪细胞的转换，从而使饮食诱导的肥胖和胰岛素抵抗的小鼠应对肥胖相关疾病的能力更强。同样，阻断黑色素生成相关转录因子协调的溶酶体生物发生的转录程序，可阻止米色脂肪细胞到白色脂肪细胞的转变，并且提高细胞的产热和能量消耗，在小鼠体内有效应对了饮食诱导的肥胖和胰岛素抵抗。

虽然脂肪细胞中自噬的失活有助于促进对营养失调的系统反应，但长期的自噬抑制可能导致肥胖表型，最终导致分化缺陷、蛋白毒性应激和累积炎症。研究表明，在 *Atg4B* 缺陷小鼠中观察到的长期的、系统的部分自噬缺陷容易导致饮食诱导的肥胖，这可能与人类和小鼠的 DBI/ACBP 水平升高有关。更复杂的是，通过脂肪细胞特异性敲除自噬的负调控因子 Rubcn 来过度激活自噬，通过促进脂肪组织萎缩和肝脏脂肪沉积的有害堆积，显著损害系统代谢平衡。

2.4.2　自噬与 2 型糖尿病

2 型糖尿病（T2D）临床表现为胰岛素反应性靶细胞出现胰岛素抵抗，

并伴有胰腺 B 细胞功能受损。值得注意的是，自噬似乎在 T2D 发病机制的两个方面都与病因学有关。自噬在调节胰腺 B 细胞的稳态功能中也是一个关键的过程。在基础条件下，一种专门用于含胰岛素颗粒降解的选择性自噬形式（称为"小颗粒自噬"）有助于调节胰腺 B 细胞中胰岛素的生理水平。与大多数细胞类似，短期饥饿会抑制自噬的新生颗粒降解和高尔基膜相关降解，从而作为缓冲应对营养枯竭。有趣的是，细胞表面丙酮酸转运体 SLC16A11 与 T2D 的风险相关，并可调节自噬。

在营养条件变化（如高脂饮食）或遗传性瘦素缺乏的条件下，在胰腺 B 细胞中检测到显著的自噬激增。有缺陷的自噬意味着胰岛 B 细胞不能产生足够的未折叠蛋白，这有助于维持产生胰岛素的 B 细胞的高分泌表型。此外，熟练的自噬反应可能有助于 B 细胞中 NFE2L2/NRF2 激活引起的抗氧化程序，从而使它们能够承受与高脂饮食（HFD）相关的累积氧化负担。与自噬对 B 细胞存活至关重要的概念一致，补体成分 3 和 ATG16L1 之间的相互作用是 T2D 期间维持功能性自噬通量的基础，限制了营养应激对胰腺 B 细胞的有害影响。同样，功能自噬允许胰腺 B 细胞维持有害的蛋白毒性应激，这与胰岛淀粉样多肽（IAPP）的积累和聚集有关，胰岛淀粉样多肽与胰岛素共同分泌。虽然这些实验证据强调了自噬在 B 细胞稳态调节中的积极作用，但值得一提的是，通过敲入 BECN1F121A 显性突变体的表达，激活自噬，糖耐量增加，同时提高外周组织对胰岛素的反应性。未来的研究需要深入探讨这种"双重结果"，并评估自噬诱导干预措施在代谢综合征的预防和管理中的临床影响。

2.4.3　自噬与动脉粥样硬化

如前所述，持续的营养失衡或过度放纵的生活方式会破坏基础自噬水平，从而加速代谢紊乱的发生。更值得注意的是，过量的热量摄入会损害心血管自噬，这在一定程度上解释了糖尿病性心肌病和动脉粥样硬化的累积倾向。研究表明，在长期缺血环境下，接受高脂肪饮食的 BECN1+/+小鼠表现出更高水平的缺血损伤。值得注意的是，通过体育锻炼刺激 BECN1 依赖的自噬足以纠正心肌细胞中 HFD 喂养介导的自噬通量缺陷。

在不同的动脉粥样硬化发生阶段，自噬也跟随着动脉粥样硬化不同临床阶段而变化。在载脂蛋白敲除小鼠中，巨噬细胞特异性消融 *Atg5* 或 *Atg7* 的血管平滑肌细胞特异性缺失加速了致动脉粥样硬化表型的获得，分别与有害的炎症小体激活或增加 CCL2 介导的巨噬细胞招募。这一结果与最初的观察结果相吻合，表明未溶解的胆固醇晶体会引起溶酶体损伤，并促进 NLRP3 炎症小体的激活。与自噬的动脉粥样硬化保护作用相一致，刺激巨噬源性泡沫细胞中的自噬可通过外排胆固醇来限制斑块的形成。在机制上，自噬促进脂滴（LD）传递到溶酶体，在溶酶体中，常驻溶酶体酸性脂肪酶在 ABCA1 依赖的释放之前将胆固醇酯水解为游离胆固醇。此外，最近的研究表明，由于低密度脂蛋白受体信号的过度激活和巨噬细胞线粒体吞噬的抑制，过量的膳食蛋白足以驱动致动脉粥样硬化表型。在动脉粥样硬化的晚期，自噬通过促进巨噬细胞生存维持斑块完整性，*Atg5* 缺失的低密度脂蛋白受体（LDLR）-/-小鼠喂养 HFD 由于加剧氧化应激、受损和增强巨噬细胞凋亡导致动脉粥样硬化表型。这也证实了这一发现，通过 TFEB 激活刺激巨噬细胞中的溶酶体生物发生可以减轻动脉粥样硬化表型。自噬的动脉粥样硬化预防功能并不仅限于巨噬细胞。高胆固醇血症小鼠的内皮自噬缺陷消除了血流来源的剪切应力的抗动脉粥样硬化作用，加重了致动脉粥样硬化斑块的负担，加重了炎症反应。

2.4.4 自噬与非酒精性脂肪肝

在肝脏中，自噬积极参与对代谢应激的代谢反应，因为它在营养过剩和缺乏的条件下被激活。在营养过剩的条件下，自噬的急性诱导似乎主要是通过：①抵消游离脂肪酸的脂毒性，特别是那些通过膳食摄入的饱和和反式不饱和脂肪酸，从而保持肝细胞的蛋白抑制性和线粒体适应性；②通过促进含甘油三酯 LD 在溶酶体中的选择性分解，防止含甘油三酯 LD 的异常扩张；③减少与酒精摄入增多相关的急性毒性；④抑制感染丙型肝炎病毒的肝细胞的过度脂质累积。随着时间的推移，持续的营养失衡和胰岛素信号通路的异常激活消除了肝脏中的自噬通量，导致非酒精性脂肪肝的发生，其临床表现从非酒精性肝细胞脂肪变性到纤维化性非酒精性脂肪性肝炎（NASH）。在NASH患者或喂食甲硫氨酸胆碱缺乏饮食的动物的肝脏中，ATG蛋白水平显著下降。

在实质、基质（如内皮细胞）中，自噬能通过抑制肝脏的天然免疫使小鼠更容易发展为非酒精性脂肪性肝病（NAFLD），这种变化可能与异常炎症反应相关。同样，通过过氧化物酶体羧化在肝脏中过量产生肝脏乙酰辅酶A可以抑制自噬，同时加速肝脂肪变性的表现。尽管有这些实验证据线，但关于选择性ATG蛋白在NAFLD发病机制中的作用仍存在争议。例如，肝细胞限制性的RB1CC1缺失减少了NAFLD小鼠模型中甘油三酯的积累。

在进行营养剥夺的情况下，BNIP3依赖的线粒体自噬也在胰高血糖素诱导的肝脏代谢反应中发挥了关键作用。BNIP3的区域表达和线粒体吞噬的区域模式在肝实质应对营养剥夺时有助于将区域代谢划分在肝脏，BNIP3的损失将导致线粒体质量增加、尿素循环和谷氨酸代谢中断。在营养短缺的情况下，肝自噬通过水解溶酶体中的糖原颗粒和溶酶体中的LD从营养储存中动员能量的关键作用来维持机体的能量平衡。糖噬定义了营养短缺后的早期阶段，而脂噬（与胞质脂肪酶一起）是抵抗持续禁食的关键机制。值得注意的是，CMA介导的PLIN对脂噬的启动是上位性的，这可能解释了脂质刺激后早期这种自噬的上调。CMA的肝脏特异性敲除或抑制肝自噬与缺陷生酮有关的积累自噬底物NCOR1，可抑制过氧化物酶体增殖物激活受体a（peroxisome proliferators-activated receptors a，PPARA）依赖游离脂肪酸氧化的转录程序。

参 考 文 献

Chen WR, Liu HB, Chen YD, et al. 2018. Melatonin attenuates myocardial ischemia/reperfusion injury by inhibiting autophagy via an AMPK/mTOR signaling pathway. Cell Physiol Biochem, 47(5): 2067-2076.

Chou IP, Chiu YP, Ding ST, et al. 2014. Adiponectin receptor 1 overexpression reduces lipid accumulation and hypertrophy in the heart of diet-induced obese mice—possible involvement of oxidative stress and autophagy. Endocr Res, 39(4): 173-179.

Cortes CJ, La Spada AR. 2019. TFEB dysregulation as a driver of autophagy dysfunction in neurodegenerative disease: Molecular mechanisms, cellular processes, and emerging therapeutic opportunities. Neurobiol Dis, 122: 83-93.

Debnath J, Gammoh N, Ryan KM. 2023. Autophagy and autophagy-related pathways in cancer. Nat Rev Mol Cell Biol, 24(8): 560-575.

Devis-Jauregui L, Eritja N, Davis ML, et al. 2021. Autophagy in the physiological endometrium and cancer. Autophagy, 17(5): 1077-1095.

Egan D, Kim J, Shaw RJ, et al. 2011. The autophagy initiating kinase ULK1 is regulated via opposing phosphorylation by AMPK and mTOR. Autophagy, 7(6): 643-644.

Esmaeili Y, Yarjanli Z, Pakniya F, et al. 2022. Targeting autophagy, oxidative stress, and ER stress for neurodegenerative disease treatment. J Control Release, 345: 147-175.

Ferro F, Servais S, Besson P, et al. 2020. Autophagy and mitophagy in cancer metabolic remodelling. Semin Cell Dev Biol, 98: 129-138.

Gao GY, Chen WW, Yan MJ, et al. 2020. Rapamycin regulates the balance between cardiomyocyte apoptosis and autophagy in chronic heart failure by inhibiting mTOR signaling Int J Mol Med, 45(1): 195-209.

Goldsmith J, Holzbaur ELF. 2022. Proteomic profiling shows mitochondrial nucleoids are autophagy cargo in neurons: implications for neuron maintenance and neurodegenerative disease. Autophagy, 18(8): 2003-2005.

Hassanpour M, Hajihassani F, Hiradfar A, et al. 2020. Real-state of autophagy signaling pathway in neurodegenerative disease: focus on multiple sclerosis. J Inflamm (Lond), 17: 6.

He M, Li M, Guo ZK. 2022. STAT4 regulates cardiomyocyte apoptosis in rat models of diabetic cardiomyopathy. Acta Histochem, 124(4): 151872.

Hernandez SJ, Fote G, Reyes-Ortiz AM, et al. 2021. Cooperation of cell adhesion and autophagy in the brain: functional roles in development and neurodegenerative disease. Matrix Biol Plus, 12: 100089.

Horman S, Beauloye C, Vertommen D, et al. 2003. Myocardial ischemia and increased heart work modulate the phosphorylation state of eukaryotic elongation factor-2. J Biol Chem, 278(43): 41970-41976.

Kaleli HN, Ozer E, Kaya VO, et al. 2020. Protein kinase C isozymes and autophagy during neurodegenerative disease progression. Cells, 9(3): 553.

Lavandero S, Chiong M, Rothermel BA, et al. 2015. Autophagy in cardiovascular biology. J Clin Invest, 125(1): 55-64.

Li XH, He SK, Ma BY. 2020. Autophagy and autophagy-related proteins in cancer. Mol Cancer, 19 (1): 12.

Maiese K. 2020. Dysregulation of metabolic flexibility: the impact of mTOR on autophagy in neurodegenerative disease. Int Rev Neurobiol, 155: 1-35.

Matsui Y, Takagi H, Qu XP, et al. 2007. Distinct roles of autophagy in the heart during ischemia and reperfusion: roles of AMP-activated protein kinase and Beclin 1 in mediating autophagy. Circ Res, 100(6): 914-922.

Miller DR, Thorburn A. 2021. Autophagy and organelle homeostasis in cancer. Dev Cell, 56(7): 906-918.

Pan W, Zhong Y, Cheng C, et al. 2013. MiR-30-regulated autophagy mediates angiotensin Ⅱ-induced myocardial hypertrophy. PLoS One, 8(1): e53950.

Qin WM, Cao LH, Massey IY. 2021. Role of PI3K/Akt signaling pathway in cardiac fibrosis. Mol Cell Biochem, 476(11): 4045-4059.

Ravikumar B, Vacher C, Berger Z, et al. 2004. Inhibition of mToR induces autophagy and reduces toxicity of polyglutamine expansions infly and mouse models of Huntington disease. Nat Genet, 36(5): 585-595.

Roth GA, Mensah GA, Johnson CO, et al. 2020. Global Burden of Cardiovascular Diseases and Risk Factors, 1990-2019: Update from the GBD 2019 Study. J Am Coll Cardiol, 76(25): 2982-3021.

Stamatakou E, Wrobel L, Hill SM, et al. 2020. Mendelian neurodegenerative disease genes involved in autophagy. Cell Discov, 6: 24.

Tanai E, Frantz S. 2015. Pathophysiology of Heart Failure. Compr Physiol, 6(1): 187-214.

Wang ZY, Liu J, Zhu Z, et al. 2021. Traditional Chinese medicine compounds regulate autophagy for treating neurodegenerative disease: A mechanism review. Biomed Pharmacother, 133: 110968.

Weng LQ, Zhang WB, Ye Y, et al. 2021. Aliskiren ameliorates pressure overload-induced heart hypertrophy and fibrosis in mice. Acta Pharmacol Sin, 35(8): 1005-1014.

Yin X, Peng C, Ning W, et al. 2013. miR-30α down regulation aggravates pressure overload-induced cardiomyocyte hypertrophy. Mol Cell Biochem, 379(1-2): 1-6.

第3章　自噬小分子临床研究进展

自噬是一个分解代谢过程，通过溶酶体降解聚集的蛋白质和受损的细胞器。越来越多的证据表明，自噬功能障碍与多种人类疾病有关，包括衰老、癌症、神经退行性变性疾病、心脏病、糖尿病和其他代谢疾病。目前的研究表明，自噬调控可能是治疗这些疾病的新靶点。因此，深入了解自噬的分子机制及其在不同疾病背景下的调控网络显得十分必要。多年来，各种化学自噬诱导剂和抑制剂被开发出来。这些自噬调节剂的应用有助于探索自噬调控的机制及提升疾病的治疗潜力。本章总结了靶向自噬的小分子药物临床研究的最新进展，为自噬研究提供支持。

3.1　PI3K-Akt-mTOR 信号通路的抑制剂

PI3K-Akt-mTOR 信号通路处于许多生长因子受体的下游，可以调节细胞的增殖、生长、分化和存活，并持续抑制细胞自噬。因此，干扰构成这一通路激酶活性的化合物可作为自噬的强效诱导剂。

雷帕霉素是一种 mTOR 抑制剂，具有强大的自噬诱导作用。相比于雷帕霉素，其类似物如他克莫司、替西罗莫司、依维莫司和地福莫司具有较高的溶解度和作用效力（Galluzzi et al.，2017，MacDonald et al.，2001；Kwitkowski et al.，2010）。在治疗方面，雷帕霉素和雷帕洛格作为免疫抑制剂，用于治疗移植排斥反应，也被用于治疗心血管疾病、血管平滑肌脂肪瘤、胃肠道肿瘤和胰腺神经内分泌肿瘤。替西罗莫司是第一个被美国食品药品监督管理局（FDA）批准用于癌症治疗的 mTOR 抑制剂，用于具有不良预后特征的晚期肾细胞癌患者的一线治疗。目前已发现针对 mTORC1 和 mTORC2 复合物的泛 mTOR ATP 竞争性抑制剂有 Torin1（Liu et al.，2013）、Torin2（Liu et al.，2013）、PP242（Feldman et al.，2009）、PP30（Feldman et al.，2009；Janes et al.，2010）、Ku-0063794（Cordaro et al.，2017；Zhang et al.，2013）、AZD8055（Chresta et al.，2010）、AZD2014（Liao et al.，2015）、WYE-354（Wang et al.，2016）等。在上述化合物中，AZD8055 和 AZD2014 已经用于临床前研究。Torin1 是一种有效的、广泛用于诱导细胞自噬的工具化合物。与泛 mTOR 抑制剂雷帕霉素相比，该化合物毒性较小，因此在神经退行性变性疾病或代谢性疾病的治疗中更有前景。

此外，mTOR 和 PI3K 的双重抑制剂 PI-103（Park et al.，2018）、NVP-BGT226（Simioni et al.，2015；Chang et al.，2011）、NVP-BEZ235（Fan et al.，2010）、PF-04691502（Fei et al.，2016）、PKI-587（Mallon et al.，2011）和 DC-0980（Powles et al.，2016）已被鉴定和表征。除 PI-103 以外，其余化合物作为很有前景的雷帕霉素类似物，已经用于临床前研究。由于 mTOR-PI3K 通路活性的抑制也会影响其他关键的细胞通路，如蛋白质合成、凋亡调节、免疫细胞活化和分化，因此，上述化合物对细胞自噬的调控仍然缺乏必要的特异性。

Akt 的抑制为自噬的激活提供了另一个关键的调控节点。前期的化合物筛选研究已经揭示了许多合成和天然的 Akt 靶向化合物。其中，许多化合物，包括 Akt 抑制剂 AZD5363（Lamoureux et al.，2013）、GSK690693（Jeong et al.，2012）、GDC0032（Zorea et al.，2018）、GDC006823 和变构拮抗剂 MK-2206（Lin et al.，2013；Cheng et al.，2011），可能通过抑制 mTORC1 或调节 BECN1，引起细胞自噬并诱导细胞凋亡。已有研究表明，Akt 抑制剂与溶酶体抑制剂具有协同抗肿瘤活性。此外，另一种靶向 Akt pleckstrin 同源结构域的自噬激活剂——烷基磷脂类 Akt 抑制剂哌立福新（perifosine）目前正在进行治疗结直肠癌的Ⅲ期临床试验（Richardson et al.，2012）。然而，在临床中观察到的 Akt 抑制剂通过激活细胞自噬介导抗肿瘤效应仍需阐明。

与 mTOR、mTOR/PI3K 和 Akt 抑制剂不同，靶向 PIK3C3 脂质激酶的化合物具有抑制自噬的潜力。据报道，一组泛 PI3K-PtdIns3K 抑制剂（即靶向Ⅰ类、Ⅱ类 PI3K 以及Ⅲ类 PtdIns3K 的抑制剂，包括 PIK3C3/Vps34，即Ⅲ类 PtdIns3K），如 3-甲基腺嘌呤（Wu et al.，2013；Jing et al.，2012）、wortmannin

（Wymann et al.，1996）和 LY294002（Gharbi et al.，2007）可阻断自噬。然而，这些化合物溶解度差，并且由于它们对 I 类 PI3K 有一定的抑制活性，因此，也会激活自噬通路的顶端事件。值得注意的是，新的 3-甲基腺嘌呤衍生物具有更高的溶解度，并且不抑制 I 类 PI3K，从而改善了自噬抑制作用，因此具有较强的临床潜在应用价值。

　　尽管上述化合物有助于理解 PI3K-Akt-mTOR 通路的重要性和成药潜力，但就慢性自噬诱导物而言，由于它们与患者的重要不良反应如呼吸道和泌尿道感染、胃肠道疼痛、血小板减少和血脂异常有关，因此，为了对自噬进行治疗性靶向研发，必须找到替代的自噬诱导剂和非 mTOR 依赖性自噬调节剂。

3.2　AMPK 激动剂

　　AMPK 是一种丝氨酸/苏氨酸蛋白激酶，在 AMP 与 ATP 比值改变时发挥细胞内能量稳态的多效调节作用。AMPK 对于自噬的调节依赖于细胞类型和代谢条件。在葡萄糖饥饿条件下，AMPK 通过磷酸化 mTORC1、ULK1 和 PIK3C3 复合物中的自噬相关蛋白来促进自噬。到目前为止，一些 AMPK 的直接和间接调节剂已经被证实与自噬诱导相关。此外，也有研究表明细胞内 Ca^{2+} 通过激活钙调蛋白促进 AMPK 信号通路的活化。因此，任何触发细胞内 AMP 和 Ca^{2+} 积累的小分子调节剂都有可能激活 AMPK 通路和引发细胞自噬。

　　二甲双胍是 FDA 批准的一种降糖药物，虽然有文章报道二甲双胍通过调节 AMPK 活性诱导自噬，但也有报道称二甲双胍通过 AMPK 非依赖性通路激活细胞自噬。此外，二甲双胍也可以通过抑制呼吸电子传递链的复合物 I 来调节线粒体生物学功能，从而增加 AMP 和 ATP 比值。目前，多项临床试验正在探索二甲双胍作为治疗癌症和神经变性的潜在药物的可能性（Wang et al.，2018；Rotermund et al.，2018；Saraei et al.，2019；Walter et al.，2016）。

　　强效 AMPK 激动剂，如 A-769662（Liu et al.，2018）、GSK621（Jang

et al.，2018）、Compound C/dorsomorphin（Lee et al.，2010）和 AICAR（Baur et al.，2006）已被证实可以激活细胞自噬。其中，AICAR 已经用于开展慢性粒细胞白血病Ⅲ期临床研究。白藜芦醇是一种天然的多酚，实验证实它可以通过 AMPK 依赖性通路抑制 mTOR 活性，进而促进细胞自噬（Pineda- Ramirez et al.，2020；Verbaanderd et al.，2017）。这些化合物有助于理解 AMPK 调节自噬的重要性和治疗潜力，但仍需要进一步研究来阐明自噬本身是否参与及如何参与 AMPK 激活剂治疗疾病的病理生理学机制。

3.3　溶酶体抑制剂

溶酶体腔碱化剂通过中和溶酶体腔内的酸性物质来发挥作用，从而抑制各种需要低 pH 才能发挥活性的水解酶活性。由于自噬体必须与溶酶体融合才能递送其内容物进行降解，因此，干扰溶酶体功能的小分子可以有效地阻断细胞自噬的后期阶段。这种效应可以通过自噬底物的积累来表现，如错误折叠和聚集的蛋白质、受损的线粒体，也可以通过 LC3 阳性的不能融合并被溶酶体清除的自噬体的积累来表现。

溶酶体腔碱化剂的两个主要例子是氯喹（CQ）及其毒性较低的衍生物羟氯喹（HCQ）。这两种药物均可用于治疗传染性疾病，如疟疾，最近也用于治疗癌症。它们是迄今为止唯一被批准用于临床的自噬通路抑制剂（Ding et al.，2011；Boya et al.，2003）。虽然短期 CQ/HCQ 治疗被认为是安全的，但一些毒性的发生率，如视网膜病变和心脏毒性，已被证实与剂量和暴露时间有关。CQ 和 HCQ 被认为是弱碱，可以使溶酶体脱酸。然而，这些药物的一些非自噬活性已被发现，如高尔基体和内溶酶体系统的破坏及释放溶酶体组织蛋白酶。此外，尽管 CQ 和 HCQ 通常产生的细胞毒性水平与利用遗传学技术对自噬基因进行干扰而产生的细胞毒性水平相似，并且可能增加抗癌药物如替莫唑胺、硼替佐米、替西罗莫司、伏立诺他、多柔比星等的疗效。但也有研究表明，它们在细胞中表现出不依赖于自噬的毒性以及使癌细胞产生不依赖于自噬的抗癌药物的敏感性。CQ 和 HCQ 的毒性相关问题以及不依赖于自噬的活性促使研究人员努力寻找新的和更强效的 CQ 衍生物来用作自噬抑制剂。例如，Lys01 是 CQ 的二聚体形式，在细胞自噬检测中显示出比 HCQ 高 10 倍的效力（Amaravadi et al.，2012）。此外，Lys01 的水溶性类似物 Lys05 也是一种新的溶酶体碱化剂。与 HCQ 相比，它能更有效地增加溶酶体 pH，从而在体外和体内抑制细胞自噬。值得注意的是，与 HCQ 的比较研究表明，Lys05 在黑色素瘤和结肠癌异种移植模型中也具有较高的抗肿瘤效果，在体内高剂量时可观察到细胞功能障碍和肠道毒性。这些结果使得 Lys05 在不久的将来有望成为临床候选药物（McAfee et al.，2012；Amaravadi et al.，2012）。

其他靶向溶酶体的自噬抑制剂包括 HCQ/lucanthone 衍生物 ROC-325（Carew et al.，2017）、莫能菌素（Choi et al.，2013）、阿奇霉素（Renna et al.，2011）、囊泡型 H^+- ATP 酶抑制剂巴佛洛霉素 A1（Yamamoto et al.，1998），以及溶酶体蛋白酶抑制剂 E64d、胃抑素 A 和白细胞肽（Yang et al.，2013）。然而，由于溶解度、毒性和缺乏对其确切作用机制的了解，这些化合物均未被用于临床靶向自噬。

3.4　选择性靶向自噬的化合物

下一代更具有选择性的自噬抑制剂包括靶向自噬核心机制蛋白成分的化合物，如 ULK1 和 PIK3C3 激酶，以及参与 LC3/ GABARAP-PE 结合通路的酶、ATG4 蛋白酶和 E1 样酶 ATG7。

3.4.1　ULK1-ULK2 复合物调节剂

SBI-0206965 是一种小分子嘧啶类似物 ULK1 激酶抑制剂，其 ULK1 激酶活性的生化 IC_{50} 为 108 nmol/L，ULK2 激酶活性的生化 IC_{50} 为 711 nmol/L。值得注意的是，严格的细胞试验证实 SBI-0206965 对 ULK1 具有良好的选择性，并且仅抑制 456 种激酶中的 10 种，而不影响内源性 PTK2/FAK、AMPK、mTOR、Akt 或 MAPK/ERK 信号通路。试验还证明了 SBI-0206965 在体内可以阻断细胞自噬并对急性轴突变性具有保护效应（Egan et al., 2015）。MRT67307 和 MRT68921 这两个在嘧啶环上具有不同取代模式的密切相关衍生物被鉴定为 ULK1-ULK2 激酶的选择性抑制剂。与 SBI-0206965 相比，MRT67307 和 MRT68921 对 ULK1 的 IC_{50} 分别为 45 nmol/L 和 2.9 nmol/L（Petherick et al., 2015）。然而，这些化合物的选择性较差，并显示出对多种激酶的活性。然而，它们能够在体外抑制 ATG13 磷酸化并降低 LC3-Ⅱ/LC3-Ⅰ 值。有研究表明 ULK1 激动剂 LYN-1604（EC_{50} 为 18.94 nmol/L）在体外激酶试验中增加了 ATG13 的磷酸化（Zhang et al., 2017）。虽然可能需要进一步改进，但这些化合物的研发有助于用于治疗自噬相关疾病的小分子抑制剂/激活剂的原理验证。利用 ULK1-ULK2 抑制自噬需要注意的是，在没有 ULK1-ULK2 复合物的情况下，如在氨积累导致的葡萄糖饥饿期间，自噬也可能被激活。因此，可能需要进一步验证 ULK1-ULK2 作为治疗靶点，在何种条件下抑制 ULK1-ULK2 将导致自噬通路的显著抑制和特定的治疗潜力。

3.4.2　PIK3C3/Vps34 复合物抑制剂

PIK3C3 在核内体和自噬体膜磷酸化磷脂酰肌醇（PtdIns）生成 PtdIns3P，调节膜运输过程，如内吞和自噬。近年来，PIK3C3 激酶结构域结合不同类型的特异性抑制剂的晶体结构被报道，有助于选择性 PIK3C3 抑制剂的药物设计。双氨基嘧啶化合物 Vps34-IN1 是一种高效的细胞通透性 PIK3C3 抑制剂（Bago et al., 2014），对 PtdIns 磷酸化的 IC_{50} 为 25 nmol/L。这种化合物没有显著抑制包括 Ⅰ 类和 Ⅱ 类 PI3Ks 所有亚型在内的其他激酶，而是在细胞中表现出强而快速地抑制 PtdIns 磷酸化的能力。Vps34-IN1 尚未用于表征溶解度或代谢稳定性的体内研究。另一种有效的选择性 PIK3C3 抑制剂 PIK-Ⅲ（IC_{50} 为 18 nmol/L）对相关的脂质激酶和一些额外的蛋白激酶显示出至少 100 倍的选择性（Dowdle et al., 2014）。人 PIK3C3 与 PIK-Ⅲ 的复合物结构分析表明，PIK3C3 的 ATP 结合位点上有一个独特的疏水口袋，而 PIK3CA/PI3Kα 等相关激酶不存在这种结合模式。PIK-Ⅲ 能够抑制 LC3 的脂质化，从而抑制自噬并稳定自噬底物。有研究表明，SB02024（ATP 竞争性 PIK3C3 抑制剂）具有与 PIK-Ⅲ相似的 PIK3C3 选择性（Dyczynski et al., 2018; Noman et al., 2020）。它在 PIK3C3 的活性位点以 14 nmol/L 的 IC_{50} 抑制 PIK3C3 的催化功能，并且通过点状形成实验证实其可以阻断 PtdIns3P 的生成。SB02024 不仅在体外完全抑制 LC3-Ⅱ的转换，也能显著降低体内肿瘤生长，且未观察到副作用，还能使乳腺癌细胞对酪氨酸激酶抑制剂舒尼替尼或厄洛替尼敏感。有研究表明，PIK3C3 抑制剂 SAR405 是一种有效的（对 PtdIns 磷酸化的 IC_{50} 为 1 nmol/L）针对 PtdIns3Ks 的选择性抑制剂（Ronan et al., 2014）。在黑色素瘤和结直肠癌肿瘤模型的研究表明，SB02024 或 SAR405 抑制 PIK3C3 可通过增强肿瘤免疫细胞的浸润来降低肿瘤生长。PIK3C3 抑制剂联合抗 PD-L1/PD-1 免疫疗法，可以通过使冷肿瘤对免疫细胞敏感提高治疗获益并延长生存期。这些发现为未来将 PIK3C3 抑制剂作为增强免疫肿瘤药物疗效的临床策略提供了可能性。Spautin-1 是一种特效的自噬选择性抑制剂，通过抑制泛素特异性肽酶 USP10 和 USP13 的活性，促进 PIK3C3 的蛋白酶体降解，从而抑制自噬（Liu et al., 2011）。因此，在临床前模型中，PIK3C3 降解剂 Spautin-1 与 PIK3C3 抑制剂联合应用可能促进更快、更急性的自噬抑制，并发挥协同作用。

3.4.3 ATG4 蛋白酶抑制剂

ATG4 是对 LC3/GABARAP 蛋白有重叠特异性的四种酶（ATG4A、ATG4B、ATG4C 和 ATG4D）家族。作为一类易于控制的细胞酶，蛋白酶已被成功用于多种人类疾病治疗，靶向 ATG4 可能是调节自噬的最具吸引力的方法之一。截至目前，有几个研究小组正在开发 ATG4B（被认为是 ATG4 家族主要亚型）的特异性拮抗剂。有研究利用计算机模拟药物设计确定了一种 ATG4B 拮抗剂 NSC185058，该拮抗剂能够在体外和体内抑制 LC3B-GST 裂解（IC_{50} 为 51 μmol/L）和自噬，而不影响 mTOR 或Ⅲ类 PtdIns3K 通路。NSC185058 在体内外均表现出对骨肉瘤细胞的抗肿瘤活性（Akin et al., 2014）。虽然 LC3B-GST 裂解试验可用于机制研究，但它与高通量筛选模式不兼容。

在基于时间分辨荧光共振能量转移（TR-FRET）的试验平台中，ATG4B 抑制剂显示出增强的荧光共振能量转移信号。在此基础上，Z-FA-FMK 在高通量筛选中被鉴定出，其 IC_{50} 为 14.8 μmol/L。进一步的化学修饰产生了更有效的化合物 Z-FG-FMK （IC_{50} 为 1.13 μmol/L）和 FMK-9a（IC_{50} 为 0.26 μmol/L）。基于细胞的萤光素酶报告试验证实了这些化合物对 ATG4B 的抑制活性，与 TR-FRET 试验的结果一致。然而，Z-FA-FMK 和 Z-FG-FMK 存在特异性问题，抑制了其他几种半胱氨酸蛋白酶，如组织蛋白酶 B（cathepsin B，CTSB）和钙蛋白酶（calpain，CAPN）（Xu et al.，2017；Chu et al.，2018）。其他 ATG4 抑制剂包括 Tioconazole （Liu et al.，2018）、LV-320（Bosc et al.，2018），这些抑制剂在体内和体外均显示出对自噬和肿瘤细胞杀伤的疗效，有望在不久的将来进入临床开发。

3.4.4　ATG7 抑制剂

ATG7 是 ATG12 和 LC3/GABARAP 的泛素活化酶（E1 样酶），有研究表明吡唑嘧啶磺酸盐是有效的选择性 ATG7 抑制剂，并证实可以在细胞和体内调节自噬标志物，如抑制 LC3B 点状形成和 SQSTM1 聚集。其中一些化合物具有显著的细胞活性，如化合物 18、化合物 19 在神经胶质瘤细胞系中抑制 LC3B 点状形成，IC_{50} 约为 50 nmol/L（Huang et al.，2020）。然而，同时这些化合物也存在一定问题，如对 ATG12-ATG5 复合物的形成缺乏影响，以及对其他 E1 样酶存在一定抑制作用。

3.5　其他自噬调节剂

多种药物化合物可对自噬通路产生影响。据报道，几种钙通道拮抗剂，如 fluspirilene（Xia et al.，2010）、维拉帕米（Kania et al.，2017）和尼卡地平（Ochi et al.，2015），以及 ATP2A/SERCA （ATP 酶肌浆/内质网 Ca^{2+} 转运）抑制剂 thapsigargin（Ganley et al.，2011）可诱导细胞内的自噬流。细胞内普遍

存在的信使 Ca^{2+} 对自噬具有相当复杂的影响。例如，虽然 Ca^{2+}-CALM-AMPK 级联激活自噬，但最近的研究表明，Ca^{2+}-PtdIns3P 受体-Bcl2 轴参与自噬抑制。因此，在将 Ca^{2+} 信号调节化合物作为自噬药物应用于临床之前，需要仔细评估其药理学特性。

影响自噬的另一种方式是调控各种脂质物（如鞘脂、固醇和磷脂），它们在自噬体形成过程中发挥重要作用。特别是，越来越多的证据表明，PtdIns 信号通路的激活会增加游离肌醇和肌醇-1,4,5-三磷酸水平，从而负向调节自噬。锂干扰 PtdIns 周期，导致游离肌醇耗竭，从而增强细胞内自噬体的形成。因此，联合使用 mTOR 依赖（雷帕霉素）和 mTOR 非依赖（锂）自噬诱导剂增强自噬可能是一种有前景的策略，以减少与 mTOR 严重抑制相关的毒性。

干扰微管组装的小分子如长春花碱（Martens et al.，2016）、诺考达唑（Mackeh et al.，2013）和细胞松弛素 B/D 会阻碍自噬体的成熟。相反，紫杉醇介导的微管稳定似乎能够有效地运输自噬体，从而增加自噬体与溶酶体的融合（Mackeh et al.，2013）。然而，这些药物产生许多不依赖自噬的活性，并表现出严重的毒性。显然，毒性较小的方法如使用限制热量的类似物、天然多胺亚精胺可能通过增强神经变性模型中的自噬而提供更大的治疗益处（Madeo et al.，2019；Singh et al.，2021）。

自噬不仅在维持生物体稳态过程中发挥重要作用，还参与多种疾病的发生和发展。揭示自噬过程、研究它的信号传导通路和调控机制以及深入了解自噬在机体内所发挥的细胞生物学作用和功能，有助于研究人员开发防治自噬相关疾病的药物和方法。随着自噬与各种疾病之间联系的精确的分子细胞机制的阐明，以及自噬检测手段的不断改进，人们将对自噬与疾病的关系有更为深入的认识，针对自噬关键蛋白和重要信号通路设计并筛选药物，通过调节自噬达到治疗疾病的目的。

自噬小分子的临床研究进展见表 3.1。

表 3.1 自噬小分子临床试验进展

药物名称	结构式	主要靶点	诱导/抑制自噬	适应证	临床试验进展	引自
Rapamycin (Sirolimus) 雷帕霉素		mTOR	诱导	癌症	临床IV期（获批）	(Galluzzi et al., 2017; Kim et al., 2015)
Tacrolimus (FK-506) 他克莫司		FKBP1A	诱导	肾损伤	临床IV期（获批）	(Galluzzi et al., 2017; Limpert et al., 2018)

续表

药物名称	结构式	主要靶点	诱导/抑制自噬	适应证	临床试验进展	引自
Temsirolimus (CCI779) 替西罗莫司		mTOR	诱导	癌症	临床IV期（获批）	(Galluzzi et al., 2017; Kwitkowski et al., 2010; Limpert et al., 2018)
Everolimus (RAD001) 依维莫司		mTOR	诱导	前列腺癌、乳腺癌、淋巴瘤	临床IV期（获批）	(Galluzzi et al., 2017; Limpert et al., 2018)

续表

药物名称	结构式	主要靶点	诱导抑制自噬	适应证	临床试验进展	引自
Deforolimus (AP23573, Ridaforolimus) 息斯敏		mTOR	诱导	癌症	临床Ⅲ期	(Galluzzi et al., 2017; Limpert et al., 2018)
Torin1		mTOR	诱导	癌症	实验性研究	(Liu et al., 2013)

续表

药物名称	结构式	主要靶点	诱导/抑制自噬	适应证	临床试验进展	引自
Torin2		mTOR	诱导	非小细胞肺癌	实验性研究	(Liu et al., 2013)
PP242 (Torkinib)		mTOR	诱导		实验性研究	(Feldman et al., 2009; Janes et al., 2010)
PP30		mTOR	诱导		实验性研究	(Feldman et al., 2009)

续表

药物名称	结构式	主要靶点	诱导/抑制自噬	适应证	临床试验进展	引自
Ku-0063794		mTOR	诱导	肝细胞癌、三阴性乳腺癌	实验性研究	(Cordaro et al., 2017; Zhang et al., 2013)
AZD8055		mTOR	诱导	肝细胞癌、鼻咽癌、喉癌、白血病	临床Ⅰ期	(Chresta et al., 2010)
AZD2014 (Vistusertib)		mTOR	诱导	口腔鳞状细胞癌、前列腺癌、甲状腺癌	临床Ⅱ期	(Liao et al., 2015)

续表

药物名称	结构式	主要靶点	诱导/抑制自噬	适应证	临床试验进展	引自
WYE-354		mTOR	诱导		实验性研究	(Wang et al., 2016)
PI-103		PI3K (PIK3CA/α, PIK3CB/β, PIK3CD/δ, PIK3CG/γ), mTOR	诱导	胶质瘤	实验性研究	(Park et al., 2018)
NVP-BGT226 (BGT226)		PI3K (PIK3CA/α, PIK3CB/β, PIK3CG/γ), mTOR	诱导	人头颈癌	临床 I / II 期	(Chang et al., 2011; Simioni et al., 2015)

第 3 章 自噬小分子临床研究进展

续表

药物名称	结构式	主要靶点	诱导/抑制自噬	适应证	临床试验进展	引自
NVP-BEZ235 (Dactolisib)		PI3K, AKT, mTOR	抑制	神经胶质瘤	临床Ⅲ期	(Fan et al., 2010)
PF-04691502		PI3K (PIK3CA/α, PIK3CB/β, PIK3CD/δ, PIK3CG/γ), mTOR		肺癌	临床Ⅱ期	(Hr et al., 2016)
PKI-587 (Gedatolisib)		PI3K (PIK3CA/α, PIK3CG/γ), mTOR		人头颈癌、急性髓系白血病	临床Ⅱ期	(Mallon et al., 2011)

续表

药物名称	结构式	主要靶点	诱导/抑制自噬	适应证	临床试验进展	引自
GDC-0980 (Apitolisib)		PI3K (PIK3CA/α, PIK3CB/β, PIK3CD/δ, PIK3CG/γ), mTOR			临床 I / II 期	(Lin et al., 2013)
AZD5363 (Capivasertib)		AKT1, AKT2, AKT3	诱导	前列腺癌	临床 III 期	(Lamoureux et al., 2013)
GSK690693		AKT1, AKT2, AKT3	诱导	肝细胞癌	临床 I 期	(Jeong et al., 2012)

续表

药物名称	结构式	主要靶点	诱导/抑制自噬	适应证	临床试验进展	引自
GDC0032 (Taselisib)		PI3K (PIK3CA/α, PIK3CD/δ, PIK3CG/γ)	诱导	卵巢癌	临床Ⅲ期	(Zorea et al., 2018)
GDC0068 (Ipatasertib)		AKT1, AKT2, AKT3	诱导	三阴性乳腺癌	临床Ⅲ期	(Lin et al., 2013)
MK-2206		AKT1, AKT2, AKT3	诱导	神经母细胞瘤、恶性胶质瘤、黑色素瘤、平滑肌瘤	临床Ⅱ期	(Cheng et al., 2011)

续表

药物名称	结构式	主要靶点	诱导/抑制自噬	适应证	临床试验进展	引自
Perifosine 哌立福新		AKT	诱导	结直肠癌	临床Ⅲ期	(Richardson et al., 2012)
3-methyladenine 3-甲基腺嘌呤		PIK3C3/VPS3, PI3K (PIK3CG/γ)	抑制	人结直肠癌	实验性研究	(Jing et al., 2012; Wu et al., 2013)
Wortmannin 渥曼青霉素		PI3K	抑制	乳腺癌	实验性研究	(Wymann et al., 1996)

续表

药物名称	结构式	主要靶点	诱导/抑制自噬	适应证	临床试验进展	引自
LY294002		PI3K (PIK3CA/α, PIK3CB/β, PIK3CD/δ)	抑制	衰老、种植体周围骨质溶解	临床 I 期	(Gharbi et al., 2007)
Metformin 二甲双胍		AMPK	诱导	癌症、神经变性疾病	临床 IV 期（获批）	(Dowling et al., 2014; Fontaine, 2018; Rotermund et al., 2018; Wang et al., 2018)
A-769662		AMPK	诱导		实验性研究	(Walter et al., 2016)

续表

药物名称	结构式	主要靶点	诱导/抑制自噬	适应证	临床试验进展	引自
GSK621		AMPK	诱导	骨细胞损伤	实验性研究	(Liu et al., 2017)
多索吗啡 化合物C (dorsomorphin)		AMPK	诱导	癌症	实验性研究	(Jang et al., 2018)
AICAR (Acadesine) 阿卡地新		AMPK	诱导	慢性粒细胞白血病	临床Ⅲ期	(Robert et al., 2009)

续表

药物名称	结构式	主要靶点	诱导/抑制自噬	适应证	临床试验进展	引自
Resveratrol 白藜芦醇		AMPK	诱导	癌症、心血管系统疾病	临床IV期（获批）	(Baur et al., 2006; Pineda-Ramirez et al., 2020)
Chloroquine 氯喹		溶酶体腔碱化剂	抑制	癌症	临床IV期（获批）	(Boya et al., 2003; Ding et al., 2011; Mauthe et al., 2018)
Hydroxychloroquine 羟氯喹		溶酶体腔碱化剂	抑制	癌症	临床IV期（获批）	(Boya et al., 2003; Ding et al., 2011; Mauthe et al., 2018)
Lys01		溶酶体腔碱化剂	抑制	癌症	实验性研究	(McAfee et al., 2012)

续表

药物名称	结构式	主要靶点	诱导/抑制自噬	适应证	临床试验进展	引目
Lys05		溶酶体腔碱化剂	抑制	胶质母细胞瘤	实验性研究	(Amaravadi et al., 2012; McAfee et al., 2012)
ROC-325		溶酶体腔碱化剂	抑制	骨髓瘤、肾细胞癌	实验性研究	(Carew et al., 2017)
Monensin 莫能菌素		离子载体	抑制	肾细胞癌、肺癌、胶质母细胞瘤	实验性研究	(Choi et al., 2013)

续表

药物名称	结构式	主要靶点	诱导/抑制自噬	适应证	临床试验进展	引自
Azithromycin 阿奇霉素		50S 核糖体亚基	抑制	癌症	临床Ⅳ期（获批）	(Renna et al., 2011)
Bafilomycin A1 巴佛洛霉素 A1		液泡 ATP 酶	抑制	急性淋巴细胞白血病	实验性研究	(Yamamoto et al., 1998)
E64d (Aloxistatin)		半胱氨酸蛋白酶	抑制		实验性研究	(Yang et al., 2013)

续表

药物名称	结构式	主要靶点	诱导/抑制自噬	适应证	临床试验进展	引自
Pepstatin A 抑肽素		天冬氨酸蛋白酶	抑制	甲型流感	实验性研究	(Yang et al., 2013)
Leupeptin		丝氨酸蛋白酶和半胱氨酸蛋白酶	抑制	脂肪肝	实验性研究	(Yang et al., 2013)
SBI-0206965		ULK1-ULK2	抑制	非小细胞肺癌	实验性研究	(Egan et al., 2015)

续表

药物名称	结构式	主要靶点	诱导/抑制自噬	适应证	临床试验进展	引自
MRT67307		ULK1-ULK2	抑制	肿瘤	实验性研究	(Petherick et al., 2015)
MRT68921		ULK1-ULK2	抑制	肿瘤	实验性研究	(Petherick et al., 2015)
LYN-1604		ULK1-ULK2	抑制	三阴性乳腺癌	实验性研究	(Zhang et al., 2017)
VPS34-IN1		PIK3C3/VPS34	抑制	急性髓系白血病	实验性研究	(Bago et al., 2014)

续表

药物名称	结构式	主要靶点	诱导/抑制自噬	适应证	临床试验进展	引自
PIK-Ⅲ (VPS34-IN2)		PIK3C3/VPS34	抑制		实验性研究	(Dowdle et al., 2014)
SB02024		PIK3C3/VPS34	抑制	乳腺癌	实验性研究	(Dyczynski et al., 2018; Noman et al., 2020)
SAR405		PIK3C3/VPS34	抑制	癌症	实验性研究	(Ronan et al., 2014)
Spautin-1		USP10/USP13	抑制	胰腺炎、骨肉瘤	实验性研究	(Liu et al., 2011)

续表

药物名称	结构式	主要靶点	诱导/抑制自噬	适应证	临床试验进展	引自
NSC185058		ATG4B	抑制	骨肉瘤	实验性研究	(Akin et al., 2014)
Z-FA-FMK		ATG4B/半胱氨酸蛋白酶	抑制	卵巢癌	实验性研究	(Qiu et al., 2016; Xu et al., 2017)
Z-FG-FMK		ATG4B	抑制	使癌细胞对化疗敏感	实验性研究	(Qiu et al., 2016; Xu et al., 2017)
FMK-9A		ATG4B	抑制	癌症	实验性研究	(Chu et al., 2018)
Tioconazole 噻康唑		ATG4A/ATG4B	抑制	癌症	临床IV期（获批）	(Liu et al., 2018)

续表

药物名称	结构式	主要靶点	诱导/抑制自噬	适应证	临床试验进展	引自
LV-320		ATG4A/ATG4B	抑制		实验性研究	(Bosc et al., 2018)
化合物 18		ATG7	抑制		实验性研究	(Huang et al., 2020)
化合物 19		ATG7	抑制		实验性研究	(Ao et al., 2023)

续表

药物名称	结构式	主要靶点	诱导/抑制自噬	适应证	临床试验进展	引自
Fluspirilene 氟司必林		多巴胺受体 2	诱导	癌症	临床 IV 期（获批）	(Xia et al., 2010)
Verapamil 维拉帕米		L 型钙通道	诱导	脂肪肝，神经退行性疾病	临床 IV 期（获批）	(Kania et al., 2017)
Nicardipine 尼卡地平		钙通道	诱导	胶质瘤	临床 IV 期（获批）	(Ochi et al., 2015)

续表

药物名称	结构式	主要靶点	诱导/抑制自噬	适应证	临床试验进展	引自
Thapsigargin 蕲胡萝卜素		ATP2A/SERCA	诱导	短暂性脑缺血损伤	实验性研究	(Ganley et al., 2011)
Vinblastine 长春花碱		微管蛋白	抑制	肝癌、结直肠癌	临床Ⅳ期（获批）	(Martens et al., 2016)
Nocodazole 诺考达唑		微管蛋白	抑制		实验性研究	(Mackeh et al., 2013)

续表

药物名称	结构式	主要靶点	诱导/抑制自噬	适应证	临床试验进展	引自
Cytochalasins B/D 细胞松弛素 B/D		微丝	抑制		实验性研究	(Mackeh et al., 2013)
Taxol (paclitaxel) 紫杉醇		微管	诱导	癌症	临床IV期（获批）	(Mackeh et al., 2013)
Spermidine 亚精胺		线粒体三功能蛋白	诱导	神经退行性疾病	临床III期	(Madeo et al., 2019; Singh et al., 2021)

参 考 文 献

Akin D, Wang SK, Habibzadegah-Tari P, et al. 2014. A novel ATG4B antagonist inhibits autophagy and has a negative impact on osteosarcoma tumors. Autophagy, 10(11): 2021-2035.

Al-Habsi M, Chamoto K, Matsumoto K, et al. 2022. Spermidine activates mitochondrial trifunctional protein and improves antitumor immunity in mice. Science, 378(6618): eabj3510.

Amaravadi RK, Winkler JD. 2012. Lys05: a new lysosomal autophagy inhibitor. Autophagy, 8(9): 1383-1384.

Ao JS, Zeng F, Wang LH, et al. 2023. Design, synthesis and pharmacological evaluation of β-carboline derivatives as potential antitumor agent via targeting autophagy. Eur J Med Chem, 246: 114955.

Bago R, Malik N, Munson MJ, et al. 2014. Characterization of VPS34-IN1, a selective inhibitor of Vps34, reveals that the phosphatidylinositol 3-phosphate-binding SGK3 protein kinase is a downstream target of class Ⅲ phosphoinositide 3-kinase. Biochem J, 463(3): 413-427.

Baur JA, Sinclair DA. 2006. Therapeutic potential of resveratrol: the in vivo evidence. Nat Rev Drug Discov, 5(6): 493-506.

Bosc D, Vezenkov L, Bortnik S, et al. 2018. A new quinoline-based chemical probe inhibits the autophagy-related cysteine protease ATG4B. Sci Rep, 8(1): 11653.

Boya P, Gonzalez-Polo RA, Poncet D, et al. 2003. Mitochondrial membrane permeabilization is a critical step of lysosome-initiated apoptosis induced by hydroxychloroquine. Oncogene, 22(25): 3927-3936.

Carew JS, Espitia CM, Zhao W, et al. 2017. Disruption of autophagic degradation with ROC-325 antagonizes renal cell carcinoma pathogenesis. Clin Cancer Res, 23(11): 2869-2879.

Chang KY, Tsai SY, Wu CM, et al. 2011. Novel phosphoinositide 3-kinase/mTOR dual inhibitor, NVP-BGT226, displays potent growth-inhibitory activity against human head and neck cancer cells in vitro and in vivo. Clin Cancer Res, 17(22): 7116-7126.

Cheng Y, Ren XC, Zhang Y, et al. 2011. eEF-2 kinase dictates cross-talk between autophagy and apoptosis induced by Akt inhibition, thereby modulating cytotoxicity of novel Akt inhibitor MK-2206. Cancer Res, 71(7): 2654-2663.

Choi HS, Jeong EH, Lee TG, et al. 2013. Autophagy inhibition with monensin enhances cell cycle arrest and apoptosis induced by mTOR or epidermal growth factor receptor inhibitors in lung cancer cells. Tuberc Respir Dis (Seoul), 75(1): 9-17.

Chresta CM, Davies BR, Hickson I, et al. 2010. AZD8055 is a potent, selective, and orally bioavailable ATP-competitive mammalian target of rapamycin kinase inhibitor with in vitro and in vivo antitumor activity. Cancer Res, 70(1): 288-298.

Chu JQ, Fu YY, Xu JC, et al. 2018. ATG4B inhibitor FMK-9a induces autophagy independent on its enzyme inhibition. Arch Biochem Biophys, 644: 29-36.

Cordaro M, Paterniti I, Siracusa R, et al. 2017. KU0063794, a Dual mTORC1 and mTORC2 inhibitor, reduces neural tissue damage and locomotor impairment after spinal cord injury in mice. Mol Neurobiol, 54(4): 2415-2427.

Ding ZB, Hui B, Shi YH, et al. 2011. Autophagy activation in hepatocellular carcinoma contributes to the tolerance of oxaliplatin via reactive oxygen species modulation. Clin Cancer Res, 17(19): 6229-6238.

Dowdle WE, Nyfeler B, Nagel J, et al. 2014. Selective VPS34 inhibitor blocks autophagy and uncovers a role for NCOA4 in ferritin degradation and iron homeostasis in vivo. Nat Cell Biol. 16(11): 1069-1079.

Dyczynski M, Yu Y, Otrocka M, et al. 2018. Targeting autophagy by small molecule inhibitors of vacuolar protein sorting 34 (Vps34) improves the sensitivity of breast cancer cells to Sunitinib. Cancer Lett, 435: 32-43.

Egan DF, Chun MG, Vamos M, et al. 2015. Small Molecule Inhibition of the Autophagy Kinase ULK1 and Identification of ULK1 Substrates. Mol Cell, 59(2): 285-297.

Fan QW, Cheng C, Hackett C, et al. 2010. Akt and autophagy cooperate to promote survival of drug-resistant glioma. Sci Signal, 3(147): ra81.

Fei HR, Tian H, Zhou XL, et al. 2016. Inhibition of autophagy enhances effects of PF-04691502 on apoptosis and DNA damage of lung cancer cells. Int J Biochem Cell Biol, 78: 52-62.

Fei HR, Tian H, Zhou XL, et al. 2016. Inhibition of autophagy enhances effects of PF-04691502 on apoptosis and DNA damage of lung cancer cells. Int J Biochem Cell Biol, 78: 52-62.

Feldman ME, Apsel B, Uotila A, et al. 2009. Active-site inhibitors of mTOR target rapamycin-resistant outputs of mTORC1 and mTORC2. PLoS Biol, 7(2): e38.

Galluzzi L, Bravo-San Pedro JM, Levine B, et al. 2017. Pharmacological modulation of autophagy: therapeutic potential and persisting obstacles. Nat Rev Drug Discov, 16(7): 487-511.

Ganley IG, Wong PM, Gammoh N, et al. 2011. Distinct autophagosomal-lysosomal fusion mechanism revealed by thapsigargin-induced autophagy arrest. Mol Cell, 42(6): 731-743.

Gharbi SI, Zvelebil MJ, Shuttleworth SJ, et al. 2007. Exploring the specificity of the PI3K family inhibitor LY294002. Biochem J, 404(1): 15-21.

Huang SC, Adhikari S, Brownell JE, et al. 2020. Discovery and optimization of pyrazolopyrimidine sulfamates as ATG7 inhibitors. Bioorg Med Chem, 28(19): 115681.

Janes MR, Limon JJ, So L, et al. 2010. Effective and selective targeting of leukemia cells using a TORC1/2 kinase inhibitor. Nat Med, 16(2): 205-213.

Jang MS, Park R, Kim H, et al. 2018. AMPK contributes to autophagosome maturation and lysosomal fusion. Sci Rep, 8(1): 12637.

Jeong EH, Choi HS, Lee TG, et al. 2012. Dual Inhibition of PI3K/Akt/mTOR pathway and role of autophagy in non-small cell lung cancer cells. Tuberc Respir Dis (Seoul), 72(4): 343-351.

Jing CH, Wang L, Liu PP, et al. 2012. Autophagy activation is associated with neuroprotection against apoptosis via a mitochondrial pathway in a rat model of subarachnoid hemorrhage. Neuroscience, 213: 144-153.

Kania E, Pajak B, O'Prey J, et al. 2017. Verapamil treatment induces cytoprotective autophagy by modulating cellular metabolism. FEBS J, 284(9): 1370-1387.

Kim YC, Guan KL. 2015. mTOR: a pharmacologic target for autophagy regulation. J Clin Invest, 125(1): 25-32.

Kwitkowski VE, Prowell TM, Ibrahim A, et al. 2010. FDA approval summary: temsirolimus as treatment for advanced renal cell carcinoma. Oncologist, 15(4): 428-435.

Lamoureux F, Zoubeidi A. 2013. Dual inhibition of autophagy and the Akt pathway in prostate cancer. Autophagy, 9(7): 1119-1120.

Lee JW, Park S, Takahashi Y, et al. 2010. The association of AMPK with ULK1 regulates autophagy. PLoS One, 5(11): e15394.

Liao H, Huang Y, Guo BT, et al. 2015. Dramatic antitumor effects of the dual mTORC1 and mTORC2 inhibitor AZD2014 in hepatocellular carcinoma. Am J Cancer Res, 5(1): 125-139.

Limpert AS, Lambert LJ, Bakas NA, et al. 2018. Autophagy in cancer: regulation by small molecules. Trends Pharmacol Sci, 39(12): 1021-1032.

Lin J, Sampath D, Nannini MA, et al. 2013. Targeting activated Akt with GDC-0068, a novel selective Akt inhibitor that is efficacious in multiple tumor models. Clin Cancer Res, 19(7): 1760-1772.

Liu J, Xia H, Kim M, et al. 2011. Beclin1 controls the levels of p53 by regulating the deubiquitination activity of USP10 and USP13. Cell, 147(1): 223-234.

Liu PF, Tsai KL, Hsu CJ, et al. 2018. Drug repurposing screening identifies tioconazole as an ATG4 inhibitor that suppresses autophagy and sensitizes cancer cells to chemotherapy. Theranostics, 8(3): 830-845.

Liu QS, Xu CX, Kirubakaran S, et al. 2013. Characterization of Torin2, an ATP-competitive inhibitor of mTOR, ATM, and ATR. Cancer Res, 73(8): 2574-2586.

Liu WD, Mao L, Ji F, et al. 2017. Targeted activation of AMPK by GSK621 ameliorates H_2O_2-induced damages in osteoblasts. Oncotarget, 8(6): 10543-10552.

MacDonald AS, RAPAMUNE Global Study Group. 2001. A worldwide, phase Ⅲ, randomized, controlled, safety and efficacy study of a sirolimus/cyclosporine regimen for prevention of acute rejection in recipients of primary mismatched renal allografts. Transplantation., 71(2): 271-280.

Mackeh R, Perdiz D, Lorin S, et al. 2013. Autophagy and microtubules-new story, old players. J Cell Sci, 126(Pt 5): 1071-1080.

Madeo F, Bauer MA, Carmona-Gutierrez D, et al. 2019. Spermidine: a physiological autophagy inducer acting as an anti-aging vitamin in humans? Autophagy, 15(1): 165-168.

Mallon R, Feldberg LR, Lucas J, et al. 2011. Antitumor efficacy of PKI-587, a highly potent dual PI3K/mTOR kinase inhibitor. Clin Cancer Res, 17(10): 3193-3203.

Martens S, Nakamura S, Yoshimori T. 2016. Phospholipids in autophagosome formation and fusion. J Mol Biol, 428(24 Pt A): 4819-4827.

Mauthe M, Orhon I, Rocchi C, et al. 2018. Chloroquine inhibits autophagic flux by decreasing autophagosome-lysosome fusion. Autophagy, 14(8): 1435-1455.

McAfee Q, Zhang ZH, Samanta A, et al. 2012. Autophagy inhibitor Lys05 has single-agent antitumor activity and reproduces the phenotype of a genetic autophagy deficiency. Proc Natl Acad Sci U S A, 109(21): 8253-8258.

Noman MZ, Parpal S, Van Moer K, et al. 2020. Inhibition of Vps34 reprograms cold into hot inflamed tumors and improves anti-PD-1/PD-L1 immunotherapy. Sci Adv, 6(18): eaax7881.

Ochi M, Kawai Y, Tanaka Y, et al. 2015. Characterization of nicardipine hydrochloride-induced cell injury in human vascular endothelial cells. J Toxicol Sci, 10(1): 71-76.

Park S, Chapuis N, Bardet V, et al. 2018. PI-103, a dual inhibitor of Class IA phosphatidylinositide 3-kinase and mTOR, has antileukemic activity in AML. Leukemia, 22(9): 1698-1706.

Petherick KJ, Conway OJ, Mpamhanga C, et al. 2015. Pharmacological inhibition of ULK1 kinase blocks mammalian target of rapamycin (mTOR)-dependent autophagy. J Biol Chem, 209(18): 11376-11383.

Pineda-Ramirez N, Alquisiras-Burgos I, Ortiz-Plata A, et al. 2020. Resveratrol activates neuronal autophagy through AMPK in the Ischemic Brain. Mol Neurobiol, 57(2): 1055-1069.

Powles T, Lackner MR, Oudard S, et al. 2016. Randomized open-label phase Ⅱ trial of apitolisib (GDC-0980), a novel inhibitor of the PI3K/mammalian target of rapamycin pathway, versus everolimus in patients with metastatic renal cell carcinoma. J Clin Oncol,

34(14): 1660-1668.

Qiu ZX, Kuhn B, Aebi B, et al. 2016. Discovery of fluoromethylketone-based peptidomimetics as covalent ATG4B (Autophagin-1) inhibitors. ACS Med Chem Lett, 7(8): 802-806.

Renna M, Schaffner C, Brown K, et al. 2011. Azithromycin blocks autophagy and may predispose cystic fibrosis patients to mycobacterial infection. J Clin Invest, 121(9): 3554-3563.

Richardson PG, Eng C, Kolesar J, et al. 2012. Perifosine, an oral, anti-cancer agent and inhibitor of the Akt pathway: mechanistic actions, pharmacodynamics, pharmacokinetics, and clinical activity. Expert Opin Drug Metab Toxicol, 8(5): 623-633.

Robert G, Sahra IB, Puissant A, et al. 2009. Acadesine kills chronic myelogenous leukemia (CML) cells through PKC-dependent induction of autophagic cell death. PLoS One, 4(11): e7889.

Ronan B, Flamand O, Vescovi L, et al. 2014. A highly potent and selective Vps34 inhibitor alters vesicle trafficking and autophagy. Nat Chem Biol, 10(12): 1013-1019.

Rotermund C, Machetanz G, Fitzgerald JC. 2018. The therapeutic potential of metformin in neurodegenerative diseases. Front Endocrinol (Lausanne), 9: 400.

Saraei P, Asadi I, Kakar MA, et al. 2019. The beneficial effects of metformin on cancer prevention and therapy: a comprehensive review of recent advances. Cancer Manag Res, 11: 3295-3313.

Simioni C, Cani A, Martelli AM, et al. 2015. The novel dual PI3K/mTOR inhibitor NVP-BGT226 displays cytotoxic activity in both normoxic and hypoxic hepatocarcinoma cells. Oncotarget, 6(19): 17147-17160.

Singh S, Kumar R, Garg G, et al. 2021. Spermidine, a caloric restriction mimetic, provides neuroprotection against normal and D-galactose-induced oxidative stress and apoptosis through activation of autophagy in male rats during aging. Biogerontology, 22(1): 35-47.

Verbaanderd C, Maes H, Schaaf MB, et al. 2017. Repurposing Drugs in Oncology (ReDO)-chloroquine and hydroxychloroquine as anti-cancer agents. Ecancermedicalscience, 11: 781.

Walter C, Clemens LE, Müller AJ, et al. 2016. Activation of AMPK-induced autophagy ameliorates Huntington disease pathology in vitro. Neuropharmacology, 108: 24-38.

Wang LJ, Zhu YR, Wang SW, et al. 2016. Autophagy inhibition sensitizes WYE-354-induced anti-colon cancer activity in vitro and in vivo. Tumour Biol, 37(9): 11743-11752.

Wang Y, Xu WB, Yan ZX, et al. 2018. Metformin induces autophagy and G0/G1 phase cell cycle arrest in myeloma by targeting the AMPK/mTORC1 and mTORC2 pathways. J Exp Clin Cancer Res, 37(1): 63.

Wu YY, Wang X, Guo HJ, et al. 2013. Synthesis and screening of 3-MA derivatives for autophagy inhibitors. Autophagy, 9(4): 595-603.

Wymann MP, Bulgarelli-Leva G, Zvelebil MJ, et al. 1996. Wortmannin inactivates phosphoinositide 3-kinase by covalent modification of Lys-802, a residue involved in the phosphate transfer reaction. Mol Cell Biol, 16(4): 1722-1733.

Xia HG, Zhang LH, Chen G, et al. 2010. Control of basal autophagy by calpain1 mediated cleavage of ATG5. Autophagy, 6(1): 61-66.

Xu DQ, Xu ZH, Han L, et al. 2017. Identification of New ATG4B inhibitors based on a novel high-throughput screening platform. SLAS Discov, 22(4): 338-347.

Yamamoto A, Tagawa Y, Yoshimori T, et al. 1998. Bafilomycin A1 prevents maturation of autophagic vacuoles by inhibiting fusion between autophagosomes and lysosomes in rat hepatoma cell line, H-4-II-E cells. Cell Struct Funct, 23(1): 33-42.

Yang YP, Hu LF, Zheng HF, et al. 2013. Application and interpretation of current autophagy inhibitors and activators. Acta Pharmacol Sin, 34(5): 625-635.

Zhang H, Berel D, Wang YP, et al. 2013. A comparison of Ku0063794, a dual mTORC1 and mTORC2 inhibitor, and temsirolimus in preclinical renal cell carcinoma models. PLoS One, 8(1): e54918.

Zhang L, Fu LL, Zhang SY, et al. 2017. Discovery of a small molecule targeting ULK1-modulated cell death of triple negative breast cancer in vitro and in vivo. Chem Sci, 8(4): 2687-2701.

Zorea J, Prasad M, Cohen L, et al. 2018. IGF1R upregulation confers resistance to isoform-specific inhibitors of PI3K in PIK3CA-driven ovarian cancer. Cell Death Dis, 9(10): 944.

第 4 章　自噬小分子药物发现

4.1　自噬小分子药物发现历史

靠向自噬作为一种新兴的治疗策略在临床上得到了广泛的应用。从自噬小分子药物的发现来看，最初被发现的药物大多是天然产物或已经应用于临床的一些成熟的化合物，通过对其构效关系的进一步分析和结构上的优化得到一些潜在的自噬小分子药物。这些化合物大多是泛调节剂，靠向性、毒性及耐药性都是这些调节剂难以进一步应用的原因，尤其是以氯喹和雷帕霉素及其衍生物为代表的调节剂。近年来，许多药物研究者在已阐明的自噬调节机制的基础之上，开发潜在的自噬调节剂。然而，大多数化合物靠向复杂、多层面的通路和蛋白质，这极大地限制了作为化学探针的研究价值和进一步的深入研究。因此，特异性和高活性的自噬调节剂成为药物工作者追求的目标。

20 世纪 70 年代末，研究者首次发现了一种诱导自噬的化合物 rapamycin（雷帕霉素），它是一种从 *Streptomyces hygroscopicus* 中分离出来的大环内酯类抗生素，可以与 FKBP12 结合形成复合物且抑制 mTORC1，在体内、体外均可诱导自噬（Rangaraju et al., 2010）。随着对雷帕霉素的研究不断深入，研究者也发现了许多与雷帕霉素结构类似的化合物，较为代表的如替西罗莫司（CCI-779），一种雷帕霉素的酯化衍生物，可以通过抑制 mTOR 来减缓亨廷顿病小鼠模型中表型的形成（Ravikumar et al., 2004）。依维莫司（RAD001）和 AP23573 也是两种新的雷帕霉素衍生物，相较于雷帕霉素具有更好的安全性，是对抗癌症的更好选择（Vignot et al., 2005）。此外，还有 Torin1、AZD8055、INK128、GSK3B 抑制剂等，这些化合物同样能够抑制 mTOR 通道活性，从而诱导细胞自噬。除 mTOR 通道之外，内质网应激通道、BECN1 通道等也被证实在细胞自噬中扮演着重要的角色。例如，经典的自噬抑制剂，如在早期阶段抑制自噬的 PI3K 抑制剂 3-甲基腺嘌呤（3-MA）、Wortmannin 和 LY294002，以及通过溶酶体途径抑制晚期阶段自噬的氯喹（CQ）/羟氯喹（HCQ）和巴佛洛霉素 A1 等（Shacka et al.，2006；Yang et al.，2011）。

　　近年来，一些新型的自噬小分子药物在临床前和临床试验中都显示出了较好的疗效。例如，Everolimus 是一种降钙素类似物，它能够抑制 mTORC1 通道的激活，从而诱导细胞的自噬，并且已用于内分泌腺瘤、垂体瘤、乳腺癌、宫颈癌等多种疾病的临床试验中，发挥了良好的疗效和应用前景（Kurdi et al.，2006）。另外，一些新型号称氨酸酰胺酶抑制剂的化合物 SU11274、BKM120、CUDC-907 等也都能够通过不同的自噬通路，对肿瘤细胞等进行分子联系和特异性信号成分测定，被广泛应用于第一线临床治疗中。

　　总之，自噬小分子药物的发现历程经历了从单一的雷帕霉素到不同自噬通路上多种新型化合物的发现，新型自噬药物在多种疾病治疗的研究中显示出了极大的潜力和应用价值，预示着自噬小分子药物在未来的研究中起着非常重要的作用，展现出广泛的应用前景和深远的意义。

4.2　靶向自噬相关的表观遗传调控因子

　　表观遗传学的特征在于改变基因表达，而潜在的基因组序列不发生改变。用更简单的话说，可以在不改变 DNA 序列的情况下产生可遗传的表型变化（Zhang et al.，2020；Bhol et al.，2020）。表观遗传学的分子机制包括 DNA 甲基化和去甲基化、组蛋白修饰和非编码 RNA，如 microRNA。由表观遗传学控制的基因表达模式的破坏可能导致自身免疫性疾病、癌症、感染性疾病等多种疾病。自噬和表观遗传是不同的细胞过程，但各种致癌和抑癌蛋白通过表观遗传修饰影响涉及自噬的不同的信号通路，从而调节肿瘤的生长和治疗应答。已有大量的研究表明，表观遗传不仅可以修饰自噬相关基因，还可以通过修饰自噬调节因子，影响自噬（Hu，2019）。自噬是一个进化保守的生理过程，与细胞内物质的降解有关，用于维持细胞稳态，该过程主要受 Atg（AuTophaGy）基因调控。Atg 基因在转录和翻译后水平都会受到表观遗传的调控，可能涉及结合 DNA 的组蛋白修饰以诱导自噬相关的 mRNA 合成，或者 microRNA 及 mRNA 脱帽相关的（decapping-associated）降解导致自噬抑制。因此，由于 Atg 基因的表达遗传或表观遗传改变而导致的自噬功能失调，进而导致细胞和组织稳态丧失，是包括癌症在内的多种疾病的发病机制的基础。然而，自噬的表观遗传调控非常复杂，其在癌症中也被证实发挥双重作用。在某些细胞条件下，自噬基因和自噬调节因子的表观遗传修饰能够抑制自噬，而在其他条件下，这些修饰又可以促进自噬。例如，癌症中自噬的表观遗传修饰的重要性通过其参与癌症干细胞"干性"的维持来反映，这反过来又有助于休眠期间的肿瘤细胞恢复活力，从而导致肿瘤复发。自噬的表观遗传修饰在癌症中的作用仍然模糊不清，因此，许多研究者努力了解其详细的潜在机制，以揭示更好的癌症预后与诊断的新靶点和新途径。

DNA 甲基化是研究最广泛的表观遗传调控，在大多数植物、动物和真菌中具有高度保守性。在哺乳动物和其他脊椎动物中，通过 DNA 甲基转移酶（DNA methyltransferase，DNMT），即 DNMT1、DNMT3A 和 DNMT3B，在 DNA 胞嘧啶的 5′C 位置加入甲基，将胞嘧啶转变为 5′-甲基胞嘧啶（5mC），该过程以一种保守的机制进行（Yamashita et al.，2018；Flavahan et al.，2017）。异常的 DNA 甲基化通常可在许多类型的癌症中观察到，如乳腺癌、胃癌、结肠癌、肺癌、口腔癌、肝癌和胰腺癌。

组蛋白是碱性蛋白质，将 DNA 包裹成真核生物染色质的基本结构单位——核小体。它们构成了细胞机制的动态成分并调控基因转录（Peeters et al.，2019）。在结构上，组蛋白包含一个 C 端头部结构域和一个 N 端尾部结构域。组蛋白的 N 端尾部区域发生各种类型的翻译后修饰，包括乙酰化、甲基化、ADP-核糖基化、泛素化、SUMO 化（sumoylation）及改变染色质构象的特定残基的磷酸。研究发现，组蛋白的修饰会影响 DNA 转录、复制、修复、细胞转化和细胞的恶性生长。

MicroRNA（miRNA）是一类进化上保守的非编码 RNA，由 21～25 个核苷酸组成。它们与信使 RNA（mRNA）的 3′未翻译区域（3′UTR）结合，并在转录后水平抑制基因表达。目前，已发现约 2000 个 miRNA 参与调控包括细胞生长、凋亡和自噬在内的多个细胞活动，进而参与人类生长发育和生理过程的多个方面，其功能的失调与疾病的发生发展相关。

与难以逆转的遗传变化相比，表观遗传改变在药物学上是可逆的。新兴的表观遗传学工具可用作预防、诊断和治疗标志物的研发。随着针对特定表观遗传机制参与基因表达调控的药物的开发，表观遗传工具的开发和利用是一种合适且有效的方法，可应用于临床治疗各种疾病。

4.2.1　DNA 甲基化或去甲基化

目前的研究表明，自噬调节因子的 DNA 甲基化广泛参与多种癌症的发生发展过程（表 4.1）。*Atg* 基因启动子区域的甲基化目前以其在肿瘤进展中的重要功能而闻名。无可争议的是，自噬的特定过程受到 *Atg* 基因和蛋白质的调控。一些自噬调节剂的特点是促进其启动子高甲基化来调控肿瘤生长。例如，ATG2B 是一种有助于囊泡成核的外周膜蛋白，在浸润性导管癌（invasive ductal carcinoma，IDC）中表现出启动子高甲基化，促进浸润性乳腺肿瘤的进展。同样，ATG4D 是自噬体形成的重要调节剂，已被鉴定为可促进 IDC 的高甲基化。ATG9A 和 ATG9B 是 ATG9 细胞周期蛋白系统的主要成员，它们与细胞吞噬动态相互作用。抑制 ATG9 可以促进几种类型的肿瘤发展。Zhang 等（2020）认为 IDC 中 ATG9 的高甲基化是转录失活的主要原因。ATG4A 是 ATG4 的家族成员，由低甲基化引起的异常表达的 ATG4 可以触发卵巢肿瘤的发展。ATG5 和 ATG16L1 都是泛素样偶联系统中的关键蛋白质。*Atg5* 启动子的异常高甲基化导致黑色素瘤的细胞增殖和癌变。在髓母细胞瘤中，*Atg16L1* 启动子区域的甲基化有助于抑制细胞增殖（ Cruzeiro et al., 2018 ）。ATG8 同系物是 ATG4 蛋白的底物，可分为微管相关蛋白 1 轻链 3（ microtubule-associated protein 1 light chain 3，MAP1LC3 ）亚家族和 γ-氨基丁酸受体相关蛋白（ GABA receptor-associated protein，GABARAP ）亚家族。*MAP1LC3Av1*（MAP1LC3 编码基因）启动子被高甲基化，促进胃癌发生并影响细胞自噬。ULK1/2 和 BECN1 蛋白分别对自噬起始和成核具有重要意义。

研究发现，ULK1/2 的下调和 BECN1 通过启动子甲基化触发肿瘤的发展。此外，包括 *klotho* 基因在内的几种 TSS 的启动子高甲基化，BTG1（B-cell translocation gene 1，B 细胞易位基因 1）、BTG3、TUSC3（tumor suppressor candidate 3，候选肿瘤因子 3）、ARH1（ADP-ribosylarginine hydrolase 1，ADP 核糖精氨酸水解酶 1）、PCDH17（Protocadherin17，原钙黏蛋白 17）、BCLB、TCF21（transcription factor 21，转录因子 21）和 ANKDD1A（ankyrin repeat and death domain containing 1A，含有 1A 的 ankyrin 重复和死亡结构域），与抑制的自噬和肿瘤进展有关。此外，在启动子的高甲基化情况下，还发现一些自噬相关的调节基因激活自噬和促进肿瘤生长，包括 PP2A（protein phosphatase 2A，蛋白磷酸酶 2A）、ELFN2（extracellular leucine-rich repeat and fibronectin type Ⅲ domain-containing 2，富含细胞外亮氨酸重复序列和纤连蛋白Ⅲ型结构域 2）、ASS1（argininosuccinate synthase 1，精氨酸琥珀酸合成酶 1）和 ASL1（argininosuccinate lyase 1，精氨酸琥珀酸裂解酶 1）。

DNA 去甲基化或低甲基化，使得一些调节元件具有致癌功能，促进肿瘤进一步发展。LC3A 的异常 DNA 去甲基化可诱导肺腺癌的保护性自噬（Nihira et al.，2014）。卵巢肿瘤起始细胞（OTIC）中 ATG4A 和组蛋白基因簇 1 H2B 家族成员 N（HIST1H2BN）的低甲基化与预后不良有关，其 DNA 甲基化可能有助于改善卵巢癌患。同样，ELFN2 由于其启动子低甲基化而促进细胞自噬，在胶质母细胞瘤中发挥致癌作用。有时，由于 DNA 甲基化，自噬调节元件的致癌功能的下调受到抑制。抑制致癌缺氧诱导因子 1α（hypoxia-inducible factor -1α，HIF1A）可增加 EPAS1 和 ATG16L1 甲基化，抑制髓母细胞瘤的增殖。因此，可以得出结论，自噬调节效应分子的甲基化状态可能对癌症调节有显著影响。

表 4.1　DNA 甲基化在参与肿瘤进展的自噬相关调节基因中的作用

自噬及相关蛋白	DNA 甲基化类型	对自噬的影响	细胞类型	对肿瘤进程的影响
ATG2，ATG4，ATG9	超甲基化	抑制	乳腺癌细胞	促进
ATG4A	低甲基化	促进	卵巢癌细胞	促进
ATG5	超甲基化	抑制	黑色素瘤细胞	促进

续表

自噬及相关蛋白	DNA 甲基化类型	对自噬的影响	细胞类型	对肿瘤进程的影响
ATG16L1	超甲基化	抑制	髓母细胞瘤细胞	抑制
MAP1LC3Av1	超甲基化	抑制	胃癌细胞	促进
Klotho gene	超甲基化	抑制	胃癌细胞	促进
BTG1，BTG3	超甲基化	抑制	胃癌细胞	促进
TUSC3	超甲基化	抑制	非小细胞肺癌细胞	促进
ARH1	超甲基化	抑制	卵巢癌细胞和乳腺癌细胞	促进
PCDH17	超甲基化	抑制	胃癌细胞和肠癌细胞	促进
BCLB	超甲基化	抑制	肝细胞癌细胞	促进
TCF21	超甲基化	抑制	非小细胞肺癌细胞	促进
ANKDD1A	超甲基化	抑制	脑胶质瘤细胞	促进
PP2A	超甲基化	促进	肝癌细胞	促进
ELFN2	低甲基化	促进	脑胶质瘤细胞	促进
ASS1，ASL1	超甲基化	促进	脑胶质瘤细胞	促进

4.2.2　组蛋白修饰

　　组蛋白乙酰化和去乙酰化是广泛参与癌症自噬调控的分子机制（表 4.2）。有些与肿瘤抑制有关，例如，HDAC6 表达的缺失与肝细胞癌有关，而 HDAC6 的过表达通过激活肝细胞癌中 BECN1 依赖性的细胞自噬介导肿瘤抑制（Jung et al.，2012）。同样，乙酰化的 FoxO1 通过与 Sirtuin-2（SIRT2）解离乙酰化，NAD^+ 依赖性组蛋白去乙酰化酶与 ATG7 结合并诱导细胞自噬过程，最终导致人类结肠肿瘤和异种移植小鼠模型中的细胞死亡。P300/CBP 相关因子（P300/CBP associated factor，PCAF），是一种在肝细胞癌组织中显著下调的组蛋白乙酰转移酶（histone acetyltransferases，HAT）。体外和体内肝细胞癌试验观察到，PCAF 的过表达与自噬诱导的肿瘤抑制显著相关。SIRT1 基因的纯合子缺失与前列腺上皮内瘤变（prostatic intraepithelial neoplasia，PIN）和自噬减少有关。据报道，内源性 SIRT1 会下调前列腺中的雄激素反应性基因表达和自噬诱导，这为 SIRT1 在 PIN 发展中作为免疫检查点分子及其在前列腺中作为肿瘤抑制因子的作用提供了新的证据。

有时，组蛋白乙酰化介导的自噬调节发挥致癌特性。例如，HDAC8 在口腔鳞状细胞癌（oral squamous cell carcinoma，OSCC）中过表达，敲低后通过激活半胱天冬酶依赖性凋亡细胞死亡及诱导不需要的促生存自噬来抑制癌细胞增殖。HDAC8 抑制剂与自噬抑制剂联合治疗对于 OSSC 的抗癌治疗至关重要（Ahn et al.，2017）。同样，HDAC1 的破坏具有强烈的抗细胞增殖作用，通过抑制肝细胞癌中的有丝分裂和诱导半胱天冬酶非依赖性自噬细胞死亡介导产生作用。在转移性前列腺癌中，p62 通过维持 HDAC6 水平抑制自噬通量，进而影响上皮到间充质的转化。p300 在 430 位和 437 位的赖氨酸残基对 BECN1 进行乙酰化，抑制自噬体成熟，促进细胞增殖和肿瘤发生。在唾液黏液表皮样癌细胞中，HDAC7 发挥致癌活性，并可能作为有吸引力的抗肿瘤靶标。HDAC7 的抑制通过下调 c-Myc 表达和诱导 p27 依赖性 G_2/M 期细胞周期停滞及细胞凋亡和自噬诱导来抑制细胞增殖。在神经母细胞瘤中，HDAC10 通过保护癌细胞免受细胞毒性药物的侵害来促进自噬介导的细胞存活，这表明 HDAC 同工酶可以作为晚期肿瘤细胞存活的药物调节因子（Oehme et al.，2013）。癌症的组蛋白修饰也与器官特异性自噬有关。例如，SIRT3 介导的缺氧诱导的线粒体自噬通过增加 VDAC1 与 parkin 的相互作用，从而保护胶质瘤细胞免受细胞凋亡。

据报道，组蛋白甲基化或去甲基化也与自噬介导的癌症调节有关。组蛋白甲基转移酶 SMYD3 的上调通过诱导 BCL2 相关转录因子 1（BCL2 associated transcription factor 1，BCLAF1）表达和激活自噬来促进膀胱癌进展（Shen et al.，2016）。赖氨酸特异性去甲基化酶 2B（lysine-specific demethylase 2B，KDM2B）属于含有 Jumonji 结构域（Jumonji domain-containing，JMJD）的蛋白质家族，作为组蛋白赖氨酸去甲基化酶起作用。KDM2B 在胃癌细胞中表达，在携带胃癌细胞的异种移植模型中下调诱导自噬，抑制体外增殖和肿瘤生长。在胶质瘤中，抑制组蛋白赖氨酸去甲基化酶 4A（histone lysine demethylase 4A，KDM4A）表达可能通过诱导自噬有效抑制细胞存活，并可能作为治疗恶性胶质瘤的潜在新靶点。在神经母细胞瘤细胞中通过上调 ATG

和 LC3B 表达来抑制常染色体组蛋白-赖氨酸-*N*-甲基转移酶 2（euchromatic histone lysine *N*-methyltransferase 2，EHMT2，G9a）诱导的自噬，进而抑制了肿瘤细胞的增殖（Ke et al.，2019）。在乳腺癌中，抑制 EHMT2 可导致 BECN1 的转录激活，BECN1 可通过激活毒性自噬来预防癌症。综上所述，组蛋白修饰在自噬调控中的状态可能对肿瘤调控有显著影响。

表 4.2　参与癌症的自噬和相关蛋白质中的组蛋白修饰

自噬调节因子	表观修饰类型	对自噬的影响	功能	肿瘤类型
HDAC6	组蛋白去乙酰化	促进自噬	抑制肿瘤	肝细胞癌
FoxO1	组蛋白乙酰化	促进自噬	抑制肿瘤	结肠癌
PCAF	组蛋白乙酰化	促进自噬	抑制肿瘤	肝细胞癌
SIRT1	组蛋白去乙酰化	促进自噬	抑制肿瘤	前列腺癌
HDAC8	组蛋白去乙酰化	促进自噬	促进肿瘤	口腔鳞状细胞癌
HDAC1	组蛋白去乙酰化	促进自噬	促进肿瘤	肝细胞癌
HDAC6	组蛋白去乙酰化	抑制自噬	促进肿瘤	前列腺癌
BECN1	组蛋白乙酰化	抑制自噬	促进肿瘤	乳腺癌
HDAC7	组蛋白去乙酰化	促进自噬	促进肿瘤	唾液黏液表皮样癌
HDAC10	组蛋白去乙酰化	促进自噬	促进肿瘤	神经母细胞瘤
SIRT3	组蛋白去乙酰化	促进自噬	促进肿瘤	神经胶质瘤
SMYD3	组蛋白甲基化	促进自噬	促进肿瘤	膀胱癌
KDM2B	组蛋白去甲基化	抑制自噬	促进肿瘤	胃癌
KDM4A	组蛋白去甲基化	抑制自噬	促进肿瘤	神经胶质瘤
G9a、EHMT2	组蛋白甲基化	抑制自噬	促进肿瘤	神经母细胞瘤、乳腺癌

4.2.3　miRNA

miRNA 作为一类小型非编码 RNA，通过互补碱基配对介导基因表达，从而降解下游 mRNA 或抑制其翻译。许多肿瘤抑制性 miRNA 控制肿瘤抑制中的自噬（表 4.3）。例如，miR-101 的肿瘤抑制作用是通过抑制基础介导的，雷帕霉素通过靶向乳腺癌细胞中的 RAB5A、STMN1 和 ATG4D 诱导自噬（Frankel et al.，2021）。髓母细胞瘤细胞中 miR-30a 表达的恢复通过自噬抑制下调 BECN1 表达来抑制生长和致瘤性。同样，Chen 等（2020）证明 miR-30a 与 BECN1 的 3′-UTR 结合并抑制其表达，导致自噬活性降低，对癌症的发生、进展和治疗有显著影响。在结肠癌细胞中，miR-30d 通过靶向 ATG5、pPI3-K 和 BECN1 抑制自噬并促进细胞凋亡来抑制细胞增殖。miR-372 通过下调 ULK1 和自噬在人胰腺腺癌中产生抑制肿瘤的作用。在慢性淋巴细胞白血病（chronic lymphocytic leukemia，CLL）中，miR-130a 介导自噬相关靶基因（即 ATG2B 和 DICER1）的下调，进而通过减少自噬体的形成和诱导细胞死亡来抑制自噬。miR-204 是一种抑癌蛋白（von Hippel-Lindau，VHL）调控的肿瘤抑制因子，通过抑制微管相关蛋白 1 轻链 3β（microtubule associated protein 1 light chain 3 β，MAP1LC3B）介导的自噬来抑制肾透明细胞癌的肿瘤生长。miR-375 通过抑制 ATG7 抑制缺氧条件下的自噬，从而损害肝细胞癌（HCC）细胞的活力。在非小细胞肺癌样本中，miR-143 通过在转录和翻译水平上下调 ATG2B 来靶向自噬以抑制细胞增殖。研究发现，一些肿瘤中，抑制性 miRNA 呈下调趋势；这种表达的恢复或过度表达会抑制肿瘤生长。例如，在胶质瘤细胞系和组织中观察到 miR-340 的下调，其表达的恢复会抑制胶质瘤细胞的细胞增殖、诱导细胞周期停滞、自噬和促进细胞凋亡。miR-224-3p 的过度表达通过靶向胶质母细胞瘤细胞中的 ATG5 和 FIP200 来抑制缺氧触发的保护性自噬。在乳腺癌中，研究人员发现 YY1 刺激 SQSTM1 表达；随后通过表观遗传抑制 miR-372 表达来激活自噬，并发现 miR-372 的过度表达可阻断保护性自噬活化并抑制体内肿瘤生长。miR-18a 对结肠癌的抑制是通过异质核核糖核蛋白 A1（heterogeneous nuclear ribonucleoprotein A1，hnRNPA1）的自噬降解诱导细胞凋亡来介导的。同样，miR-107 通过调节高迁移率组蛋白 B1（high mobility group protein B1，HMGB1）抑制自噬、增殖和迁移，从而在乳腺癌细胞中发挥肿瘤抑制作用。miR7-3HG/miR-7 靶向 AMBRA1 mRNA 的 3′-UTR 区域，降低 AMBRA1 mRNA 和蛋白质水平，最终通过阻断宫颈癌和肺癌的自噬来影响肿瘤发生。

表 4.3　miRNA 和自噬介导的肿瘤调控

microRNA	对自噬的影响	功能	肿瘤类型
miR-101	抑制自噬	抑制肿瘤	乳腺癌
miR-30a	抑制自噬	抑制肿瘤	髓母细胞瘤
miR-30d	抑制自噬	抑制肿瘤	结肠癌
miR-372	抑制自噬	抑制肿瘤	胰腺癌和乳腺癌
miR-130a	抑制自噬	抑制肿瘤	慢性淋巴细胞白血病
miR-204	抑制自噬	抑制肿瘤	肾透明细胞癌
miR-375	抑制自噬	抑制肿瘤	肝细胞癌
miR-143	抑制自噬	抑制肿瘤	非小细胞肺癌
miR-340	促进自噬	抑制肿瘤	神经胶质瘤
miR-224-3p	抑制自噬	抑制肿瘤	胶质母细胞瘤
miR-18a	促进自噬	抑制肿瘤	结肠癌
miR-107	抑制自噬	抑制肿瘤	乳腺癌
miR7-3HG/miR-7	抑制自噬	抑制肿瘤	宫颈癌和肺癌
miR-18a-5p	促进自噬	促进肿瘤	非小细胞肺癌
miR-638	促进自噬	促进肿瘤	食管鳞状细胞癌和乳腺癌
miR-638	抑制自噬	促进肿瘤	黑色素瘤
miR-30e	抑制自噬	促进肿瘤	结肠癌
miR-183	抑制自噬	促进肿瘤	直肠癌
miR-26b	抑制自噬	促进肿瘤	喉癌
miR-34-5p，miR-5195-3p	抑制自噬	促进肿瘤	神经胶质瘤
miR-290-295	抑制自噬	促进肿瘤	黑色素瘤
miR-20a	抑制自噬	促进肿瘤	乳腺癌

4.3　PI3K-Akt-mTOR 信号通路抑制剂

PI3K/Akt/mTOR 信号通路已被认定为细胞生长、增殖和存活的关键信号轴，也是人类疾病中最常被破坏的细胞内通路之一，该通路的发现促进了疾病治疗的药物研发。靶向该通路关键蛋白质的小分子药物在临床前和临床研究中表现出广泛的应用前景。迄今为止，已开发出针对该途径不同阶段的多种药物。

4.3.1　PI3K/mTOR 双抑制剂

已知PI3K 和mTOR 都属于磷脂酰肌醇-3-激酶相关激酶（phosphatidylinositol 3-kinase related kinase，PIKK）超家族，因此，mTOR 在铰链区与PI3K 具有高度序列同源性。同时阻断 PI3K 和 mTOR 的小分子抑制剂在抑制 PI3K/Akt/mTOR 参与的自噬调节过程中具有较大的优势（图 4.1）。PI-103 是一种吗啉代喹唑啉衍生物，作为一种有效的 PI3K/mTOR 双抑制剂，通过抑制 PI3K 和 mTOR 激酶活性，抑制 AKT 和 ULK1 的磷酸化，进而诱导自噬。PI-103 可以显著提高 HeLa 细胞中 LC3-Ⅱ 的水平并引起自噬体积累，同时抑制 p62 的清除以阻断自噬通量，最终影响自噬体和溶酶体的融合，诱导细胞死亡并抑制肿瘤细胞的增殖和迁移（Button et al.，2016）。不幸的是，由于其三环核心结构，PI-103 溶解性较差，而吗啉环对于活性又至关重要，对该位置的所有修改都会导致效力大幅降低。然而，吗啉环似乎是一个不稳定的部分，容易发生羟基化和氧化，同时苯酚环容易发生葡萄糖醛酸化，这些特性都导致 PI-103 具有高血浆和组织清除率（Raynaud et al.，2017）。因此，PI-103 较差的体内药代动力学特性令人失望，也阻止了其在临床上的进一步研究。值得注意的是，基于 PI-103 的结构优化促进了双环噻吩并嘧啶 PI-540、PI-620 及 GDC-0941 的开发，双环噻吩并嘧啶 PI-540 和 PI-620 保留了 PI-103 中存在的苯酚环，并在 6 位具有增溶基团（Raynaud et al.，2009）。在 GDC-0941 中用吲唑代替苯酚消除了所见的葡萄糖醛酸化，因此该试剂显示出低血浆清除率，表现出了更好的口服生物利用度。它们均具有比 PI-103 更好的药代动力学性质，这四种化合物均抑制 PI3K 的 PP10α 亚基，$IC_{50} \leqslant 10$ nmol/L，PI-103、PI-540 抑制 mTOR 的 $IC_{50} < 0.1$ μmol/L，PI-620 的 IC_{50} 为 0.231 μmol/L，GDC-0941 的 IC_{50} 为 0.58 μmol/L，并且在 U87MG 胶质母细胞瘤异种移植模型中展示出优异的剂量依赖性口服抗肿瘤活性。此外，GDC-0941 对实体瘤的治疗已进

入临床 I 期，对乳腺癌的治疗已进入临床 II 期试验（Raynaud et al., 2009）。

另一种被广泛报道的 ATP 竞争性 PI3K/mTOR 双抑制剂是 Dactolisib（NVP-BEZ235），它是一种具有口服活性的双重 I 类 PI3K 和 mTOR 抑制剂，可作用于 I 类 PI3K 的四个催化亚基（p110α/γ/δ/β）和 mTOR，IC_{50} 分别为 4 nmol/L、5 nmolL、7 nmol/L、75 nmol/L 和 20.7 nmol/L（Hopkins et al., 2018）。Dactolisib 也可抑制自噬通量及自噬体和溶酶体的融合，其调控自噬的机制与 PI-103 相似，并且可以通过与 PI3K 和 mTOR 激酶的 ATP 结合间隙结合来阻断它们的活性（He et al., 2018）。在临床前试验中，已经证实了 Dactolisib 可以诱导自噬，并且作为单一药物或与已建立的抗癌药物（长春新碱、多柔比星或美法仑）联合使用均能对胶质母细胞瘤（Fan et al., 2011）、慢性髓系白血病（Mitchell et al., 2018）、结直肠癌（Liu et al., 2019）等表现出良好的抗肿瘤活性。此外，其对膀胱癌、胰腺癌、乳腺癌等癌症的研究已进入 II 期临床试验。

Omipalisib（GSK2126458）是一种高选择性的、有效的 p110α/β/δ/γ 和 mTORC1/2 抑制剂，抑制常数（K_i）分别为 0.019 nmol/L、0.13 nmol/L、0.024 nmol/L、0.06 nmol/L 和 0.18 nmol/L、0.3 nmol/L。体外试验表明，Omipalisib 可显著降低乳腺癌细胞系 T47D 和 BT474 的 AKT 磷酸化水平，导致细胞周期阻滞在 G_1 期，且诱导自噬的发生，以达到抑制癌细胞增殖的目的。截至目前，Omipalisib 已经完成了治疗晚期实体瘤的 I 期临床试验（Munster et al., 2016）。此外，在一项 Omipalisib 用于治疗特发性肺纤维化（idiopathic pulmonary fibrosis，IPF）患者的随机双盲对照试验中，研究人员发现口服 Omipalisib 可以在 IPF 患者的体循环和肺中实现对 PI3K/mTOR 通路的剂量和时间依赖性的抑制作用（Lukey et al., 2019）。值得关注的是，Omipalisib/瑞德西韦（Remdesivir）和 Omipalisib/替吡法尼（Tipifarnib）的联合用药在基于细胞的新型冠状病毒（SARS-CoV-2）抑制试验中获得了不错的结果（Jang et al., 2021）。

PF-04691502 是一种具有良好抗肿瘤活性的 ATP 竞争性 PI3K/mTOR 双抑制剂，在激酶选择性测定中均有效抑制 PI3K 和 mTOR。统计数据表明，PF-04691502 可有效抑制非小细胞肺癌（non-small cell lung cancer，NSCLC）细胞系 A549 和 H1299 的 AKT 磷酸化水平，还能诱导细胞凋亡、自噬和 DNA 损伤，并显示出剂量依赖性的细胞毒性。有趣的是，抑制自噬会增加

PF-04691502 诱导的 NSCLC 细胞系的细胞凋亡和 DNA 损伤。

　　除上述提及的几种与自噬通路相关的 PI3K/mTOR 双抑制剂外，其他正在进行临床试验的小分子化合物还包括 Voxtalisib（XL765）、Gedatolisib（PKI-587）、GDC-0980、NVP-BGT226 等，它们在疾病治疗中具有令人鼓舞的表现。

PI-103
p110α/β/δ/γ IC$_{50}$=8/88/48/150 nmol/L
mTOR IC$_{50}$=30 nmol/L

PI-540
p110α/β/δ/γ IC$_{50}$=10/35/4/331 nmol/L
mTOR IC$_{50}$=61 nmol/L

PI-620
p110α/β/δ/γ IC$_{50}$=7/63/8/672 nmol/L
mTOR IC$_{50}$=231 nmol/L

GDC-0941
p110α/β/δ/γ IC$_{50}$=3/33/3/75 nmol/L
mTOR IC$_{50}$=58 nmol/L

NVP-BEZ235
p110α/β/δ/γ IC$_{50}$=4/75/7/5 nmol/L
mTOR IC$_{50}$=20.7 nmol/L

GSK2126458
p110α/β/δ/γ
K_i=0.019/0.13/0.024/0.06 nmol/L
mTORC1/2 K_i=0.18/0.3 nmol/L

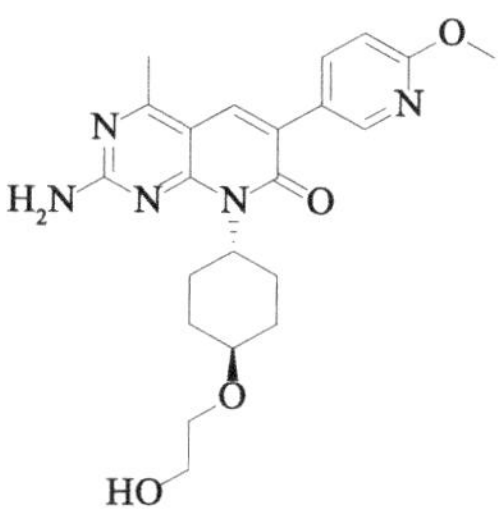

PF-04691502

p110α/β/δ/γ K_i=1.8/2.1/1.6/1.9 nmol/L
mTOR K_i=16 nmol/L

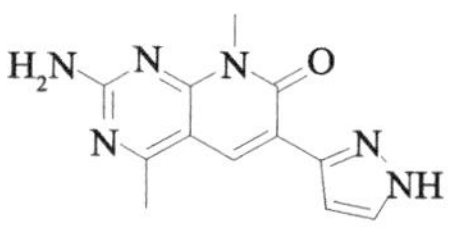

XL765

p110α/β/δ/γ IC_{50}=39/113/43/9 nmol/L
mTORC1/2 IC_{50}=160/910 nmol/L

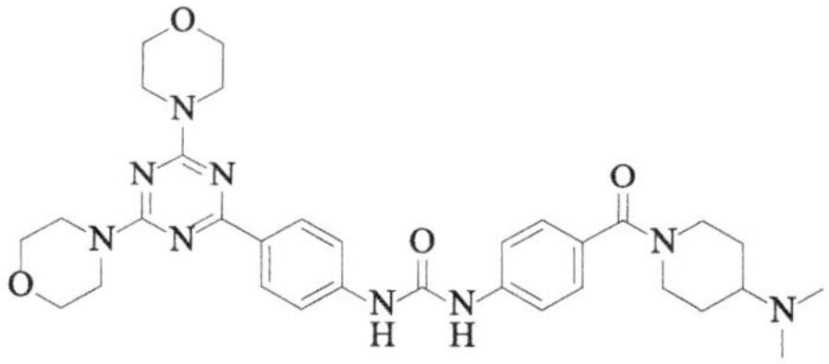

PKI-587

p110α/β/δ/γ IC_{50}=0.4/6/6/5.4 nmol/L
mTOR IC_{50}=1.6 nmol/L

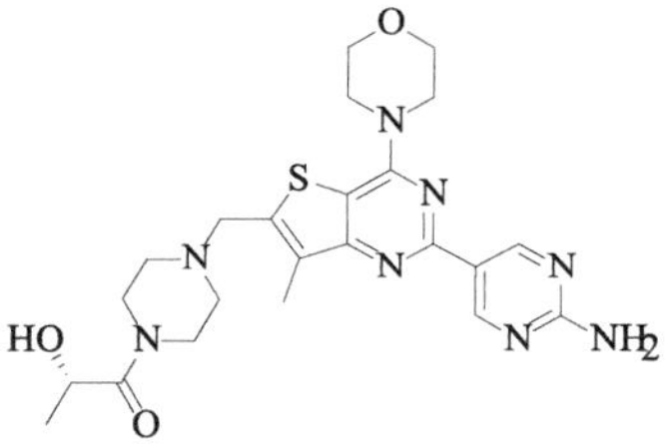

GDC-0980

p110α/β/δ/γ IC_{50}=5/27/7/14 nmol/L
mTOR K_i=17 nmol/L

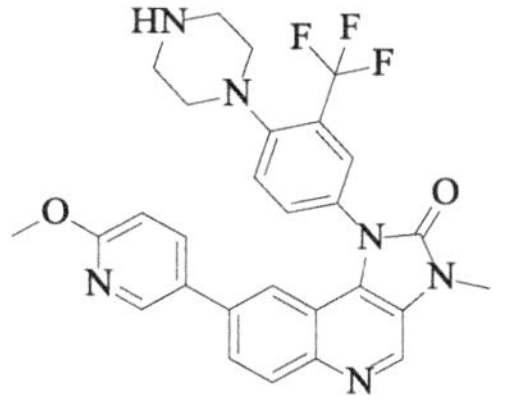

NVP-BGT226

p110α/β/γ IC_{50}=4/63/38 nmol/L

图 4.1　PI3K/mTOR 双抑制剂药物化学结构式

4.3.2　泛 PI3K 抑制剂

PI3K 分为 I 类、II 类和 III 类，它们的结构与功能各异，其中 I 类 PI3K 可以通过触发 mTOR 信号通路调节自噬，而 Vps34 是唯一的 III 类 PI3K，也是细胞自噬过程中的关键蛋白，但是目前尚不清楚 II 类 PI3K 的活性对自噬的作用。3-MA 是第一个发现并广泛使用的自噬抑制剂，其靶点之一是 Vps34，但该化合物还具有抑制 I 类 PI3K 的活性，因此对自噬发挥双重作用。这种泛 PI3K 抑制剂效力低，需要在 10 mmol/L 左右浓度下使用。在如此高的浓度下，3-MA 具有脱靶活性，能作用于 MAPK 或 c-Jun 激酶，从而影响许多细胞过程，如糖原代谢、溶酶体酸化、内吞和线粒体通透性转变等。由于 3-MA 溶解度较差且仅在高浓度时有效的不利性质，研究人员在 3-MA 的 C6 位上进行化学修饰，形成了一个小分子化合物库，衍生了 3 种新的自噬抑制剂，它们比 3-MA 具有更好的溶解性和有效性。但是对细胞功能的影响更严重，仍需进一步优化。

Wortmannin 是于 1957 年从真菌 *Penicillium wortmanni* 中分离得到的天然产物，起初被发现具有很强的抑制细胞增殖和抗炎的作用，直到 1993 年才发现它具有抑制 PI3K 的活性。Wortmannin 是一种高效的泛 PI3K 抑制剂，通过共价不可逆结合到 PI3K 的 ATP 口袋中以抑制激酶活性；并且 Wortmannin 对Ⅰ、Ⅱ和Ⅲ类 PI3K 的 IC_{50} 为 10～50nmol/L，能够干扰或阻断自噬体的形成（Powis et al.，1994）。但是选择性较差，也能够抑制其他激酶。

通过对天然产物槲皮素进行结构修饰，合成了其衍生物 LY294002。作为一种 ATP 竞争性的泛 PI3K 抑制剂，它与相关蛋白激酶的抑制模式非常相似，LY294002 的吗啉环与 ATP/酶复合物中腺嘌呤占据的体积部分重叠，并且与 Val882 形成氢键。LY294002 具有令人满意的溶解度和生物利用度，且相对于前体槲皮素而言，它对 PI3K 的选择性有了很大提高。此外，在细胞测定中 LY294002 表现出对自噬的抑制作用，并且与相关蛋白激酶的作用机制非常相似。然而，LY294002 抑制 PI3Kα/β/δ 的 IC_{50} 值均在微摩尔水平，这种相对较差的抑制效力也限制了其进一步的治疗应用（Knight et al.，2007）。

Taselisib（GDC-0032）是通过高通量筛选、结构优化后得到的咪唑苯并氧氮杂䓬骨架化合物，是 PI3Kα 的异构体选择性抑制剂（Ndubaku et al.，2013）。咪唑苯并氧氮杂䓬骨架具有较低的亲脂性，可以使未结合体内清除率降低和溶解度提高，并且吡唑环上有 α 季酰胺取代基，这使其在酶活性和细胞活性、微粒体清除率和动力学溶解度等特性方面具有良好的平衡性（Ndubaku et al.，2013）。Taselisib 能够在不同的乳腺癌模型中诱导自噬，在抗性最强的三阴乳腺癌细胞系 MDA-MB-231 中作用更为明显。此外，与氯喹（CQ）联合使用时，导致 p62 阳性聚集体和 LC3-Ⅱ 显著积累，促进细胞凋亡

（Cocco et al.，2022）。由于自噬与肿瘤细胞耐药有关，PI3K 抑制剂与 CQ 联合使用是一种治疗三阴乳腺癌非常有潜力的策略（图 4.2）。

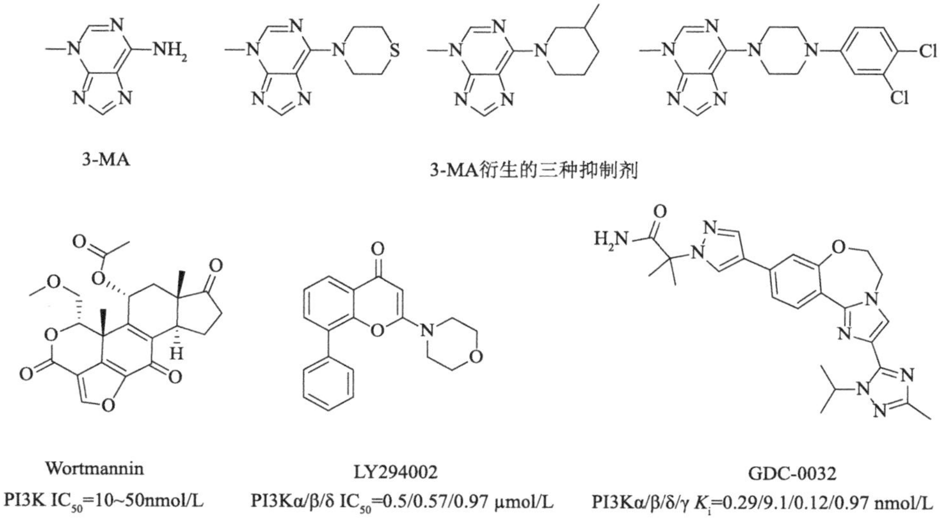

3-MA

3-MA衍生的三种抑制剂

Wortmannin
PI3K IC_{50}=10~50nmol/L

LY294002
PI3Kα/β/δ IC_{50}=0.5/0.57/0.97 μmol/L

GDC-0032
PI3Kα/β/δ/γ K_i=0.29/9.1/0.12/0.97 nmol/L

图 4.2　泛 PI3K 抑制剂药物化学结构式

4.3.3　Akt 抑制剂

Perifosine（KRX-0401，哌立福新）是一种烷基磷脂类 Akt 抑制剂，抑制不同肿瘤细胞系增殖的 IC_{50} 值为 0.6～8.9 μmol/L。已有研究证实，Perifosine 不仅抑制 Akt 磷酸化，还能显著降低 Perifosine 敏感细胞系中 Akt 的总蛋白水平，抑制 mTORC2 和 mTORC1 的组装，促进 mTOR、Raptor 和 Rictor 的降解，最终诱导自噬（Fu et al.，2009）。此外，抑制 Perifosine 诱导的自噬能够导致慢性髓细胞性白血病的细胞死亡增加（Tong et al.，2012）。由于 Perifosine 具有诱导自噬、诱导凋亡及抗肿瘤等多种活性，目前正进行胰腺癌、黑色素瘤、白血病治疗等多项临床试验。

MK-2206 是一种具有口服活性的、高效选择性的变构 Akt 抑制剂，抑制 Akt Thr308 和 Ser473 的磷酸化，对 Akt1、Akt2 和 Akt3 中的 IC_{50} 分别为 8 nmol/L、12 nmol/L 和 65 nmol/L，在动物模型中显示出抗肿瘤活性，既可以作为单一药物，也可以与细胞毒性化疗药物或靶向药物联合使用。一项在晚期实体瘤患者中的 I 期临床试验表明，MK-2206 与自噬抑制剂羟氯喹（HCQ）联合使用具有良好的耐受性。

　　BI-69A11 是一种通过虚拟对接得到的新型 Akt 抑制剂，用不同的芳基取代苯并咪唑，或者喹啉酮环上的 *N*-甲基化都会导致活性降低，甚至完全失活，而只对 BI-69A11 的结构进行较小的改变，在不同位置引入氟、氯、溴原子或甲基、甲氧基能得到活性更好的化合物（Pal et al., 2015）。由于 BI-69A11 在黑色素瘤、乳腺癌、前列腺癌和结肠癌中可以诱导细胞凋亡，目前 BI-69A11 的研究备受关注。与其他 Akt 抑制剂一样，BI-69A11 诱导的自噬也是保护性的，联合使用自噬抑制剂氯喹（CQ）可以增加结肠癌细胞的凋亡（图 4.3）。

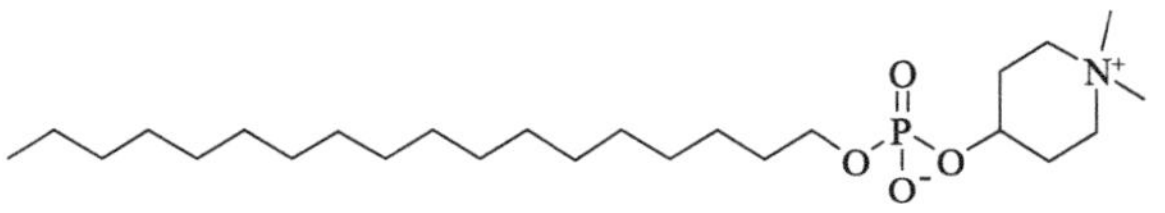

Perifosine
Akt IC$_{50}$= 0.6~8.9 μmol/L

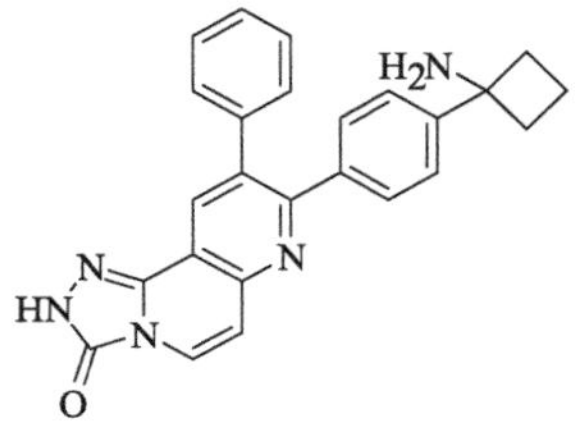

MK-2206
Akt1/2/3 IC$_{50}$= 8/12/65 nmol/L

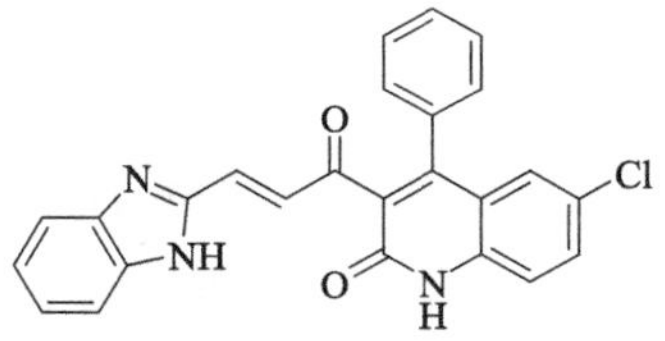

BI-69A11
Akt1/2/3 IC$_{50}$= 6.22/4.24/10.9 nmol/L

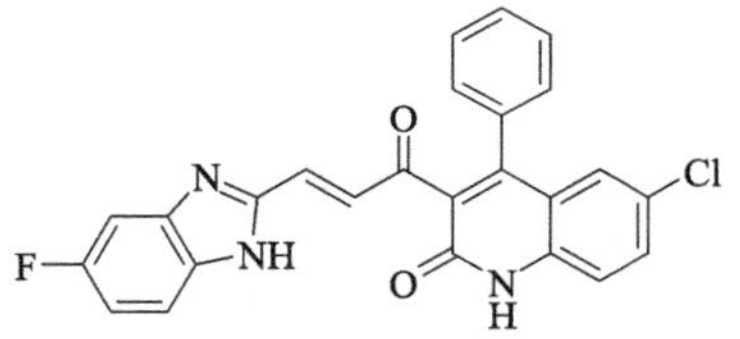

BI-69A11衍生的抑制剂
Akt1/2/3 IC$_{50}$=5.01/3.43 /6.49 nmol/L

图 4.3　Akt 抑制剂药物化学结构式

4.3.4　泛 mTORC 抑制剂

　　在基于蛋白质筛选和合理设计的基础上，PP242 是第一个开发出靶向 mTORC1 和 mTORC2 的有效和全面的泛 mTORC 抑制剂（Feldman et al., 2009）。重要的是，PP242 也可作为一种比雷帕霉素更有效的 mTORC1 抑制剂。据报道，在体内白血病小鼠模型中，PP242 抑制了慢性髓细胞性白血病细胞的 mTOR 信号传导，并显示出比雷帕霉素更强有力的抗肿瘤作用（Zeng et al.，2012）。此外，PP242 既能有效抑制肿瘤生长，又能与其他抗肿瘤药物联合使用，如与伊马替尼或达沙替尼组合，可以明显增强慢性髓细胞性白血病的治疗效果。

　　另一种 ATP 竞争性 mTOR 激酶活性抑制剂 AZD8055 对所有 I 类 PI3K 异构体和 PI3K 样激酶家族的其他成员均表现出优异的选择性，可有效抑制 mTOR（IC_{50}=0.8 nmol/L）（Chresta et al.，2010）。在细胞和分子水平上，AZD8055 可以显著降低 mTORC2 依赖性的 Akt 磷酸化，减少雷帕霉素耐药的 4EBP1 磷酸化，并诱导肿瘤细胞的自噬和死亡（Sini et al.，2010）。有趣的是，AZD8055 成功地与 MEK 抑制剂 AZD6244 结合，在非小细胞肺癌异种移植模型中显著促进肿瘤消退。这表明采用合理的联合用药以抑制 mTORC1/mTORC2 和 MEK/ERK 通路是一种临床有效的治疗策略。作为 ATP 竞争性抑制剂，PP242 和 AZD8055 均可阻断 mTORC1 底物和 Akt 的磷酸化。这两种抑制剂都通过诱导恶性肿瘤（如头颈部癌症、鳞状细胞癌和急性髓系白血病）的自噬和凋亡来极大地阻止癌细胞增殖并抑制肿瘤生长。

　　在杂环化合物库中对 mTOR 激酶活性抑制剂进行生化筛选，并通过体外激酶测定开发出 Torin 1，它是一种高效且有选择性的 mTOR 抑制剂，在临床前研究中发现其对 mTORC1 和 mTORC2 具有很强的抑制活性，且 IC_{50} 为 2～10 nmol/L。现在 Torin 1 被广泛用作自噬诱导剂。基于原始的 Torin1 骨架，通过系统的药物化学探索，产生了具有更好药代动力学特性的 Torin2，它完善了 Torin 1 的不良特性，如合成产量低、水溶性差及口服生物利用度低（Thoreen et al.，2009）。

　　Sapanisertib（MLN0128，INK-128，TAK-228）是采用合理药物设计研制而成的一种口服泛 mTORC 抑制剂，对 mTOR 激酶具有亚纳摩尔浓度抑制作用。因在临床前体外和体内模型中显示出较强的抗肿瘤活性，该药已进入临床试验阶段。目前已完成了 Sapanisertib 针对复发性或难治性多发性骨髓瘤和非霍奇金淋巴瘤患者的 I 期剂量递增研究，以及与 Aurora A 激酶抑制剂 Alisertib 联合治疗晚期实体瘤的 I 期剂量递增研究。

截至目前，研究人员已经开发出多种 mTORC 抑制剂，并通过一系列优化程序以提高化合物的溶解度和药代动力学性质，包括 OSI-027、KU-0063794、Palomid 529（P529）、WAY-600、WYE-687 和 WYE-354 等，这些已报道的化合物显示出优异的 mTORC1/mTORC2 抑制活性和疾病治疗特性，并且许多已进入临床试验阶段（图 4.4）。

PP242
mTOR IC$_{50}$= 8 nmol/L

AZD8055
mTOR IC$_{50}$= 0.8 nmol/L

Torin1
mTOR IC$_{50}$= 3 nmol/L
mTORC1 IC$_{50}$= 2～10 nmol/L
$T_{1/2}$= 4 min
生物利用度= 5.49%

Torin2
mTOR IC$_{50}$= 2.81 nmol/L
mTORC1 IC$_{50}$= 2.1 nmol/L
生物利用度= 54%

MLN0128
mTOR IC$_{50}$= 1 nmol/L

OSI-027
mTOR IC$_{50}$= 4 nmol/L

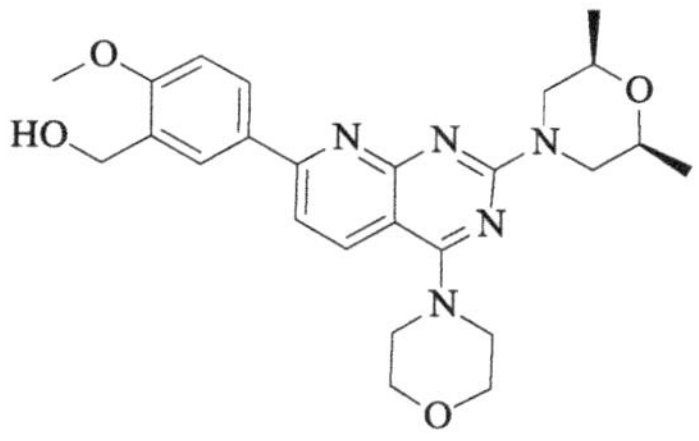

KU-0063794
mTORC1 IC_{50}= 10 nmol/L
mTORC2 IC_{50}= 10 nmol/L

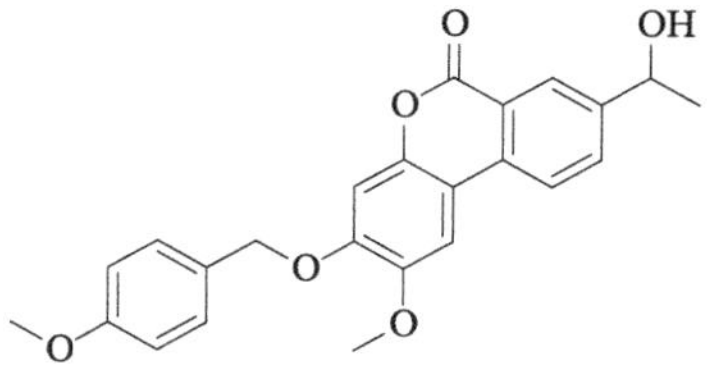

P529
mTOR IC_{50} = 5~15 μmol/L

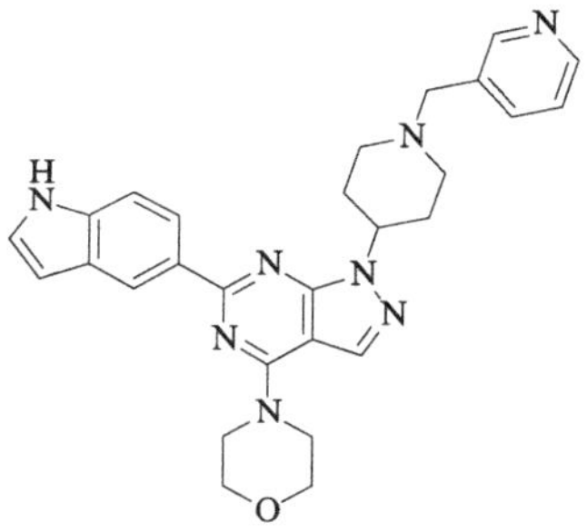

WAY-600
mTOR IC_{50}= 9 nmol/L

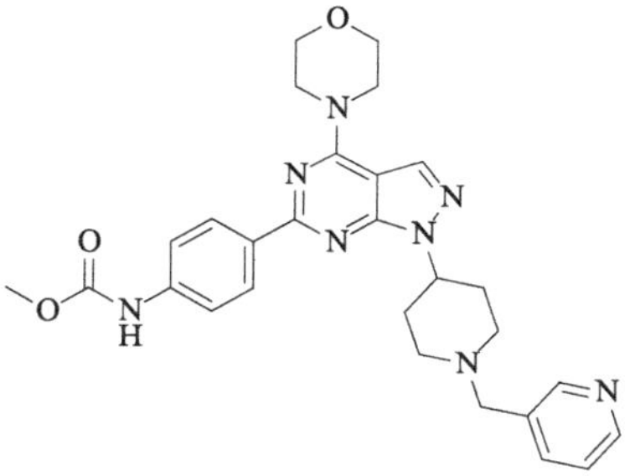

WYE-687
mTOR IC_{50}= 7 nmol/L

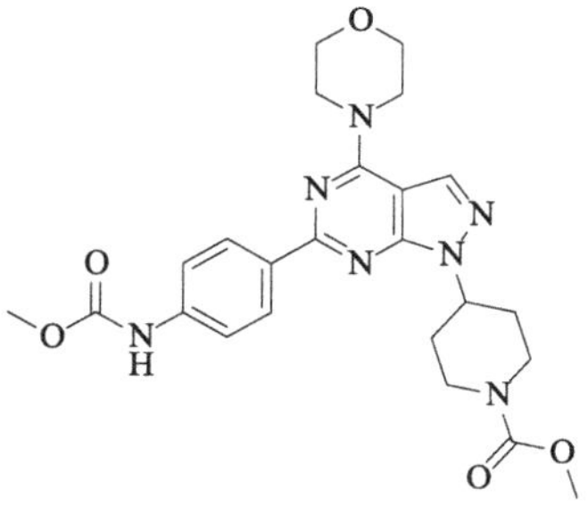

WYE-354
mTOR IC_{50}= 5 nmol/L

图 4.4　泛 mTORC 抑制剂药物化学结构式

4.3.5　mTORC1 复合物抑制剂

正常生理状态下，mTORC1 可激活蛋白质、脂质和核糖体的生物合成过程，并参与营养转运，还可激活其他响应营养、生长因子和细胞能量的过程。此外，mTORC1 可负调节自噬，在营养和能量充足的条件下，表达活跃的 mTORC1 可促进细胞生长，相反，当营养和能量缺乏时，mTORC1 信号传导的缺失导致细胞生长停滞和自噬的诱导，以恢复或维持能量和营养水平。

mTORC1 对雷帕霉素的抑制非常敏感，且 IC_{50} 在纳摩尔范围内。具体而言，雷帕霉素在哺乳动物细胞中与免疫亲和蛋白 FKBP12 相互作用形成复合物，然后 FKBP12-雷帕霉素复合物在 mTOR 中结合 FRB 结构域，从而抑制 mTORC1 激酶活性。然而，mTORC2 通常对雷帕霉素的抑制不敏感，其调节机制尚不清楚（Ben-Sahra et al.，2017）。尽管雷帕霉素是研究最广泛的 mTORC1 复合物抑制剂，但具有不良的药代动力学特性。幸运的是，已经设计并发现了一些雷帕霉素类似物，其中 Temsirolimus（CCI-779,IC_{50}=1.76 μmol/L）和 Everolimus（RAD001,IC_{50}=5～6 nmol/L）是两种典型的化合物，它们在临床前模型中对多种肿瘤显示出惊人的抗肿瘤作用；并且 Temsirolimus 于 2007 年获得 FDA 批准用于晚期肾细胞癌（RCC）的一线治疗，而 Everolimus 被 FDA 批准用于 Sunitinib 或 Sorafenib 治疗失败的晚期肾细胞癌患者的治疗（Roskoski，2021）。

对 3500 种已获批准和非专利的药物以及已知药理活性的化合物进行筛选后，确定了三种获准用于人类的药物 Amiodarone、Niclosamide 和 Perhexiline，这三种药物虽然不是 mTORC1 的直接抑制剂，但是也可以抑制 mTORC1 信号，从而诱导自噬，具有非常大的应用价值（图 4.5）。

Rapamycin
mTOR IC_{50}= 0.1 nmol/L

Temsirolimus
mTOR IC_{50}= 1.76 μmol/L

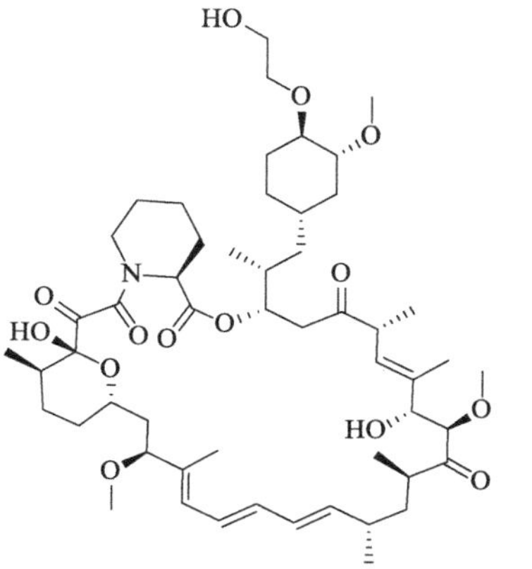

Everolimus
mTOR IC$_{50}$ = 5~6 nmol/L

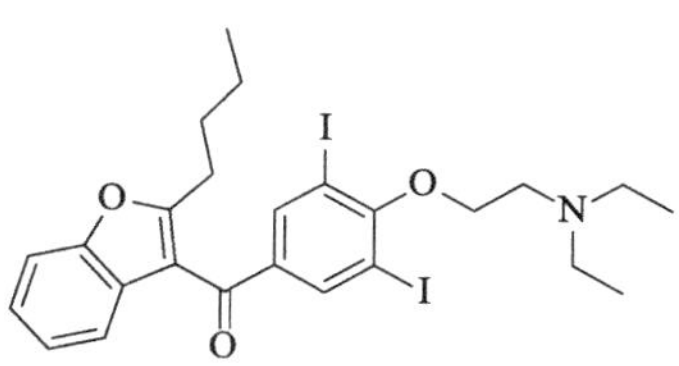

Amiodarone

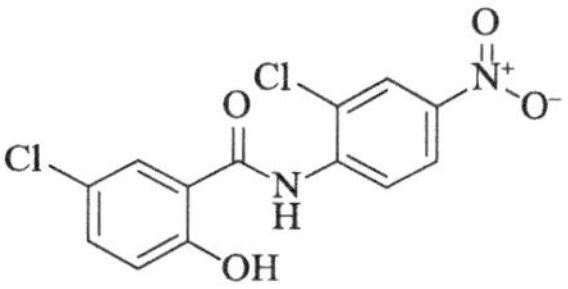

Niclosamide

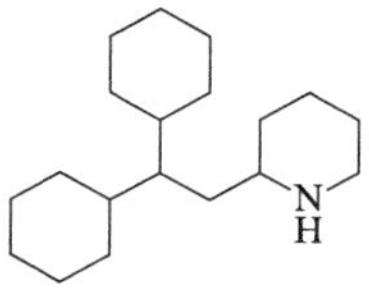

Perhexiline

图 4.5 mTORC1 复合物抑制剂药物化学结构式

4.4 靶向 p53 信号通路抑制剂

1. Etoposide

依托泊苷（Etoposide，又称 VP-16、VP-16-213），是鬼臼毒素的半合成衍生物，具有抗肿瘤性质。自 1971 年发现依托泊苷以来，其优异的抗肿瘤活性一直是药物化学领域关注的重点，现在已经是临床上常用的抗肿瘤药物。这种药物主要作用于细胞周期的 G$_2$ 期和 S 期，通过结合 DNA-拓扑异构酶 II 复合体，从而导致 DNA 双链断裂，在诱导细胞凋亡和自噬中发挥重要作用。依托泊苷通常与顺铂、卡铂、环磷酰胺等抗肿瘤药物联用，在治疗小细胞癌症、急性白血病、淋巴癌等肿瘤疾病中有着重要地位（Calvani et al.，2016）。

2. BIX-01294

甲基化转移酶是一类在调节生理功能方面具有重要作用的酶，广泛参与基因调控，与多种疾病的发生发展有密切联系。G9a 是一种甲基转移酶，和 GLP 是高度同源类似物。G9a 和 G9a 样蛋白（GLP）可以催化组蛋白 3 赖氨酸 9（H3K9）的甲基化过程，其过度表达和多种疾病相关。2007 年，Kubicek 等利用高通量筛选发现了化合物 BIX-01294，这是一种选择性 G9a 和 GLP 组蛋白甲基转移酶抑制剂，IC_{50} 分别为 1.9 μmol/L 和 0.7 μmol/L（Kubicek et al.，2007）。最初的研究表明，BIX-01294 不与辅因子 *S*-腺苷甲硫氨酸竞争，并在体外选择性地损害 G9a HMTase 和 H3K9me2 的生成。2010 年，Huang 等发现 G9a 和 GLP 可以甲基化 p53 中的 Lys373，从而导致二甲基化，表明甲基化酶 G9a 和 GLP 是癌症治疗潜在的靶点（Huang et al.，2010）。2013 年，Kim 等的研究表明 BIX 增强 GFP-LC3 斑点，LC3-II 和游离绿色荧光蛋白（GFP）形成（自噬激活标志）。BIX-01294 作为一种强自噬诱导剂，通过 EHMT2 / G9a 功能障碍和细胞内活性氧产生诱导自噬相关细胞死亡（Kim et al.，2013）（图 4.6）。

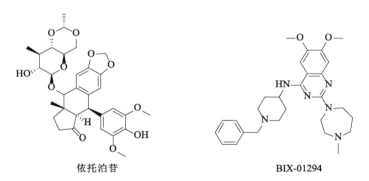

依托泊苷　　　　　　　　　　　BIX-01294

图 4.6　化合物依托泊苷和 BIX-01294 结构式

3. 8-氨基腺苷

8-氨基腺苷是一种嘌呤类似物，最初被发现可以降低细胞 ATP 水平和抑制 mRNA 合成，被广泛用作转录抑制剂（Shanmugam et al.，2009；Frey et al.，2010）。最近有研究表明，8-氨基腺苷可以阻断 Akt/mTOR 信号，诱导转移性乳腺癌的 p53 非依赖性的细胞凋亡和自噬（Polotskaia et al.，2012）。作为一种新型的核苷酸类探针，8-氨基腺苷在结构优化上具有极大的潜力，但仍需更多的后续研究对其靶向性作进一步的探讨，确定其更多的药代动力学参数，为之后的结构修饰作基础。

4. Tenovin-6

sirtuin 家族蛋白属于蛋白质脱乙酰酶家族，该类蛋白可以调节 DNA 修复、染色体稳定性和寿命等，是一种对哺乳动物至关重要的蛋白家族。具有 7 个亚型，其中 sirtuin1 和 sirtuin2 被称为沉默信息调节因子，参与多种代谢过程，尤其是细胞代谢凋亡，使得它成为一个潜在的治疗靶点。最开始，研究人员从 4000 多种化合物中进行试点筛选，然后从 3000 多种化合物中发现了先导化合物 Tenovin-1。进一步研究表明，使用该化合物可以增加细胞中 p53 蛋白的含量，以及 p21CIP/WAF1 蛋白和 mRNA 的水平。机理实验证明该化合物可诱导内源性 p53 依赖性启动子的表达，阻断 MDM2 蛋白对 p53 的降解。然而，Tenovin-1 的水溶性差，限制了它的应用。为了提高其水溶性，进一步的构效关系研究表明，向酰胺基团引入水溶性基团可以有效提高其水溶性，因此，发现了化合物 Tenovin-6，其水溶性是 Tenovin-1 的 7 倍（Lain et al.，2008；Yuan et al.，2017）。Tenovin-6 作为一种有效的自噬抑制剂，可以增加不同细胞系中 LC3-Ⅱ水平，还可以抑制 sirtuin1 和 sirtuin2，IC_{50} 分别为 21 μmol/L、10 μmol/L。Tenovin-6 可以诱导葡萄膜黑色素瘤的细胞凋亡，是一种极具前景的自噬抑制剂（Dai et al.，2016）（图 4.7）。

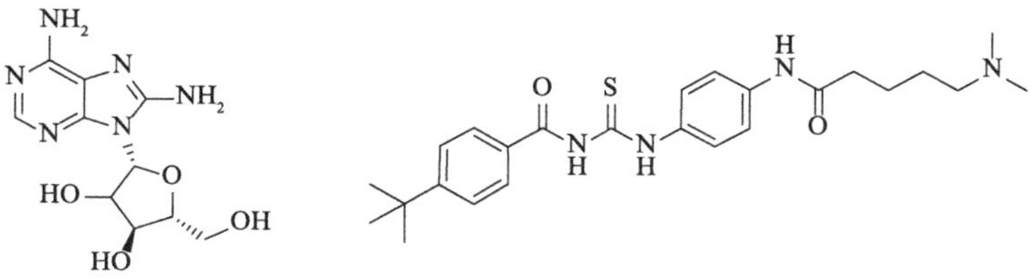

图 4.7　化合物 8-氨基腺苷和 Tenovin-6 结构式

4.5　靶向 AMPK 信号通路抑制剂/激动剂

4.5.1　AMPK 抑制剂

1. Dorsomorphin

骨形态发生蛋白（bone morphogenetic proteins，BMP）是一类和 DNA 的合成、细胞复制相关的功能蛋白，在胚胎发育中起着重要作用。研究人员在筛选干扰斑马鱼背腹轴形成的化合物时发现了化合物 Dorsomorphin（Yu et al.，2008），它可以选择性抑制 BMP I 型受体 ALK2、ALK3 和 ALK6 的活性，阻断 BMP 介导的 SMAD1/5/8 磷酸化、靶基因转录和成骨分化，被广泛用作 AMPK 和 BMP 信号传导的小分子抑制剂（Guo et al.，2014；Saito et al.，2012）。

2. GSK-690693

丝氨酸/苏氨酸激酶（Akt）又称蛋白激酶 B，是一种在癌症发生发展中有重要作用的蛋白质。在许多癌症如乳腺癌、前列腺癌、皮肤癌等中可以检测到异常激活的 Akt 信号，因此 Akt 是一个非常有潜力的抗癌靶点。2008 年，Heerding 等基于已发现的 Akt 抑制剂，通过对其作用口袋的探索，发现了先导化合物 x。通过进一步的构效关系表明修饰 R7 位点可以提高效力，向 R4 位点引入空间位阻元件可以提高选择性，最终发现化合物 GSK-690693（Heerding et al.，2008）。作为一种泛 Akt 抑制，GSK-690693 对 Akt1、Akt2 和 Akt3 的 IC_{50} 分别为 2 nmol/L，13 nmol/L 和 9 nmol/L。同时，GSK-690693 也是一种 AMPK 抑制剂，可以影响 ULK1 的活性，从而作为一种自噬抑制剂。也有研究证明，GSK-690693 可以抑制急性淋巴细胞白血病细胞系的生长和诱导细胞凋亡，因此 GSK-690693 是一个非常有潜力的抗癌分子（图 4.8）（Levy et al.，2009）。

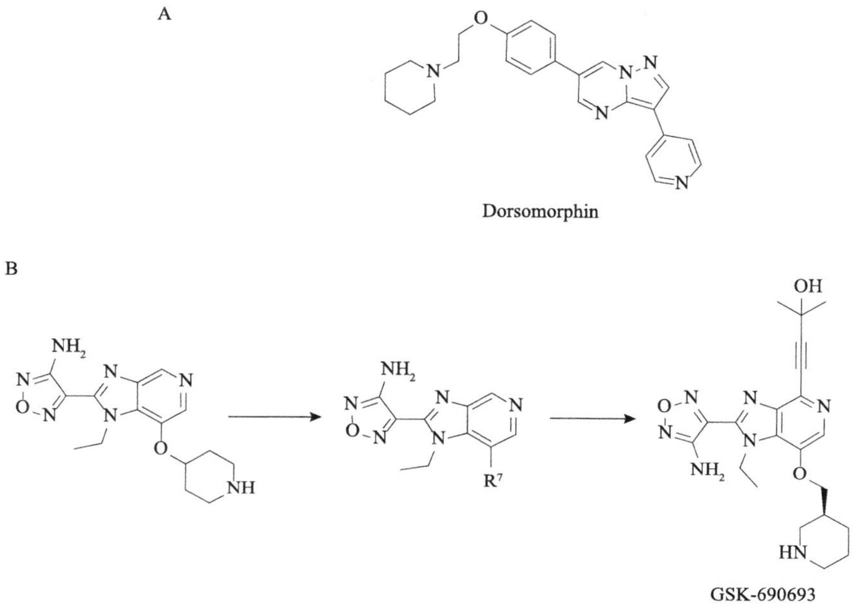

图 4.8　AMPK 抑制剂的药物化学结构式

4.5.2　AMPK 激动剂

1. 二甲双胍

　　二甲双胍是一种常见的治疗 2 型糖尿病的一线药物，近年来有研究指出二甲双胍可以显著抑制肿瘤生长，并且在抗衰老和治疗心血管疾病方面也有作用。双胍类是一种从山羊豆中提取出来的化合物，20 世纪 20 年代，二甲双胍被首次报道，在随后的研究中发现它具有降糖作用，但直到 90 年代才获得 FDA 的上市批准。二甲双胍作为一种 AMPK 激动剂，其作用机制复杂，有很多的研究表明二甲双胍的药理功能是通过自噬来发挥的。也有研究表明，二甲双胍通过多种信号途径诱导自噬，包括 AMPK/mTOR、AMPK/CEBPD、AMPK/ULK1 和 AMPK/miR-221 等（Lu et al., 2021）。目前，二甲双胍在乳腺癌（NCT04559308、NCT04387630、NCT01980823、NCT04741204）、结肠癌（NCT03359681）、胸部肿瘤（NCT03477162）或前列腺癌（NCT02176161、NCT02339168）的临床研究正在进行中。

除了二甲双胍，现在还有一些其他双胍类的衍生物如苯乙福明 D5、二甲双胍 D6 等都被发现和自噬有关。这使得双胍类药物大放异彩，越来越多的研究将自噬与该类型药物联系在一起，此类药物是目前药物研究的热点之一。

2. RSVA405

RSVA405 是一种具有口服活性的 AMPK 激活剂，EC_{50} 为 1 μmol/L。研究人员首先通过化合物库筛选了一百多种和白藜芦醇结构相似的化合物，鉴定出了化合物 RSVA405。RSVA405 会显著增强 AMPK 靶标 CREB 在 Ser133 处的磷酸化水平，并且通过靶向 AMPK 增加其在 Thr172 处的磷酸化并促进其活化。进一步研究表明，RSVA405 促进 AMPK 的 CaMKKβ 依赖性激活，从而抑制 mTOR 活性，促进自噬以增加淀粉样蛋白-β 肽的降解（Vingtdeux et al.，2011）。近来也有研究表明，RSVA405 通过抑制 STAT3 活性表现出抗炎作用，还可用于肥胖症的研究（Capiralla et al.，2012）。

3. GSK621

GSK621 是一种特异性的 AMPK 激活剂，这种噻吩哌酮类衍生物可以激活 AMPK 重组异源三聚体。2015 年，Pierre Sujobert 等的研究表明 GSK621 诱导的细胞毒性需要急性髓系白血病（AML）细胞特有的 mTORC1 激活；真核启动因子 2α（eukaryotic translation initiation factor 2α，EIF2α）/激活转录因子 4（activating transcription factor 4，ATF4）信号通路也参与了 AML 的合成致死性。他们的研究还表明，GSK621 可以杀死 AML 细胞，并保留正常的造血祖细胞（Sujobert et al.，2015）。另外，最近的一项研究表明 GSK621 激活了成骨细胞的细胞保护性自噬并改善了 H_2O_2 诱导的成骨细胞损伤。GSK621 通过激活自噬引起细胞毒性，诱导的 AMPK 激活抑制了 HEK293 细胞的 mTORC1 活性，这为研究治疗 AMPK 激活的癌症提供了有希望的治疗方案（图 4.9）（Liu et al.，2017）。

二甲双胍　　　　　　　　　　盐酸苯乙双胍　　　　　　　　　　二甲双胍D6

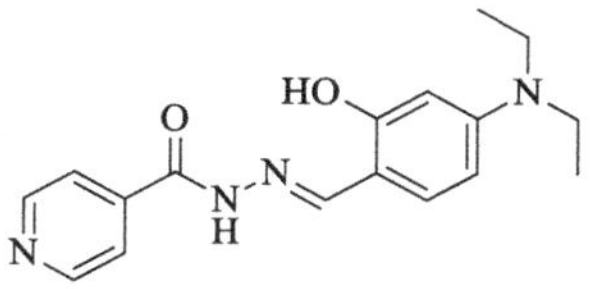

RSVA405 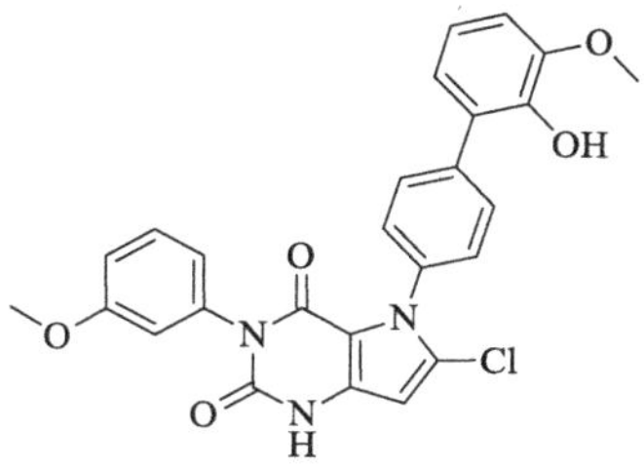　　　　　　　　GSK621

图 4.9　AMPK 激动剂的药物化学结构式

4.6　溶酶体抑制剂

溶酶体是细胞内重要的细胞器，内含多种酸性水解酶。在自噬发生的晚期，不论是宏自噬、微自噬，还是分子伴侣介导的自噬，自噬体中的"货物"最终都将在溶酶体内降解。溶酶体在自噬和其他细胞代谢过程中都发挥了至关重要的作用，自噬过程中溶酶体功能障碍与某些慢性感染性疾病、心血管疾病、神经变性疾病、溶酶体贮积症、肿瘤生长和耐药、衰老等密切相关。因此，溶酶体功能调节剂对某些疾病具有潜在的价值。

Clomipramine（CMI）是一种广泛使用的三环类抗抑郁药，主要作用在于阻断中枢神经系统去甲肾上腺素和 5-羟色胺的再摄取。最近有研究报道，CMI 破坏了初级分离神经元中自噬小体的形成和降解。CMI 处理的小鼠肝脏中的 LC3-Ⅱ 和 p62 均显著增加，随后用溶酶体抑制剂孵育 CMI 处理过的小鼠样品中，发现 LC3-Ⅱ 和 p62 积累并没有增加，这表明 CMI 可以阻断自噬通量。去甲氯米帕明（DCMI）是 CMI 的生物活性代谢产物，可以阻断肿瘤细胞中自噬体与溶酶体的融合，阻止降解，从而阻断自噬通量，增加化疗药物（如多柔比星）的细胞毒性反应。

ARN5187 是一种通过高通量筛选出来的溶酶体亲和型核受体 REV-ERBβ 的配体化合物，它对 REV-ERB 和自噬具有双重抑制活性，通过扰乱溶酶体的功能，在后期阻止自噬过程，同时，它还抑制 REV-ERB 介导的对生物钟和代谢的转录调控。ARN5187 和氯喹的细胞毒性反应的 EC_{50} 值分别为

23.5 μmol/L±7.3 μmol/L 和 4100 μmol/L，表明 ARN5187 的细胞毒性比临床上相关的溶酶体自噬抑制剂氯喹更强，也具有更强的诱导凋亡作用（De Mei et al.，2015）。这种多功能的 REV-ERB 和自噬抑制剂为发现新的抗癌药物做出了一定的贡献。

氯喹和羟氯喹都是 4-氨基喹啉类药物，主要用于预防或治疗疟疾感染及自身免疫性疾病。已知这种弱碱性亲脂化合物可以在溶酶体中积累，且在溶酶体内的浓度很容易达到 20 mmol/L 以上，导致溶酶体碱化，抑制降解酶的活性，从而抑制了自噬。但是，最近有研究发现，氯喹主要是通过损害自噬小体与溶酶体的融合来抑制晚期自噬，可以在不影响溶酶体酸性的情况下抑制自噬小体的整体降解。可能的原因是氯喹导致了高尔基体和溶酶体系统的严重紊乱。许多临床前研究表明，氯喹和羟氯喹可以有效地抑制自噬，并可用于癌症的治疗，联合使用舒尼替尼、贝伐单抗和奥沙利铂等药物时，都增加了这些化疗药物的抗增殖作用和细胞毒性，并且抑制了耐药性的形成（Ferreira et al.，2021）。

Bafilomycin A1 是一种大环内酯类抗生素，研究发现它对自噬体与溶酶体的融合和自溶酶体酸化都有影响。一方面，Bafilomycin A1 作为溶酶体质子泵 V-ATPase 抑制剂，抑制了溶酶体管腔酸化和溶酶体酶激活；另一方面，Bafilomycin A1 又抑制了内质网钙泵 Ca-P60A/ATP2A/SERCA，影响了自噬体与溶酶体融合。因此，Bafilomycin A1 在癌症治疗中表现出良好的前景，可通过抑制自噬增强氟尿嘧啶诱导的 SGC-7901 胃癌细胞凋亡。此外，也有研究报道 Bafilomycin A1 通过抑制自噬进而抑制了前列腺癌细胞的侵袭（Michel et al.，2013）。

塞来昔布是一种环氧合酶 2（cyclooxygenase-2，COX2）抑制剂，作为非甾体抗炎药常用于治疗骨关节炎和类风湿关节炎。最近的研究表明，塞来昔布对实体瘤具有抗肿瘤作用，且可以增强化疗和放疗的疗效。这种抗肿瘤作用与细胞周期停滞、细胞凋亡和自噬有关，具体表现在塞来昔布可以通过改变溶酶体的 pH 来影响溶酶体功能，从而抑制自噬。与其他自噬抑制剂类似，塞来昔布增强了化疗药物伊马替尼对慢性髓细胞性白血病细胞 KBM5-T315I 的细胞毒性，促进了细胞凋亡（Lu et al.，2016）。然而有趣的是，塞来昔布在慢性髓细胞性白血病和骨肉瘤等肿瘤细胞中，对自噬的影响与实体瘤相反，它可以通过诱导细胞凋亡和细胞周期停滞抑制肿瘤细胞增殖，也可以诱导细胞保护性的自噬，并且使用其他自噬抑制剂也能增强塞来昔布的抗肿瘤活性。除此之外，塞来昔布还可以降低结肠癌和直肠癌的发病率，已被 FDA 批准用于治疗家族性腺瘤性息肉病（familial adenomatous polyposis，FAP）。

VATG-032（EC_{50}=5 μmol/L，IC_{50}=27 μmol/L）和 VATG-027（EC_{50}=0.1 μmol/L，IC_{50}=0.7 μmol/L）是经过高通量筛选已知的抗疟疾化合物，包括溶酶体抑制剂，再通过药物结构优化得到的吖啶类化合物。VATG-032 和 VATG-027 可通过使溶酶体碱化，从而阻断自噬通量，具有比氯喹更强的自噬抑制作用。然而，VATG-027 的自噬抑制作用比 VATG-032 强，但它的毒性作用也更强（Goodall et al.，2014）。除此之外，自噬相关基因的敲除对细胞毒性没有影响，表明抑制自噬的能力与化合物的细胞毒性是分开的（McAfee et al.，2012），这种有效的自噬抑制剂在癌症治疗中是一种良好的佐剂。

Lys01 是通过合理药物设计得到的一种二聚氯喹衍生物，是一种新的溶酶变性剂，而 Lys05 能更有效地积累在溶酶体内并使之脱酸，从而抑制自噬和肿瘤生长。在两个黑色素瘤异种移植模型和结肠癌异种移植模型中，间歇性高剂量或长期低剂量的 Lys05 会导致溶酶体 pH 显著升高，从而阻止自噬并产生细胞毒性，因此，其效力是羟氯喹的十倍（Cho et al.，2018）。由于自噬抑制剂可能会被纳入一种或多种抗癌疗法的组合方案中，因此在低剂量和间歇剂量下观察到具有抗肿瘤活性的 Lys05 及其衍生物是一类具有巨大应用潜力的化合物。

苦参碱是从中药苦参中提取的一种天然化合物。近年来，苦参碱被报道对多种癌症具有抗肿瘤作用，且无明显副作用，但其抗增殖作用的分子机制尚不清楚。有研究报道，苦参碱可通过抑制溶酶体蛋白水解酶的功能来抑制自噬，进而导致自噬介导的线粒体代谢异常，从而抑制了胰腺癌细胞的增殖（Du et al.，2020）。此外，在乳腺癌 MCF-7 细胞中，苦参碱可通过 Akt/mTOR 通路诱导细胞凋亡和自噬来抑制癌细胞增殖。苦参碱目前在中国被用作一种辅助手段，以提高乳腺癌患者的 5 年生存率和生活质量，并增强他们的免疫力。苦参碱对于自噬的影响可能和细胞类型有关。

Lucathone 是一种硫杂蒽酮类化合物，最初被合成用于抗血吸虫，随着对 Lucathone 的研究越来越深入，研究人员发现这种化合物具有特殊的作用。目前的研究表明，Lucathone 是一种新型自噬抑制剂，可通过诱导溶酶体膜通透性改变，抑制自噬降解（Carew et al.，2011）。Lucathone 还具有抑制 DNA 修复、诱导细胞凋亡的作用。这些特殊的作用为 Lucathone 作为化疗或放疗的增敏剂提供了机会（图 4.10）。

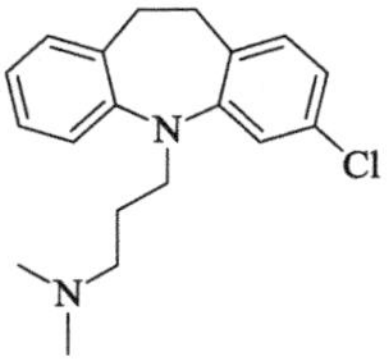

CMI

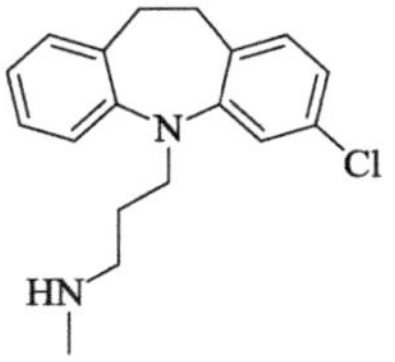

DCMI

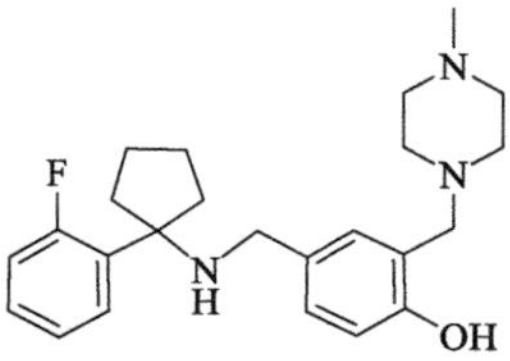

ARN5187

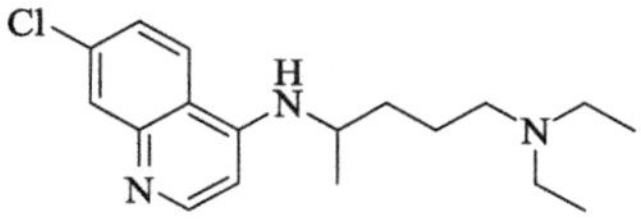

氯喹

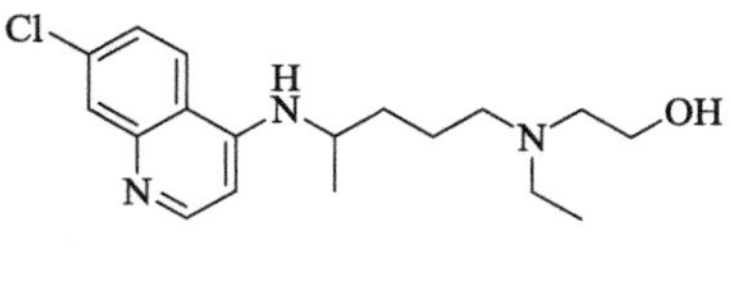

羟氯喹

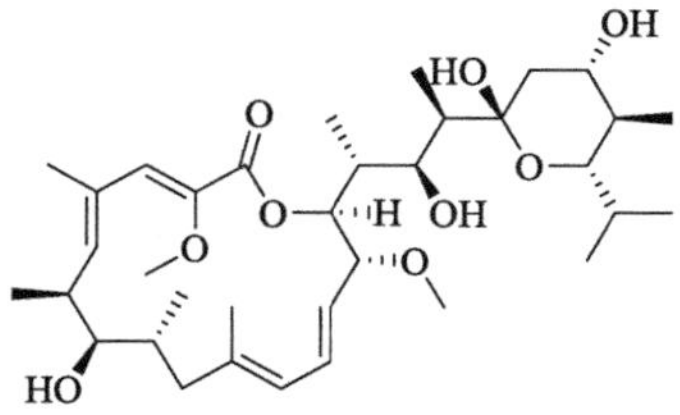

Bafilomycin A1

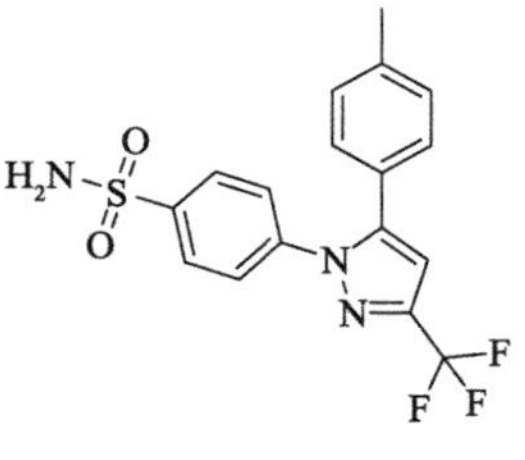

塞来昔布

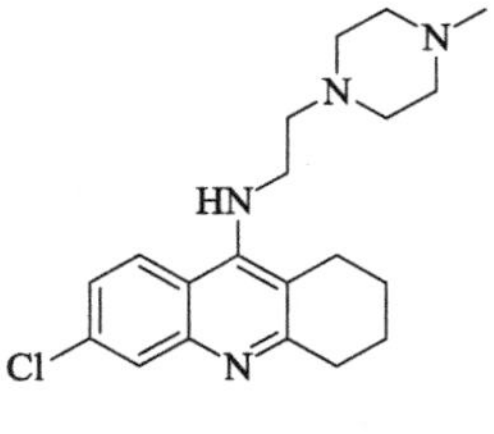

VATG-032

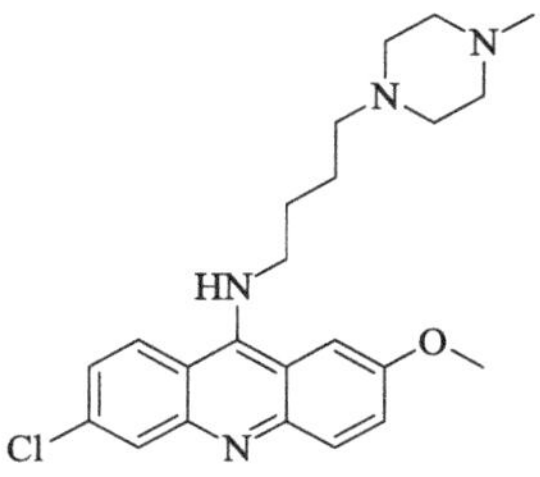

VATG-027

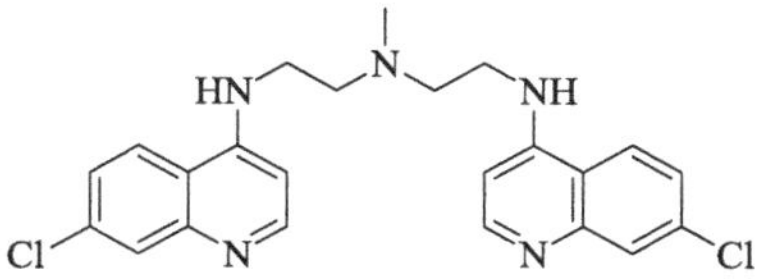

Lys01

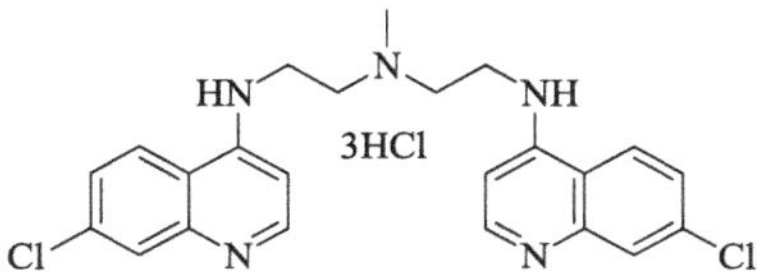

Lys05

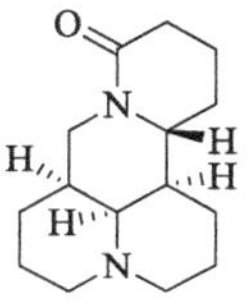

3HCl

苦参碱

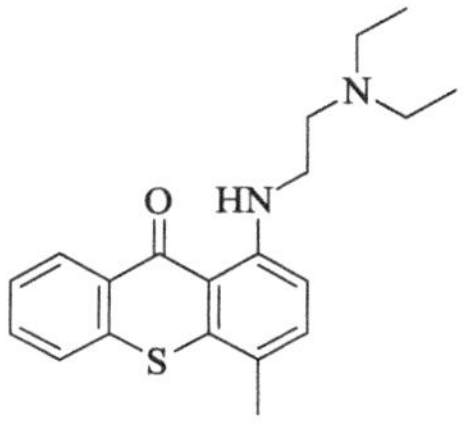

Lucathone

图 4.10　溶酶体抑制剂药物化学结构式

4.7　PIK3C3/Vps34 复合物抑制剂

PIK3C3/Vps34 复合体由 Vps34/PIK3C3、Vps15、BECN1/ATG6、AMBRA1、ATG14、UVRAG 等亚基构成。Vps34 是哺乳动物中的第Ⅲ类 PI3 激酶（PIK3C3），它使磷脂酰肌醇（PI）磷酸化，生成磷脂酰肌醇三磷酸（PI3P），这对于自噬前体结构的形成及自噬的启动至关重要。因此靶向 PIK3C3/Vps34 复合体的化合物对于自噬的调节具有重要意义。

SAR405 是经过一种新型的基于图像的高通量细胞表型筛选，再经过化学优化得到的一种高效的 Vps34 抑制剂（$IC_{50}=1.2$ nmol/L），对 Vps34 具有高度专一性。SAR405 可抑制饥饿或者 mTOR 抑制剂诱导的 HeLa 和 H1299 细胞自噬。有趣的是，SAR405 与 mTOR 变构抑制剂依维莫司有协同作用，可在体外阻止肾和肺肿瘤细胞的增殖（Pasquier，2015）。因此，SAR405 抑制自噬与化疗药物在多种癌症类型中的协同作用越来越值得研究。

PIK-Ⅲ是经过高通量筛选得到的一种双氨基嘧啶类 Vps34 抑制剂

（IC_{50}=18 nmol/L），对 Vps34 的选择性至少是 PI3Kα 和 mTOR 等相关脂蛋白激酶的 100 倍。PIK-Ⅲ可通过作用于 Vps34 抑制细胞自噬和 LC3 脂化，并且可防止细胞中自噬底物的降解。接下来，对 PIK-Ⅲ进行结构优化，得到了一系列具有良好活性的化合物，其中化合物 19，对抑制 Vps34 具有良好的活性（IC_{50}=15 nmol/L）、选择性和代谢稳定性（Honda et al.，2016）。

Vps34-in-1 是一种高选择性细胞通透性 Vps34 抑制剂（IC_{50}=25 nmol/L），Vps34-in-1 可抑制 Vps34 产生 PI3P，并且也是一种探索 Vps34 功能的有用工具。另有研究报道，Vps34-in-1 除了可通过 Vps34 抑制自噬之外，还抑制了囊泡转运和 mTORC1 信号传导，进而诱导 AML 细胞凋亡，但不能诱导正常 CD34^{+}造血细胞凋亡。这使我们对 AML 发病机制的认识更加深入，并可能成为新的治疗策略（图 4.11）。

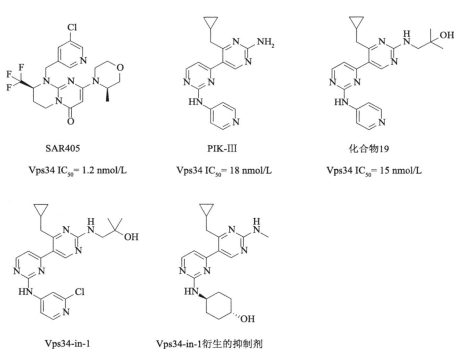

SAR405
Vps34 IC_{50}= 1.2 nmol/L

PIK-Ⅲ
Vps34 IC_{50}= 18 nmol/L

化合物19
Vps34 IC_{50}= 15 nmol/L

Vps34-in-1
Vps34 IC_{50}= 25 nmol/L

Vps34-in-1衍生的抑制剂
Vps34 IC_{50}= 110 nmol/L

图 4.11　PIK3C3/Vps34 复合物抑制剂药物化学结构式

4.8 ULK1-ULK2 复合物抑制剂

ATG1 在哺乳动物中有 5 个同源物，分别是 UNC-51 样激酶（ULK）1/2/3/4 和丝氨酸/苏氨酸激酶 36（STK36）。其中，只有 ULK1 和 ULK2 与自噬有关。哺乳动物的 ULK1/2 复合物由激酶 ULK1/2、ATG13、FIP200 和 ATG101 组成（Zachari et al.，2017）。ATG1/ULK 复合物的活性受营养和能量传感蛋白的调节，激活的 mTORC1 会磷酸化 ULK1/2 和 ATG13，抑制 ATG1/ULK 复合物活性；在饥饿时，mTORC1 活性被抑制，这会激活 ATG1/ULK1 复合物。激活的 ULK1/2 会促进 ATG13 和 FIP200 磷酸化以启动自噬。从功能的角度来看，ULK1/2 复合物在自噬的启动过程中有关键作用，因此抑制 ULK1/2 复合物的活性是抑制自噬的重要方法，将会是药物研发的感兴趣的目标。

SBI-0206965 是通过基于靶点的反向药理学方法筛选出来的高度选择性的 ULK1 激酶抑制剂，可以抑制 ULK1 介导的细胞内磷酸化事件，如 Vps34 和 BECN1 的磷酸化。它在体外对 ULK1 和 ULK2 的 IC_{50} 值分别为 108 nmol/L 和 711 nmol/L（Jung et al.，2010）。SBI-0206965 可抑制 mTOR 抑制引起的自噬，从而抑制营养剥夺后的细胞存活，并且当与 mTOR 抑制剂联合使用时，能产生细胞毒性作用，显著诱导细胞凋亡。因此，在癌症治疗中，将 ULK1 抑制剂（如 SBI-0206965）与 mTOR 抑制剂联合使用，是一种能降低 mTOR 使用剂量的新方法。

MRT67307 是一种 TBK1 抑制剂，对已知的激酶抑制剂进行体外筛选后发现，MRT67307 及其类似物 MRT68921 也能高效抑制 ULK1/2，MRT67307 对 ULK1 和 ULK2 的 IC_{50} 分别为 45 nmol/L 和 38 nmol/L。事实上，MRT68921 是一种更有效的抑制剂，对 ULK1 和 ULK2 的 IC_{50} 分别为 2.9 nmol/L 和 1.1 nmol/L。虽然这两种 MRT 化合物在体外和细胞内都能抑制 ULK1，也能阻断自噬，但是对 ULK1/2 的特异性不高，对 AMPK 及其他激酶也有抑制作用。

为了获得 ULK1 激酶结构域的结构信息，Lazarus 等在体外筛选可以稳定 ULK1 蛋白的小分子，得到了化合物 1，它既可稳定又可抑制 ULK1，IC_{50} 为 160 nmol/L。随后在晶体结构的指导下，对化合物 1 进行结构优化，合成了一系列吡唑氨基喹唑啉类衍生物，其中化合物 6 活性显著提高，IC_{50} 为 8 nmol/L，但较差的选择性限制了它在细胞检测中的进一步应用。随后他们又以氨基嘧啶类化合物 BX-795 为先导化合物开发了对 ULK1 更具选择性的抑制剂，且这些化合物对自噬都有抑制作用（Lazarus et al.，2015）。

特别地，基于 ULK1 的晶体结构，Wood 等通过电子高通量筛选，确定 SR-17398（IC_{50}=22.4 μmol/L）为中等活性的 ULK1 抑制剂。随后使用基于结构的合理药物设计对 SR-17398 进一步修饰和结构优化，得到了更有效的 ULK1 抑制剂 SR-20295（IC_{50}=45 nmol/L）。SR-20295 有望开发成选择性 ULK1 分子探针，以评估选择性靶向自噬是否是一种有效的抗癌策略（图 4.12）（Wood et al.，2017）。

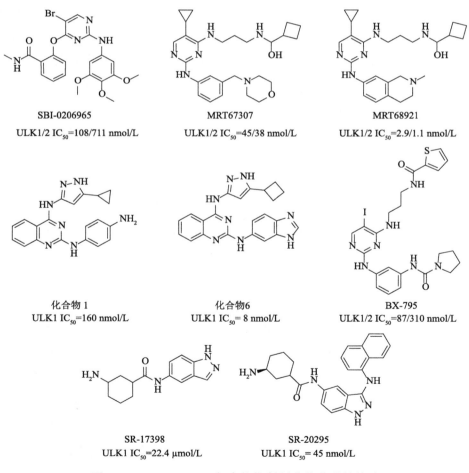

SBI-0206965
ULK1/2 IC_{50}=108/711 nmol/L

MRT67307
ULK1/2 IC_{50}=45/38 nmol/L

MRT68921
ULK1/2 IC_{50}=2.9/1.1 nmol/L

化合物1
ULK1 IC_{50}=160 nmol/L

化合物6
ULK1 IC_{50}=8 nmol/L

BX-795
ULK1/2 IC_{50}=87/310 nmol/L

SR-17398
ULK1 IC_{50}=22.4 μmol/L

SR-20295
ULK1 IC_{50}= 45 nmol/L

图 4.12　ULK1-ULK2 复合物抑制剂药物化学结构式

4.9　ATG4 抑制剂/激动剂

4.9.1　ATG4B 抑制剂

1. NSC185058

NSC185058 是从自噬小分子库里筛选出来的 ATG4 抑制剂。作为第一代 ATG4 抑制剂，它可抑制 LC3 脂质化和自噬，并抑制骨肉瘤和胶质母细胞瘤的体内生长（Akin et al.，2014；Huang et al.，2017）。尽管 NSC185058 在治疗肿瘤方面显示出较好的潜力，但目前它的药代动力学和体内活性等参数尚未有报道。作为一个有潜力的自噬相关的化学探针，其分子结构并不复杂，有进一步被优化和修饰的空间。

2. LV-320

LV-320 是一种非竞争性 ATG4 抑制，IC_{50} 值为 24.5 μmol/L，K_d 值为 16 μmol/L。Bosc 等基于计算机建模技术预测了 ATG4 蛋白的 4 个可成药性靶点，可以通过干扰 LC3B-ATG4B 相互作用发挥抑制 ATG4 的作用。基于以上研究，该团队利用大规模计算机筛选，从两个小分子数据库（美国国家癌症研究所的 230 000 种化合物和 ChemBridge 的 500 000 种化合物）中预测了 100 余种有效化合物，其中发现了先导化合物 x，化合物 x 可以抑制 LC3B 的切割并减少自噬的发生。进一步的构效关系研究表明，苯胺上的 N 原子对活性并无影响；二硫代缩醛连接两端，一端连羧基提高活性，一端连苯基提高亲脂性；喹啉环氯原子的引入减少了潜在的毒性。最终，发现了最优化合物 LV-320。LV-320 变构结合 ATG4B，并且对 ATG4 亚型具有很好的选择性。体内外研究表明，LV-320 可降低自噬通量，具有高生物利用度和高活性，这为进一步研究自噬相关的 ATG4 抑制剂提供了新的见解（Bosc et al.，2018）。

3. S130

S130 是一种高亲和力的 ATG4B 抑制剂，IC_{50} 值为 3.24 μmol/L。Fu 等利

用计算机筛选和体外测定从一个小分子数据库发现了化合物 S130。该化合物和 ATG4B 具有很高的亲和力，可以抑制 ATG4B 的活性，而不抑制其他蛋白酶的活性。进一步的研究也表明 S130 不会造成自噬体融合损伤和溶酶体功能障碍，并且对结直肠癌细胞的生长也有抑制作用。这使得 S130 成为一个极具潜力的新型小分子候选药物（图 4.13）（Fu et al.，2019）。

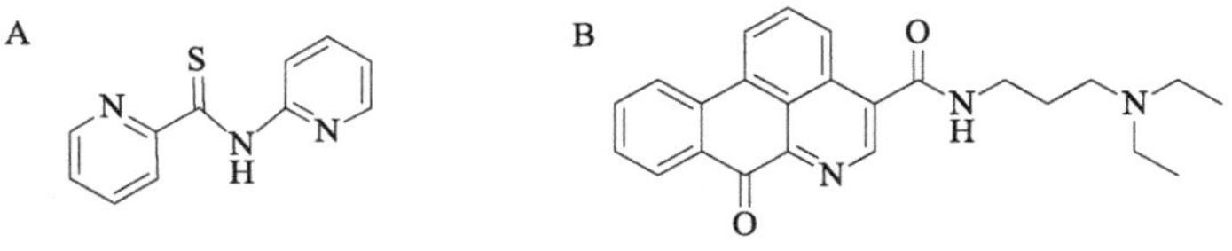

NSC185058　　S130

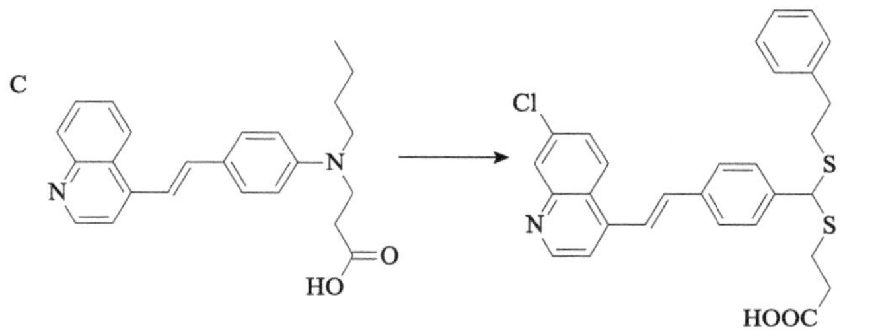

LV-320

图 4.13　ATG4B 抑制剂药物化学结构式

4.9.2　ATG4B 激动剂

目前仅报道了两种小分子 ATG4B 激动剂。一种是曲霉酚酸酯（As）衍生物 *N*-苯甲酰基-*O*-（*N'*-（1-苄氧羰基-4-哌啶基羰基）-*d*-苯基丙烷醇）-*d*-苯丙氨酸醇（BBP），这是第一个被报道的 ATG4B 激动剂，与 As 相比，其溶解度更高；As 和 BBP 的溶解度值分别为 3.5 μmol/L 和 289.7 μmol/L。值得注意的是，研究人员发现人乳腺肿瘤 MCF-7、T47D 和 MDA-MB231 细胞对 BBP 的刺激更敏感，表明 BBP 对这些人乳腺肿瘤细胞具有更强的选择性。进一步的研究表明，BBP 可以通过诱导 MCF-7 细胞的自噬细胞死亡产生生长抑制作用，但并不影响细胞凋亡。有趣的是，MCF-71 细胞中 BBP 诱导的自噬与 Akt-mTOR 信号传导无关；它被证实通过 c-Jun N 端激酶（JNK）激活和 JNK 依赖性 ROS 产生诱导自噬。BBP 通过 ATG4 蛋白的上调引起自噬。然而，该机制仍未被完全了解。

除了优化天然产物以开发 ATG4B 激动剂外，目前计算机分析和实验验证的组合还致力于发现潜在的新型 ATG4B 靶向药物。候选药物氟苯达唑是一种 FDA 批准的小分子药物，通过分子对接模拟的虚拟筛选被选为具有最佳的抗增殖效果。分子对接显示氟苯达唑与 ATG4B 结合，构象最佳。它与残基 Lys259 和 Glu17 形成疏水相互作用。在氟苯达唑-ATG4B 配合物上成功进行了分子动力学（MD）模拟。用 750 nmol/L 氟苯达唑处理 24 h 导致 MDA-MB-50 细胞中几乎 231% 的抑制。氟苯达唑被鉴定为诱导与 ROS 产生有关的自噬细胞死亡；它可能调节 ATG4-LC3 信号传导。所有这些发现将为开发 ATG4 激动剂提供基础。新型 ATG4B 激动剂似乎具有与氟苯达唑相似的机制，但具有更好的抗肿瘤活性，特别是在三阴乳腺癌细胞系中（图 4.14）。

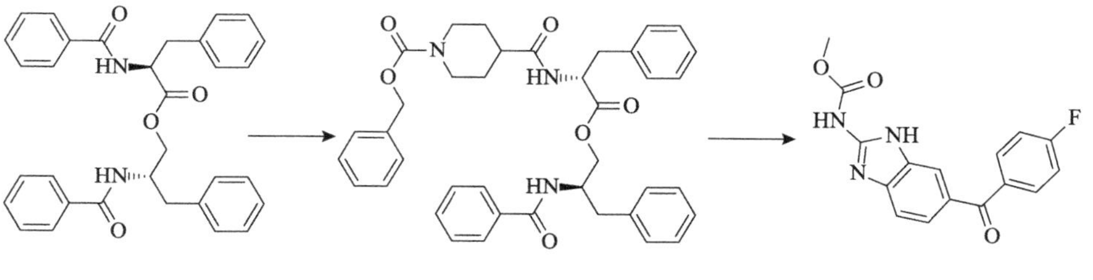

图 4.14　ATG4B 激动剂化学结构式

4.10　ATG7 抑制剂

4.10.1　吡唑并嘧啶氨基磺酸酯

Huang 等基于高通量筛选发现先导化合物 x，随后对其构效关系进行探究，发现 7 位取代基是选择性靶向的关键，因此合成了一系列类似物。因为硫醚独特的二面角性质使得连接的芳香基团可以更好地深入结合口袋；对核苷类似物的呋喃部分研究发现，脱氧核苷可以提高其化学稳定性和细胞活性，最终得到了具有很好效果的硫醚取代的化合物 2。研究表明化合物 2，对 ATG7 的 IC_{50} 值为 62 nmol/L，对 LC3B 的 IC_{50} 值为 659 nmol/L，该类化合物可以作为研究 ATG7 抑制剂的新型工具分子（图 4.15）（Huang et al.，2020）。

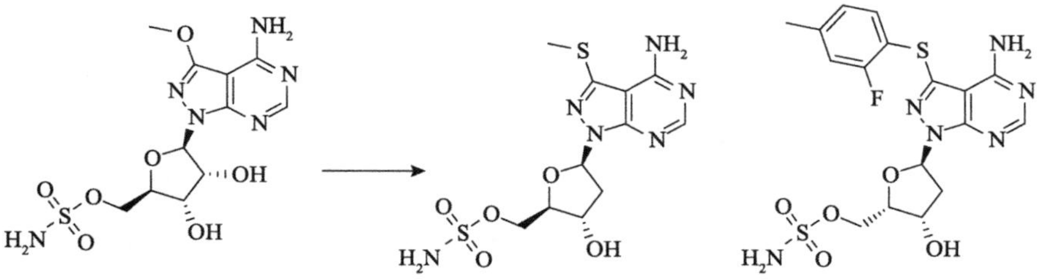

图 4.15　吡唑并嘧啶氨基磺酸酯的化学结构式

4.10.2　β咔啉衍生物

　　β 咔啉衍生物作为一种潜在的抗肿瘤药物，对其结构的修饰和优化一直以来都是研究的热点。Ao 等基于之前的构效关系研究发现了 β 咔啉结构中几个重要的修饰位点。其中，对 R1、R2 和 R3 位点的修饰，可以显著提高抗肿瘤活性和水溶性。R3 位点无取代基的化合物只在 786-0 和 HT-29 细胞系中显示活性，在其他肿瘤细胞中无活性。而 R3 位点有取代基的化合物在其他肿瘤细胞中显示出抗增殖活性，这导致了强效药效团苯丙基的发现。同时，适当的基团取代 R2 位点也能提高抗肿瘤活性。另外，R1 位点引入甲基哌嗪环，在体内和体外对结直肠肿瘤都有很好的抗肿瘤效果。以上的研究最终导致了化合物 x 的发现，其在多种肿瘤细胞中都显示出较好的活性。进一步的研究发现化合物 x 通过 ATG5/ATG7 信号通路促进自噬细胞死亡，可以抑制小鼠结直肠肿瘤生长（Ao et al.，2023）。尽管作为一类有希望的衍生物，但自噬信号传导如何调节这些途径导致细胞死亡仍不清楚，需要未来更进一步的研究（图 4.16）。

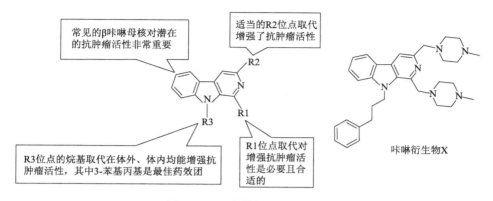

图 4.16　β 咔啉衍生物的修饰

4.11　钙通道阻滞剂

4.11.1　维拉帕米

维拉帕米（verapamil）是一种非常常见的钙通道阻滞剂，同时也是第一代具有口服活性的 P 糖蛋白抑制剂，临床上常用来治疗心血管疾病。近年来也有研究表明维拉帕米可用于治疗糖尿病，通过阻滞 L 型钙通道，减少细胞内游离钙离子浓度而抑制 TXNIP 在胰腺 β 细胞的功能，抑制胰腺 β 细胞凋亡，从而促进胰岛素合成和分泌（Ovalle et al.，2018）。Williams 等通过对 5 种钙通道阻滞剂的研究，发现了维拉帕米可以诱导自噬，而这类药物比雷帕霉素更安全，耐受性更好，这为进一步研究自噬相关的药物提供了新的见解（Williams et al.，2008）。Pajak 等证明了维拉帕米可以诱导结肠腺癌 COLO 205 细胞中的自噬，使得维拉帕米有望成为新的有潜力的抗癌药物（Pajak et al.，2012）。

4.11.2　非洛地平

非洛地平（felodipine）是一种二氢吡啶类的选择性钙通道阻滞剂，主要用于抗高血压。非洛地平竞争性结合二氢吡啶位点，抑制小动脉平滑肌细胞外的 Ca^{2+} 内流，以此来降低血压（Cooperative Study Group et al.，1987）。Siddiqi

等发现非洛地平诱导小鼠大脑中的自噬并清除各种容易聚集的神经退行性变性疾病相关蛋白（Siddiqi et al.，2019）。最近，Zhang 等发现非洛地平可增强氨基糖苷类药物对耐甲氧西林金黄色葡萄球菌、持久菌和生物膜引起的种植体感染的疗效（Zhang et al.，2022）。这些研究使得非洛地平有望成为对抗阿尔茨海默病、帕金森病和亨廷顿病等退行性疾病的潜在化合物（图 4.17）。

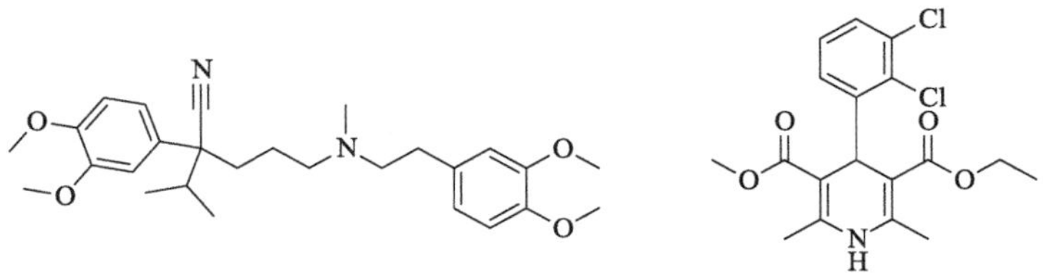

维拉帕米　　　　　　　　非洛地平

图 4.17　维拉帕米和非洛地平的化学结构式

参 考 文 献

Ahn MY, Yoon JH.2017. Histone deacetylase 8 as a novel therapeutic target in oral squamous cell carcinoma. Oncol Rep, 37(1): 540-546.

Akin D, Wang SK, Habibzadegah-Tari P, et al. 2014. A novel ATG4B antagonist inhibits autophagy and has a negative impact on osteosarcoma tumors. Autophagy, 10(11): 2021-2035.

Al-Habsi M, Chamoto K, Matsumoto K, et al. 2022. Spermidine activates mitochondrial trifunctional protein and improves antitumor immunity in mice. Science, 378(6618): eabj3510.

Ao JS, Zeng F, Wang LH, et al. 2023. Design, synthesis and pharmacological evaluation of β-carboline derivatives as potential antitumor agent via targeting autophagy. Eur J Med Chem, 246: 114955.

Ben-Sahra I, Manning BD.2017. mTORC1 signaling and the metabolic control of cell growth. Curr Opin Cell Biol, 45: 72-82.

Bhol CS, Panigrahi DP, Praharaj PP, et al.2020. Epigenetic modifications of autophagy in cancer and cancer therapeutics. Semin Cancer Biol, 66: 22-33.

Bosc D, Vezenkov L, Bortnik S, et al.2018. A new quinoline-based chemical probe inhibits the autophagy-related cysteine protease ATG4B. Scientific Reports, 8(1): 11653.

Button R W, Vincent J H, Strang C J, et al.2016. Dual PI-3 kinase/mTOR inhibition impairs autophagy flux and induces cell death independent of apoptosis and necroptosis. Oncotarget, 7(5): 5157-5175.

Calvani M, Bianchini F, Taddei ML, et al. 2016. Etoposide-Bevacizumab a new strategy against human melanoma cells expressing stem-like traits. Oncotarget, 7(32): 51138-51149.

Capiralla H, Vingtdeux V, Venkatesh J, et al. 2012. Identification of potent small-molecule inhibitors of STAT3 with anti-inflammatory properties in RAW 264.7 macrophages. FEBS J, 279(20): 3791-3799.

Carew JS, Espitia CM, Esquivel JA, et al.2011. Lucanthone is a novel inhibitor of autophagy that induces cathepsin D-mediated apoptosis. J Biol Chem, 286(8): 6602-6613.

Chen W, Li ZQ, Liu H, et al. 2020. MicroRNA-30a targets Beclin-1 to inactivate autophagy and sensitizes gastrointestinal stromal tumor cells to imatinib. Cell Death Dis, 11(3): 198.

Cho YR, Lee JH, Kim JH, et al. 2018. Matrine suppresses KRAS-driven pancreatic cancer growth by inhibiting autophagy-mediated energy metabolism. Mol Oncol, 12(7): 1203-1215.

Chresta CM, Davies BR, Hickson I, et al. 2010. AZD8055 is a potent, selective, and orally bioavailable ATP-competitive mammalian target of rapamycin kinase inhibitor with in vitro and in vivo antitumor activity. Cancer Res, 70(1): 288-298.

Cocco S, Leone A, Roca MS, et al. 2022. Inhibition of autophagy by chloroquine prevents resistance to PI3K/AKT inhibitors and potentiates their antitumor effect in combination with paclitaxel in triple negative breast cancer models. J Transl Med, 20(1): 290.

Cooperative Study Group, Hamilton DV. 1987. Felodipine, a new calcium antagonist, as monotherapy in mild or moderate hypertension. Cooperative study group. Drugs, 34(Suppl 3): 139-148.

Cruzeiro GAV, Dos Reis MB, Silveira VS, et al.2018. HIF1A is overexpressed in medulloblastoma and its inhibition reduces proliferation and increases EPAS1 and ATG16L1 methylation. Curr Cancer Drug Targets, 18(3): 287-294.

Dai W, Zhou JF, Jin B, et al.2016. Class III-specific HDAC inhibitor Tenovin-6 induces apoptosis, suppresses migration and eliminates cancer stem cells in uveal melanoma. Sci Rep, 6: 22622.

De Mei C, Ercolani L, Parodi C, et al. 2015. Dual inhibition of REV-ERBβ and autophagy as a novel pharmacological approach to induce cytotoxicity in cancer cells. Oncogene, 34(20): 2597-2608.

Du JK, Li JW, Song DB, et al. 2020. Matrine exerts anti-breast cancer activity by mediating apoptosis and protective autophagy via the AKT/mTOR pathway in MCF-7 cells. Mol Med Rep, 22(5): 3659-3666.

Fan QW, Weiss WA. 2011. Autophagy and Akt promote survival in glioma. Autophagy, 7(5): 536-538.

Feldman ME, Apsel B, Uotila A, et al. 2009. Active-site inhibitors of mTOR target rapamycin-resistant outputs of mTORC1 and mTORC2. PLoS Biol, 7(2): e38.

Ferreira PMP, de Sousa RWR, Ferreira JRO, et al. 2021.Chloroquine and hydroxychloroquine in antitumor therapies based on autophagy-related mechanisms. Pharmacol Res, 168: 105582.

Flavahan WA, Gaskell E, Bernstein BE.2017. Epigenetic plasticity and the hallmarks of cancer. Science, 357(6348): eaal2380.

Frankel LB, Wen JY, Lees M, et al. 2021. MicroRNA-101 is a potent inhibitor of autophagy. EmboJ, 30(22): 4628-4641.

Frey JA, Gandhi V. 2010. 8-Amino-adenosine inhibits multiple mechanisms of transcription. Mol Cancer Ther, 9(1): 236-245.

Fu L, Kim YA, Wang X, et al. 2009. Perifosine inhibits mammalian target of rapamycin signaling through facilitating degradation of major components in the mTOR axis and induces autophagy. Cancer Res, 69(23): 8967-8976.

Fu YY, Hong L, Xu JC, et al. 2019. Discovery of a small molecule targeting autophagy via ATG4B inhibition and cell death of colorectal cancer cells in vitro and in vivo. Autophagy, 15(2): 295-311.

Goodall ML, Wang T, Martin KR, et al. 2014. Development of potent autophagy inhibitors that sensitize oncogenic BRAF V600E mutant melanoma tumor cells to vemurafenib. Autophagy, 10(6): 1120-1136.

GuoY, Zhang Y, Hong K, et al. 2014. AMPK inhibition blocks ROS-NFκB signaling and attenuates endotoxemia-induced liver injury. PLoS One, 9(1): e86881.

He S, Li Q, Jiang XY, et al.2018. Design of small molecule autophagy modulators: a promising druggable strategy. J Med Chem, 61(11): 4656-4687.

Heerding DA, Rhodes N, Leber JD, et al. 2008. Identification of 4-(2-(4-Amino-1, 2, 5-oxadiazol-3-yl)-1-ethyl-7-{[(3S)-3-piperidinylmethyl]oxy}-1H-imidazo[4, 5-c]pyridin - 4-yl)-2-methyl-3-butyn-2-ol(GSK690693), a novel inhibitor of AKT kinase. J Med Chem, 51(18): 5663-5679.

Honda A, Harrington E, Cornella-Taracido I, et al. 2016. Potent, selective, and orally bioavailable inhibitors of vps34 provide chemical tools to modulate autophagy in vivo. ACS Med Chem Lett, 7(1): 72-76.

Hopkins BD, Pauli C, Du X, et al. 2018. Suppression of insulin feedback enhances the efficacy of PI3K inhibitors. Nature, 560(7719): 499-503.

Hu LF.2019. Epigenetic regulation of autophagy. Adv Exp Med Biol, 1206: 221-236.

Huang J, Dorsey J, Chuikov S, et al. 2010. G9a and Glp methylate lysine 373 in the tumor suppressor p53. The Journal of Biological Chemistry, 285(13): 9636-9641.

Huang SC, Adhikari S, Brownell JE, et al. 2020. Discovery and optimization of pyrazolopyrimidine sulfamates as ATG7 inhibitors. Bioorg Med Chem, 28(19): 115681.

Huang TZ, Kim CK, Alvarez AA, et al. 2017. MST4 phosphorylation of ATG4B regulates autophagic activity, tumorigenicity, and radioresistance in glioblastoma. Cancer Cell, 32(6): 840-855.e8.

Jang WD, Jeon S, Kim S, et al.2021. Drugs repurposed for COVID-19 by virtual screening of 6, 218 drugs and cell-based assay. Proc Natl Acad Sci U S A, 118(30): e2024302118.

Jung CH, Ro SH, Cao J, et al. 2010. mTOR regulation of autophagy. FEBS Lett, 584(7): 1287-1295.

Jung KH, Noh JH, Kim JK, et al.2012. Histone deacetylase 6 functions as a tumor suppressor by activating c-Jun NH$_2$-terminal kinase-mediated beclin 1-dependent autophagic cell death in liver cancer. Hepatology, 56(2): 644-657.

Ke XX, Zhang D, Zhu S, et al. 2019. Inhibition of H3K9 Methyltransferase G9a repressed cell proliferation and induced autophagy in neuroblastoma cells. PLoS One, 9(9): e106962..

Kim Y, Kim YS, Kim DE, et al. 2013. BIX-01294 induces autophagy-associated cell death via EHMT2/G9a dysfunction and intracellular reactive oxygen species production. Autophagy, 9(12): 2126-2139.

Knight ZA, Shokat KM.2007. Chemically targeting the PI3K family. Biochem Soc Trans, 35(Pt 2): 245-249.

Kubicek S, O'Sullivan RJ, August EM, et al. 2007. Reversal of H3K9me2 by a small-molecule inhibitor for the G9a Histone methyltransferase. Molecular Cell, 25(3): 473-481.

Kurdi A, De Doncker M, Leloup A, et al.2006. Continuous administration of the mTORC1 inhibitor everolimus induces tolerance and decreases autophagy in mice. British Journal of Pharmacology, 173(23): 3359-3371.

Lain S, Hollick JJ, Campbell J, et al.2008. Discovery, in vivo activity, and mechanism of action of a small-molecule p53 activator. Cancer Cell, 13(5): 454-463.

Lazarus MB, Shokat KM.2015. Discovery and structure of a new inhibitor scaffold of the autophagy initiating kinase ULK1. Bioorg Med Chem, 23(17): 5483-5488.

Levy DS, Kahana JA, Kumar R.2009. AKT inhibitor, GSK690693, induces growth inhibition and apoptosis in acute lymphoblastic leukemia cell lines. Blood, 113(8): 1723-1729.

Liu J, Long SY, Wang HN, et al. 2019. Blocking AMPK/ULK1-dependent autophagy promoted apoptosis and suppressed colon cancer growth. Cancer Cell Int, 19: 336.

Liu WD, Mao L, Ji F, et al. 2017. Targeted activation of AMPK by GSK621 ameliorates H$_2$O$_2$-induced damages in osteoblasts. Oncotarget, 8(6): 10543-10552.

Lu GL, Wu Z, Shang J, et al. 2021. The effects of metformin on autophagy. Biomed Pharmacother, 137: 111286.

Lu Y, Liu LL, Liu SS et al.2016. Celecoxib suppresses autophagy and enhances cytotoxicity of imatinib in imatinib-resistant chronic myeloid leukemia cells. J Transl Med, 14: 270.

Lukey PT, Harrison SA, Yang S, et al. 2019. A randomised, placebo-controlled study of omipalisib(PI3K/mTOR)in idiopathic pulmonary fibrosis. Eur Respir J, 53(3): 1801992.

McAfee Q, Zhang ZH, Samanta A, et al. 2012. Autophagy inhibitor Lys05 has single-agent antitumor activity and reproduces the phenotype of a genetic autophagy deficiency. Proc Natl Acad Sci U S A, 109(21): 8253-8258.

Michel V, Licon-Munoz Y, Trujillo K, et al. 2013. Inhibitors of vacuolar ATPase proton pumps inhibit human prostate cancer cell invasion and prostate-specific antigen expression and secretion. Int J Cancer, 132(2): E1-10.

Mitchell R, Hopcroft LEM, Baquero P, et al.2018.Targeting BCR-ABL-Independent TKI resistance in chronic myeloid leukemia by mTOR and autophagy inhibition. J Natl Cancer Inst, 110(5): 467-478.

Munster P, Aggarwal R, Hong D, et al. 2016. First-in-Human phase I study of GSK2126458, an oral pan-class I phosphatidylinositol-3-kinase inhibitor, in patients with advanced solid tumor malignancies. Clin Cancer Res, 22(8): 1932-1939.

Ndubaku CO, Heffron TP, Staben ST, et al.2013.Discovery of 2-{3-[2-(1-isopropyl-3-methyl-1H-1, 2-4-triazol-5-yl)-5, 6-dihydrobenzo[f]imidazo[1, 2-d][1, 4]oxazepin-9-yl]-1H-pyrazol-1-yl}-2-methylpropanamide(GDC-0032): a β-sparing phosphoinositide 3-kinase inhibitor with high unbound exposure and robust in vivo antitumor activity. J Med Chem, 56(11): 4597-4610.

Nihira K, Miki Y, Iida S, et al. 2014. An activation of LC3A-mediated autophagy contributes to de novo and acquired resistance to EGFR tyrosine kinase inhibitors in lung adenocarcinoma. J Pathol, 234(2): 277-288.

Oehme I, Linke JP, Böck BC, et al.2013.Histone deacetylase 10 promotes autophagy-mediated cell survival. Proc Natl Acad Sci U S A, 110(28): 2592-2601.

Ovalle F, Grimes T, Xu G, et al. 2018. Verapamil and beta cell function in adults with recent-onset type 1 diabetes. Nature Medicine, 24(8): 1108-1112.

Pająk B, Kania E, Gajkowska B, et al. 2012. Verapamil-induced autophagy-like process in colon adenocarcinoma COLO 205 cells；the ultrastructural studies. Pharmacol Rep, 64(4): 991-996.

Pal I, Parida S, Kumar BNP, et al. 2015. Blockade of autophagy enhances proapoptotic potential of BI-69A11, a novel Akt inhibitor, in colon carcinoma. Eur J Pharmacol, 765: 217-227.

Pasquier B, 2015. SAR405, a PIK3C3/Vps34 inhibitor that prevents autophagy and synergizes with MTOR inhibition in tumor cells. Autophagy, 11(4): 725-726.

Peeters JGC, Picavet LW, Coenen SGJM.2019. Transcriptional and epigenetic profiling of nutrient-deprived cells to identify novel regulators of autophagy. Autophagy, 15(1): 98-112.

Polotskaia A, Hoffman S, Krett NL, et al.2012. 8-Amino-adenosine activates p53-independent cell death of metastatic breast cancers. Mol Cancer Ther, 11(11): 2495-2504.

Powis G, Bonjouklian R, Berggren MM, et al. 1994. Wortmannin, a potent and selective inhibitor of phosphatidylinositol-3-kinase. Cancer Res, 54(9): 2419-2423.

Rangaraju S, Verrier JD, Madorsky I, et al. 2010. Rapamycin activates autophagy and improves myelination in explant cultures from neuropathic mice. J Neurosci, 30(34): 11388-11397.

Ravikumar B, Vacher C, Berger Z, et al. 2004. Inhibition of mTOR induces autophagy and reduces toxicity of polyglutamine expansions in fly and mouse models of Huntington disease. Nat Genet, 36(6): 585-595.

Raynaud FI, Eccles SA, Patel S, et al. 2009. Biological properties of potent inhibitors of class I phosphatidylinositide 3-kinases: from PI-103 through PI-540, PI-620 to the oral agent GDC-0941. Mol Cancer Ther, 8(7): 1725-1738.

Raynaud FI, Eccles S, Clarke PA, et al. 2017. Pharmacologic characterization of a potent inhibitor of class I phosphatidylinositide 3-kinases. Cancer Res, 67(12): 5840-5850.

Roskoski R Jr.2021. Properties of FDA-approved small molecule protein kinase inhibitors: A 2021 update. Pharmacol Res, 165: 105463.

Saito S, Furuno A, Sakurai J, et al. 2012. Compound C prevents the unfolded protein response during glucose deprivation through a mechanism independent of AMPK and BMP signaling. PLoS One, 7(9): e45845.

Shacka J J, Klocke B J, Roth K A. 2006. Autophagy, bafilomycin and cell death: the "a-B-cs" of plecomacrolide-induced neuroprotection. Autophagy, 2(3): 228-230.

Shanmugam M, McBrayer SK, Qian J, et al. 2009. Targeting glucose consumption and autophagy in myeloma with the novel nucleoside analogue 8-aminoadenosine. J Biol Chemchemistry, 284(39): 26816-26830.

Shen B, Tan MY, Mu XY, et al.2016.Upregulated SMYD3 promotes bladder cancer progression by targeting BCLAF1 and activating autophagy. Tumour Biol, 37(6): 7371-7381.

Siddiqi FH, Menzies FM, Lopez A, et al. 2019. Felodipine induces autophagy in mouse brains with pharmacokinetics amenable to repurposing. Nature Communications, 10(1): 1817.

Sini P, James D, Chresta C, et al. 2010. Simultaneous inhibition of mTORC1 and mTORC2 by mTOR kinase inhibitor AZD8055 induces autophagy and cell death in cancer cells. Autophagy, 6(4): 553-554.

Sujobert P, Poulain L, Paubelle E, et al. 2015. Co-activation of AMPK and mTORC1 induces cytotoxicity in acute myeloid leukemia. Cell reports, 11(9): 1446-1457.

Thoreen CC, Kang SA, Chang JW, et al. 2009. An ATP-competitive mammalian target of rapamycin inhibitor reveals rapamycin-resistant functions of mTORC1. J Biol Chem, 284(12): 8023-8032.

Tong Y, Liu YY, You LS, et al.2012. Perifosine induces protective autophagy and upregulation of ATG5 in human chronic myelogenous leukemia cells in vitro. Acta Pharmacol Sin, 33(4): 542-550.

Vignot S, Faivre S, Aguirre D, et al. 2005. mTOR-targeted therapy of cancer with rapamycin derivatives. Ann Oncol, 16(4): 525-537.

Vingtdeux V, Chandakkar P, Zhao H, et al.2011. Novel synthetic small-molecule activators of AMPK as enhancers of autophagy and amyloid-β peptide degradation. FASEB J, 25(1): 219-231.

Williams A, Sarkar S, Cuddon P, et al. 2008. Novel targets for Huntington's disease in an mTOR-independent autophagy pathway. Nat Chem Biol, 4(5): 295-305.

Wood S D, Grant W, Adrados I, et al. 2017. In silico HTS and structure based optimization of indazole-derived ULK1 inhibitors. ACS Med Chem Lett, 8(12): 1258-1263.

Yamashita S, Kishino T, Takahashi T.2018. Genetic and epigenetic alterations in normal tissues have differential impacts on cancer risk among tissues. Proc Natl Acad Sci USA, 115(6): 1328-1333.

Yang ZJ, Chee CE, Huang S, et al.2011. The role of autophagy in cancer: therapeutic implications. Mol Cancer Ther, 10(9): 1533-1541.

Yu PB, Gong CC, Sachidanandan C, et al. 2008. Dorsomorphin inhibits BMP signals required for embryogenesis and iron metabolism. Nat Chem Biol, 4(1): 33-41.

Yuan HF, Tan B, Gao SJ. 2017. Tenovin-6 impairs autophagy by inhibiting autophagic flux. Cell Death Dis, 8(2): e2608.

Zachari M, Ganley IG.2017. The mammalian ULK1 complex and autophagy initiation. Essays Biochem, 61(6): 585-596.

Zeng ZH, Shi YX, Tsao T, et al.2012.Targeting of mTORC1/2 by the mTOR kinase inhibitor PP242 induces apoptosis in AML cells under conditions mimicking the bone marrow microenvironment. Blood, 120(13): 2679-2689.

Zhang L, Lu QJ, Chang C.2020. Epigenetics in Health and Disease. Adv Exp Med Biol, 1253: 3-55.

Zhang ST, Qu XH, Jiao JY, et al. 2022. Felodipine enhances aminoglycosides efficacy against implant infections caused by methicillin-resistant Staphylococcus aureus, persisters and biofilms. Bioactive Materials, 14: 272-289.

第 5 章　自噬调控相关的天然产物发现

从古至今，中药在维护人类健康和治疗疾病方面一直发挥着重要作用。天然产物是指从中药中提取的多种生物活性物质或分离的代谢物。近年来，越来越多的研究表明，天然产物在通过自噬治疗各种疾病方面表现出巨大潜力，包括黄酮、生物碱、多糖、萜类等多种化合物类型。

5.1　黄　酮　类

黄酮类化合物的母核结构为 2-苯基色原酮（2-phenyl-chromone），多以糖苷形式存在，作为二级代谢产物广泛分布于各种植物中。槲皮素、柚皮素、葛根素、山奈酚等都属于黄酮类化合物，羟基在芳香环上的位置跟数量决定了这些化合物之间的差异，它们具有多种药理活性，如抗炎、神经保护、抗癌、心脏保护等。因此，黄酮类化合物对自噬的调节作用可能与其化学结构有关（易奔等，2022）。

5.1.1　槲皮素

槲皮素（quercetin）是具有抗炎、抗氧化和调节脂质代谢作用的天然黄酮类化合物。槲皮素是一种低分子量多酚类植物化学物质，通常以槲皮素糖苷的形式存在。槲皮素有 2 个苯环，它们由一个 3 碳链连接，形成一个封闭的吡喃环，共有 5 个羟基，其糖基化可发生在任何羟基上，通过与葡萄糖、木糖或芦丁糖结合，从而产生各种槲皮素糖苷形式。槲皮素也是一种生物类黄酮，可作为营养剂或膳食补充剂，从食物中直接获得，主要以糖苷的形式被肠吸收，水解成苷元后进入肠腔，其机制可能与葡萄糖转运有关。槲皮素是一种很有前途的天然膳食化合物，对多种疾病具有化学预防和治疗作用，其活性体现为抗氧化、抗癌、抗高血压、抗糖尿病、抗炎、抗病毒、抗阿尔茨海默病、心血管保护、神经保护、抗衰老和提高免疫力等。

据报道槲皮素可促进自噬反应，从而保护人脐静脉内皮细胞（HUVEC）免受高糖诱导的损害。这项研究表明槲皮素可以通过诱导谷胱甘肽（GSH）和自噬相关基因（*Becn1*），调节 LC3-Ⅱ/LC3-Ⅰ 的比例，以及降低氧化应激标志物水平从而显著促进自噬。这种有前途的活性有益于内皮细胞功能不全，并将为糖尿病血管病变提供高治疗潜力。转录因子 FoxO1 参与了多种细胞内生物学过程，包括细胞生长、增殖、分化、细胞周期、细胞死亡和肿瘤抑制等。另外，它在调节细胞凋亡和自噬等生物学功能方面也发挥着重要作用。研究表明，FoxO1 参与了槲皮素诱导的自噬反应，在缺氧条件下，槲皮素能通过增加 FoxO1 的表达和转录活性来促进肺动脉平滑肌细胞（PASMC）凋亡和自噬反应的能力（冯亚莉等，2021）。此外槲皮素还可以通过调节 Akt-mTOR 和 HIF-1α 信号通路激活自噬，具有很强的抗肿瘤活性。

5.1.2　柚皮素

柚皮素（naringenin，NAR）是从柑橘类植物中提取得到的黄酮类化合物，具有抗菌、抗炎、抗氧化、止咳祛痰、降血脂、抗肿瘤等作用（张增岭等，2021）。据报道柚皮素可促进线粒体自噬，柚皮素对脑缺血损伤后神经细胞的保护作用机制可能是通过激活线粒体自噬实现的（王凯华等，2022）。此外柚皮素通过增加自噬通量在脐静脉内皮细胞损伤中发挥心血管保护作用；并且通过诱导血管最内层内皮细胞（endothelial cell，EC）自噬，减少动脉粥样硬化（AS）炎症和氧化损伤，从而减轻 AS 病变。

5.1.3　葛根素

葛根素（puerarin）是从中草药葛根中提取的异黄酮类化合物。具有降血糖、调血脂、保护血管、抗氧化应激、抗感染等作用，是著名的"植物雌激素"，用于治疗心脑血管疾病、癌症、帕金森病、阿尔茨海默病、糖尿病并发症等。

近年来研究发现，葛根素对于脂多糖（lipopolysaccharide，LPS）引起的肺组织炎症损伤具有显著的抑制作用。葛根素能够通过抑制含 FUN14 结构域蛋白 1（FUN14 domain containing protein1，FUNDC1）介导的线粒体自噬，参与慢性阻塞性肺疾病（chronic obstructive pulmonary disease，COPD）进展，减少肺泡上皮细胞凋亡，减轻 COPD；也能够通过介导 PTEN 诱导假定激酶 1（PTEN-induced putative kinase1，PINK1）-Parkin 诱导的线粒体自噬，使大脑皮质神经元免受镉诱导的神经毒性（李晓伟等，2018）。最新研究表明，葛根素还能通过调控 PINK1-Parkin 诱导的线粒体自噬，发挥肺保护作用，为临床治疗 COPD 提供新的用药参考。并且葛根素可以通过增强线粒体自噬保护人脐静脉内皮细胞免受脂多糖诱导的炎症和氧化应激损伤；通过 Akt/mTOR/AMPK 通路或 AMPK/mTOR/S6K 通路发挥对病理性心脏肥大的保护作用。

5.1.4 牡荆素

牡荆素（vitexin）是一种天然黄酮类化合物，多存在于山里红叶、绿豆、金莲花和山楂干燥成熟的果实中。牡荆素以芹菜素为基本碳架，8 号位连接一个碳苷，碳苷的 3，4，5，6 号位均连接一个羟基，碳苷的引入有效提高抗氧化及抗肿瘤的特性。当苯并吡喃酮结构中的 3 或 5 号位存在羟基时，可以与金属离子络合，从而丧失活性。牡荆素具有抗肿瘤、活血化瘀、抗炎、解痉、降压等作用。用于治疗心血管疾病，增强肾上腺皮质功能和单核-巨噬细胞系统的吞噬能力（盛亚男等，2021）。

研究发现，牡荆素显著抑制了 HCC 细胞系（SK-Hep1 和 Hepa1～6 细胞）的活力，以浓度依赖性方式诱导细胞凋亡，并引起 caspase-3 的上调和 Bcl-2 的下调，其自噬相关蛋白 LC3-Ⅱ的表达水平显著降低。此外，分析表明，牡荆素显著上调磷酸化 c-Jun N 端蛋白激酶（phosphorylated c-Jun N-terminal protein kinase，p-JNK）的水平，并且在用 JNK 抑制剂 SP600125 进行处理后，由牡荆素诱导的细胞凋亡受到抑制，并且牡荆素对自噬的抑制被逆转。JNK 是 MAPK 信号传导途径中的一个亚类。MAPK 还包括 ERK 和 p38，是至关重要的信号分子，可对多种刺激作出反应以确定细胞存活和死亡。磷酸化的 JNK、p38 可以诱导细胞凋亡，磷酸化的 ERK 可以促进细胞存活。另一项研究发现，牡荆素对人肝癌细胞 SMMC-7721 以浓度依赖性使其凋亡，会降低细胞的线粒体膜电位，并且 p53、Bax、caspase-3 等相关促凋亡蛋白的表达水平显著增加，而 Bcl-2 蛋白的表达水平显著降低。两项实验使用的细胞系不同，检测指标也不同，但得出了类似的结论：牡荆素可通过线粒体途径、MAPK 中的 JNK 途径及 P53 途径诱导细胞凋亡（He et al.，2016）。此外，牡荆素还可抑制缺氧/复氧后心肌细胞的自噬和自噬流增强，LC3-Ⅱ蛋白表达减少，LC3-Ⅱ/LC3-Ⅰ比值减小，BECN1 蛋白表达减少，P62 蛋白表达增加，从而抑制心肌细胞内自噬体的累积，减轻心肌细胞的损伤（胡景春等，2020）。

5.1.5　山奈酚

　　山奈酚是一种黄色的黄酮类化合物，存在于卷心菜、西兰花、柚子等蔬菜水果及传统药用植物中。山奈酚因其多种生物和治疗活性，如抗氧化、抗炎、抗菌、抗癌、心脏保护、神经保护作用等，在医学中被广泛使用。

　　关于山奈酚的自噬调节作用进行了许多研究，表明用山奈酚处理胃癌细胞后，癌细胞内 LC3-Ⅱ、BECN1 和 ATG5 的表达增加，p62 水平降低，提示细胞自噬增加，其诱导胃癌细胞自噬性死亡的主要途径包括 AMPK-ULK1 通路及与内质网应激有关的 IRE1-JNK-CHOP 通路。研究发现，山奈酚可通过触发内质网应激介导细胞毒性自噬，在山奈酚处理的 A2780 卵巢癌细胞中，LC3-Ⅰ蛋白水平显著降低，LC3-Ⅱ、ATG5 和 BECN1 的蛋白水平显著增加，同时癌细胞增殖受到抑制，且癌细胞死亡增多。miR-340 被广泛报道为胃癌和胶质细胞等的抑癌因子，研究人员发现，在肺癌 A549 细胞内，山奈酚上调了 miR-340 的表达，并通过促进 ATG7、LC3-Ⅱ和 BECN1 的表达，抑制 p62 的表达，促进了细胞自噬，达到了抑制肺癌细胞增加和诱导肺癌细胞死亡的作用。山奈酚还能通过调节自噬发挥细胞保护作用，在 Varshney 等的研究中，山奈酚通过诱导 AMPK/mTOR 途径介导的自噬，减轻棕榈酸诱导的脂质储存、内质网应激和胰腺 β 细胞功能障碍，其可能成为预防肥胖相关糖尿病并发症的潜在候选治疗药物。氧化低密度脂蛋白（ox-LDL）已被报道可诱导内皮细胞凋亡并促进动脉述粥样硬化，山奈酚通过抑制 PI3K/Akt/mTOR 通路上调人内皮细胞自噬，减轻 ox-LDL 诱导的细胞凋亡，具有抗动脉粥样硬化的作用（Varshney et al., 2018）。

5.1.6 染料木黄酮

染料木黄酮是一种功能活性很强的天然产物，它具有广泛的药理活性，其中就包括抗炎、抗氧化和抑制纤维化的作用。由于它天然无毒的特性，染料木黄酮是一种具有广泛应用前景的抗纤维化药物（韦红梅，2013）。

PPAR-γ 在肝星状细胞（HSC）病理学过程中发挥着重要作用。研究发现，在活化的 HSC 中 PPAR-γ 的表达明显降低，当加入 PPAR-γ 激活剂后则显著抑制 HSC 的激活并促进了 HSC 的凋亡。同时，染料木黄酮已被证实是 PPAR-γ 的一种天然配体，通过诱导 PPAR-γ 依赖的基因表达、调控 PPAR-γ 相关信号通路发挥重要的生理作用。研究发现，染料木黄酮可以显著提高 PPAR-γ 的蛋白表达水平。这就表明，在 HSC 内，染料木黄酮确实可以激活 PPAR-γ，并通过其发挥作用。自噬作为抗肝纤维化的防御机制已经积累了大量的证据（Tao et al., 2015）。激活自噬可以改善肝纤维化的炎症微环境，并导致活化的 HSC 衰老，促进 HSC 凋亡，从而减轻肝脏的纤维化损伤（Zhang et al., 2017）。PPAR-γ 作为一个转录因子，可以调控细胞内自噬通路的激活。有研究报道，激活 PPAR-γ 可以调控下游靶基因 PTEN 的表达，抑制 Akt-mTOR 信号通路进而激活细胞自噬，同时，PPAR-γ 还可以促进 Bcl-2 磷酸化，促进其从 BECN1 解离，从而导致自噬发生。所以，染料木黄酮可以通过激活 PPAR-γ 调控的自噬通路抑制 HSC 增殖从而发挥抗纤维化的作用（刘希鹏等，2019）。并且染料木黄酮可以通过抑制 Akt 的活化而发挥抗肿瘤作用。

5.1.7　水飞蓟素

　　水飞蓟又称奶蓟，属于菊科草本植物，其全草含有黄酮类化合物及延胡索酸，是一种优良的护肝植物。水飞蓟素（silymarin）是从水飞蓟的种子中提取出来的一种黄酮木质素类混合物，包括水飞蓟宾（silibinin）、异水飞蓟宾（isosylibinin）、水飞蓟亭（silicristin）、水飞蓟宁（silidianin）等成分。其中，水飞蓟宾占水飞蓟素总量的 60%～70%，是水飞蓟素中的主要成分。现阶段研究表明，水飞蓟素具有抗氧自由基、抗脂质过氧化、保护肝细胞膜等作用，有著名的"天然保肝药"的美称。临床常用于治疗急性肝炎、慢性肝炎、乙型肝炎、肝硬化及多种中毒性肝损伤等疾病（陈汝静等，2021）。

　　研究发现，水飞蓟素对于雌激素受体 α（ERα）阳性的 MCF-7 细胞具有诱导自噬和凋亡的作用，而对于 ERα 阴性的 MDA-MB-231 细胞则只会诱导凋亡。在 MCF-7 细胞中水飞蓟素可以下调 ERα 的表达，继而下调 ERK 和 mTOR 的表达，引发细胞自噬。在水飞蓟素作用下，细胞会产生保护性的 ROS/RNS（活性氮），自噬可以清除 ROS/RNS，当使用 3-MA 抑制自噬后，ROS/RNS 水平上升，凋亡率也随之下降，说明在此过程中自噬是决定细胞杀伤作用的关键点。水飞蓟素和三氧化二砷联用可以通过诱导细胞周期阻滞、自噬、凋亡和坏死等多种途径显著抑制前列腺癌 DU145 和 22Rv1 细胞增殖。水飞蓟素还可以诱导成纤维肉瘤 HT1080 细胞氧化应激，释放 ROS，进而影响 p38-NF-κB 通路；另外，还能激活 c-Jun 氨基末端激酶（JNK）通路，上调 *Becn1*、抑癌基因 *p53* 的表达和 LC3-Ⅱ/LC3-Ⅰ值，也可上调 caspase-3 的表达。这说明水飞蓟素抑制 HT1080 细胞增殖与自噬和凋亡相关。当使用 3-MA 抑制自噬后，凋亡也被抑制，细胞活力增强。说明在这个过程中，凋亡是自噬依赖性的（Duan et al.，2010）。水飞蓟素可降低微管相关蛋白 1（MTAP1）、LC3-Ⅱ 和 BECN1 水平，抑制过度自噬，缓解氧化应激引起的神经元损伤。

5.1.8　羟基红花黄色素 A

　　红花为菊科植物红花（*Carthamus tinctorius* L.）的干燥花，性辛、温，归心、肝经，具有活血通经、散瘀止痛的功效。常用于治疗高血压、冠心病、脑血栓等疾病。红花黄色素是其功效相关的水溶性成分，其注射用冻干粉针剂已被批准用于治疗心血瘀阻引起的稳定型劳力性心绞痛。羟基红花黄色素 A（hydroxysafflor yellow A，HSYA）是注射用红花黄色素中的含量最高的单体成分，且被《中国药典》作为评价红花质量的指标。羟基红花黄色素 A 可抑制血小板激活因子诱发的血小板聚集与释放，可竞争性地抑制血小板激活因子与血小板受体的结合（牛芬溪等，2021）。

目前的研究表明，HSYA 抗脑缺血损伤及神经细胞保护作用可能与调节自噬水平、维持自噬平衡状态有关。体外研究发现，HSYA（20 μmol/L、40 μmol/L 和 80 μmol/L）能减轻体外氧葡萄糖剥夺/复氧（OGD/R）的脑微血管内皮细胞（BMEC）损伤，可以降低自噬相关蛋白 LC3-Ⅱ/LC3-Ⅰ值和 BECN1 蛋白表达，上调 p-Akt 和 p-mTOR 表达，提示其可能通过激活 PI3K/Akt/mTOR 信号通路抑制 BMEC 自噬，达到神经细胞保护作用（Yang et al.，2018）。另有研究发现，HSYA 能显著减小缺血 90 min 再灌注 72 h 引起的大鼠脑梗死面积，改善神经功能，促进脑组织中 LC3-I 向 LC3-Ⅱ 的转化和 p-AKT 水平，该作用可被 Akt 抑制剂 LY294002 减弱，提示 HSYA 抗脑缺血损伤与激活 Akt，增强自噬水平，清除毒性成分有关（牛芬溪等，2021）。羟基红花黄色素 A 还可以通过 PI3K/Akt/mTOR 信号通路抑制自噬激活，从而缓解缺血性认知障碍。

5.1.9 木犀草素

木犀草素（luteolin）是一种天然黄酮类化合物，存在于多种植物中。具有多种药理活性，如消炎、抗过敏、降尿酸、抗肿瘤、抗菌、抗病毒等，临床主要用于止咳、祛痰、消炎、降尿酸、治疗心血管疾病、治疗肌萎缩侧索硬化、治疗严重急性呼吸综合征（SARS）、治疗肝炎等。研究结果表明，木犀草素在 A549 细胞中可促进 LC3-Ⅰ 向 LC3-Ⅱ 转化，同时促进自噬斑点的形成，说明木犀草素可促进 A549 细胞自噬。且经过研究发现，木犀草素可降低 PI3K、Akt 和 mTOR 的磷酸化水平从而抑制 PI3K/Akt/mTOR 通路，说明木犀草素促进自噬可能与抑制 PI3K/Akt/mTOR 通路有关（杨朋等，2022）。

另外有研究证明,用流式细胞术检测木犀草素处理前后的鼻咽癌细胞凋亡率,发现木犀草素可诱导 CNE-1 细胞凋亡,并且凋亡率和木犀草素浓度的增加相关。蛋白质印迹法(Western blotting)结果显示,Bcl-2 蛋白表达下降,提示诱导细胞凋亡是木犀草素抑制鼻咽癌生长的重要机制之一。用不同浓度的木犀草素处理鼻咽癌细胞后,发现随着药物浓度的升高,被处理细胞自噬小体增加,同时蛋白 LC3-Ⅱ/LC3-Ⅰ 显著升高,BECN1 升高,p62 下降,这表明木犀草素除了明显抑制 CNE-1 细胞的活力外,还可促进 LC3 的表型转变,提示木犀草素可诱导 CNE-1 细胞发生自噬。进而研究表明,木犀草素明显阻断了 CNE-1 细胞中的 PI3K/Akt/mTOR 信号转导通路,通过刺激 CNE-1 细胞中的凋亡和自噬抑制肿瘤细胞生长(王海茹等,2022)。

5.1.10 虎杖苷

虎杖苷主要是从虎杖的干燥根中提取的天然活性物质,是一种白藜芦醇糖苷。具有强心、扩血管、抑制血小板聚集、调节血脂、镇咳平喘、抗肿瘤等作用。

体内外研究表明,虎杖苷可抑制 mTOR 信号传导并上调 TFEB 的表达和活性,促进溶酶体生物发生,恢复溶酶体功能和自噬通量,减少 NASH 模型小鼠 NAFLD 活动评分、降低血清总胆固醇(TC)和谷丙转氨酶(ALT)水平,预防 NASH 模型小鼠肝脂质蓄积,减轻炎症和肝细胞损伤(Chen et al.,2019)。虎杖苷通过促进神经元保护性自噬进而降低 Cleaved caspase-3 和 Bax 表达,增加 Bcl-2 表达,最终减少了神经元凋亡。虎杖苷抑制动脉粥样硬化小鼠中 PI3K/Akt/mTOR 信号通路蛋白的表达,改善自噬功能障碍,减少动脉粥样硬化病变。可通过激活自噬来预防心肌梗死,体外和体内促进自噬通量来减轻心肌 I/R 损伤。虎杖苷通过激活 Parkin 介导的线粒体自噬减轻急性呼吸窘迫综合征。虎杖苷可能通过调节 PINK1-Parkin 介导的线粒体自噬缓解变应性鼻炎(刘思奇等,2022)。

5.2 生物碱类

生物碱作为一类重要的天然产物，主要存在于特定的开花植物中，根据结构可分为哌啶生物碱、异喹啉生物碱、吲哚生物碱等，具有抗肿瘤、抗菌消炎、抗病毒、抗心律失常、镇痛、解痉等生物活性。在植物源性抗肿瘤药物中，一些生物碱类化合物已被证实在自噬方面具有显著的作用，临床用于肿瘤治疗的有黄连素、苦参碱、吴茱萸碱等。

5.2.1 小檗碱（黄连素）

小檗碱是从中药黄芩、黄连和黄柏中分离出的一种活性成分，具有抗微生物、抗心律失常、降血脂、降血糖、抗炎、抗肿瘤、镇静催眠等作用。

研究证实小檗碱能诱导自噬，以半胱天冬酶依赖性方式促进 HCT116 细胞凋亡，从而抑制细胞增殖，发挥抗结直肠癌作用。小檗碱通过调节 Bcl-2 的表达，上调 BECN1 和 ATG5 的 mRNA 水平，促进自噬发挥抗肿瘤作用，可诱导肺癌细胞凋亡。小檗碱通过抑制 PI3K/Akt/mTOR 信号通路促进自噬和抑制细胞增殖，从而抑制内皮细胞凋亡。小檗碱还可以通过促进自噬抑制动脉粥样硬化大鼠动脉斑块形成，减轻主动脉炎症反应。

5.2.2 苦参碱

苦参碱是从豆科植物如苦参、苦豆子中提取的一种四环喹诺里西啶类的生物碱，具有利尿和抗病原体作用，可用于治疗慢性宫颈炎、细菌性痢疾、肠炎等。

苦参碱浓度不同，生物学侧重不同。低浓度（<0.1 g/L）主要促进白血病细胞分化和自噬性保护；中浓度（>0.1 g/L）主要阻滞细胞周期，促进细胞自噬性死亡和凋亡，从而抑制细胞生长；高浓度（>2.0 g/L）主要使细胞坏死。研究表明，苦参碱可以调节白血病细胞的自噬过程。研究发现，1.5 g/L 的苦参碱处理白血病细胞，可诱导 caspase 依赖的细胞死亡，促进 Akt/mTOR 信号通路的磷酸化，从而促进细胞自噬的发生（Wu et al.，2017）。0.4 mg/mL 的苦参碱联合 0.5 μmol/L 的伊马替尼处理 K562 细胞和伊马替尼耐药细胞株 K562/IM，LC3-Ⅱ/LC3-Ⅰ 的蛋白比例增高（胡美薇等，2018），P62 蛋白表达水平降低，自噬相关蛋白 BECN1 和剪切形式的 caspase-3 蛋白表达增加，表明苦参碱可促进自噬形成，而自噬抑制剂 3-MA 可以加强苦参碱对 K562/IM 细胞诱导的凋亡，自噬诱导剂雷帕霉素抑制苦参碱对 K562/IM 细胞诱导的凋亡，提示苦参碱诱导的自噬可以促进白血病细胞的凋亡。然而研究发现（Wang et al.，2013），苦参碱也可以抑制自噬，当用 2 mmol/L 的苦参碱处理胃癌细胞 SGC7901 后，自噬小体增多，进一步研究发现，苦参碱可降低组织蛋白酶 B 和组织蛋白酶 D 的活性，并促进 P62 的表达，阻碍溶酶体酸化，损坏溶酶体的功能，进而抑制自噬小体的降解，提示苦参碱可作为一种新型的自噬抑制剂发挥抗肿瘤作用。苦参碱还可诱导 HepG2 细胞自噬和凋亡，上调 Bax 和 BECN1 的表达水平；还可通过抑制自噬介导的能量代谢来抑制 KRAS 突变胰腺癌的生长。目前关于苦参碱对自噬的调节仍存在争议，针对苦参碱到底是促进还是抑制自噬有待于进一步的研究和探讨。

5.2.3   吴茱萸碱

吴茱萸为芸香科植物吴茱萸、石斛及疏毛吴茱萸的干燥近成熟果实。吴茱萸碱（evodiamine，Evo）是吴茱萸重要的生物碱成分之一。具有升高血压、抗肿瘤、保护心脏、减肥、抗炎、镇痛、抗老年痴呆等药理活性。

研究表明，吴茱萸碱可诱导结肠癌 Lovo 细胞发生自噬，自噬会抑制吴茱萸碱的抗肿瘤活性，联合应用吴茱萸碱和自噬抑制剂可增强抗肿瘤作用，逆转 Lovo 细胞对化疗药物的耐药性。采用左旋一叶萩碱作用于 SW480 细胞，2.5 μmol/L 左旋一叶萩碱处理 48 h 后，出现大量的自噬空泡，细胞周期阻滞在 G₁ 期，BECN1 蛋白表达增强，左旋一叶萩碱诱导 SW480 细胞自噬的机制可能与 BECN1 蛋白表达的上调有关。促进细胞凋亡和诱导细胞周期停滞，以剂量和时间依赖性方式提高 IL-3α 和 BECN1 水平，诱导自噬，产生抗肿瘤效果。吴茱萸碱能通过激活 Ca^{2+} 介导的 JNK 通路促进肿瘤细胞自噬。值得注意的是，其诱导的自噬可能对肿瘤细胞的凋亡有保护作用，下调自噬活性可增加肿瘤细胞的凋亡。一项研究发现，吴茱萸碱能明显增加 Lewis 肺癌细胞内的 LC3 表达及促进 LC3-Ⅰ 向 LC3-Ⅱ 转换，并上调 *Atg4b*、*Atg5*、*Atg7* 基因的表达，显著地促进细胞自噬；而与自噬抑制剂 3-MA 共同作用时，吴茱萸碱诱导的细胞自噬受到明显抑制，但细胞凋亡增加；表明吴茱萸碱诱导的自噬对肿瘤细胞可能起保护作用，抑制自噬能增强 caspase 依赖的细胞凋亡（Tu et al.，2013）。进一步研究发现，吴茱萸碱能通过上调 p-JNK 的表达增强胶质瘤 U87-MG 细胞的自噬，而分别用 JNK 抑制剂 SP600125 和 Ca^{2+} 清除剂 BAPTA-AM 处理后，发现细胞内 p-JNK 表达均下降，自噬活性明显降低，但细胞凋亡增加。这进一步证实了吴茱萸碱能通过 Ca^{2+} 介导的 JNK 通路促进自噬，而抑制该通路诱导的自噬能降低肿瘤细胞的活性、促进细胞凋亡（徐俊杰等，2018）。

5.3　萜类及挥发油

萜类化合物是由含五个碳原子单元（C5）的异戊二烯连接在一起，形成含不同数量异戊二烯单元的单帖（C10）、倍半萜（C15）、二萜（C20）和三萜（C30）。萜类化合物具有许多的药理活性，如抗肿瘤、抗菌、抗炎和抗病毒等。

挥发油又称精油，具有挥发性并可随水蒸气蒸馏。大部分具有香气。挥发油发挥抗肿瘤的作用主要与抑制增殖和诱导凋亡、增强免疫和调控功能、抗氧化、抑制突变、调节细胞耐药性等有关。

经过研究表明，某些萜类及挥发油类的物质在自噬上表现出了显著的作用，常被用于疾病的治疗，如青蒿素、紫杉醇等。

5.3.1　青蒿素

青蒿素（artemisinin）于 1971 年从传统药用植物青蒿中分离得到，由于屠呦呦在研制治疗疟疾的药物青蒿素方面的特殊贡献，被授予 2015 年诺贝尔生理学或医学奖。青蒿素是来自青蒿内的过氧化物倍半萜内酯类成分，系列青蒿素衍生物包括青蒿琥酯（artesunate，ART）、青蒿醚、二氢青蒿素（dihydroartemisinin，DHA）和青蒿酸等，青蒿素具有抗炎、抗氧化和心血管保护作用。

研究表明，溶酶体对于青蒿素诱导的 ROS 生成是必需的，青蒿琥酯可在 HeLa 细胞溶酶体中蓄积并激活溶酶体功能。研究发现，青蒿琥酯可促进溶酶体 V-ATPase 的组装，诱导细胞死亡。Becn1 是自噬启动的关键调节基因。BECN1 募集胞质蛋白以进行自噬降解，并促进募集的膜复合物用于自噬体形成。BECN1 还作为募集 PI3KC3 的支架，这对于吞噬细胞形成至关重要。Bcl-2 通过 BH3 结构域与 BECN1 相互作用，阻止 BECN1 组装自噬前体结构，抑制自噬。DHA 能够激活人胰腺癌细胞中 JNK 通路，导致 Bcl-2 的磷酸化并失活，从而解除 Bcl-2 对 BECN1 的抑制（段雨婷等，2021）。研究发现，在上皮性卵巢癌中，ART 和 DHA 可通过诱导自噬干预细胞周期相关 NF-κB 信号通路，使肿瘤细胞周期停滞于 G_2/M 期，进而抑制其生长。另有文献报道，DHA 可促进人舌鳞癌细胞发生自噬，与未经 DHA 处理的细胞相比，自噬体形成标志蛋白（LC3-Ⅱ）和自噬起始因子（BECN1）的表达明显上调；DHA 还可引起肿瘤细胞内 DNA 双链断裂，氧化应激增加，最终导致细自噬性死亡（邸天男等，2020）。研究表明，青蒿素可以促进 AMPK 活化，抑制 mTOR 和 ULK1 的磷酸化，并增加 LC3-Ⅱ 积累和 P62 降解，增强巨噬细胞自噬。有文献推测，青蒿素可以通过 AMPK/mTOR/ULK1 通路加速巨噬细胞自噬，减轻 AS 病变。

5.3.2　紫杉醇

紫杉醇是从太平洋红豆杉的树皮中提取出的活性成分，不同于秋水仙碱和鬼臼毒素等抑制微管组装的植物成分，紫杉醇通过促进微管组装并抑制其解聚，阻止细胞有丝分裂而显示出抗肿瘤活性，常用于治疗乳腺癌、卵巢癌、头颈癌、肺癌等（刘颖慧等，2022）。

紫杉醇在 MCF-7 乳腺癌细胞中，调节 BECN1 蛋白表达上调，Bcl-2 蛋白表达下调，通过抑制凋亡，诱导自噬，进而增强了肿瘤细胞对药物损伤的抵抗作用。紫杉醇抑制 SKOV-3 细胞增殖，诱导细胞凋亡和自噬，治疗卵巢癌。

5.3.3 雷公藤红素

雷公藤红素（celastrol）是从传统中草药雷公藤中分离出来的奎宁甲基三萜，是雷公藤重要的活性成分之一，具有抗肥胖、保护心血管、抗炎、抗氧化、抗癌症新生血管生成、抗类风湿作用，可用于治疗类风湿病。

研究发现雷公藤红素触发了自噬（Li et al.，2019），并上调了程序性死亡受体-1 和 LC3B 的表达及 P62 的水平，通过激活 ROS/JNK 信号通路和抑制 Akt/mTOR 信号通路，同时触发胶质瘤细胞凋亡和自噬。同样，在 HOS 细胞和人骨肉瘤 MG-63 细胞中，发现雷公藤红素诱导的 LC3B-Ⅰ表达增加。1.2 μmol/L 雷公藤红素作用于人宫颈癌 HeLa 细胞 12 h，可观察到 LC3 的形成和聚集，提示雷公藤红素可诱导自噬小体的形成。雷公藤红素处理 HeLa 细胞 12 h 内，上调自噬标志物 LC3-Ⅰ转化为 LC3-Ⅱ来诱导肿瘤细胞系（Kashyap et al.，2018）。此外，研究发现雷公藤红素下调雄激素受体及其靶标 miR-17-92a，从而导致前列腺癌细胞自噬。研究表明雷公藤红素可能通过结合 HSP60，促进肺成纤维细胞自噬和抗氧化功能，从而发挥抑制上皮间质转化的功能。可通过激活肝 X 受体 α（liver X receptor α，LXRα）上调三磷酸腺苷结合盒转运体 A1 的表达，从而抑制血管平滑肌细胞中的脂质积累，同时，还可通过触发血管平滑肌细胞中的自噬来减少脂质积累。此外，有报道诱导巨噬细胞自噬可通过促进胆固醇流出发挥斑块稳定性作用。生理条件下，细胞内脂滴中的三酰甘油可通过自噬途径形成脂类自噬体，进而与溶酶体结合降解为脂肪酸，不仅参与调控脂质代谢，并在防止脂质过度沉积进程中发挥重要作用。因此巨噬细胞自噬作为一种代偿机制，对于控制 AS 进程具有重要意义（汪瑜翔等，2021）。其中，细胞内 LC3 的含量及 LC3-Ⅰ向 LC3-Ⅱ转化比值被认为是自噬发生的关键指标之一，P62 蛋白则作为选择性自噬受体，在自噬过程中与泛素化蛋白结合，最终被清除。一旦自噬受到抑制，P62 堆积，导致 P62 蛋白表达升高。研究发现，雷公藤红素处理可增加荷脂 Raw264.7 细胞中 LC3-Ⅱ/LC3-Ⅰ的值，并减少 *p62* 的表达，而给予雷公藤红素处理组细胞自噬抑制剂 3-MA 可逆转该作用，并恢复细胞内脂质蓄积。综上所述，具有多靶点低毒性特点的活性单体雷公藤红素，可通过上调 LXRa/ABCA1 信号及激活荷脂细胞自噬，降低细胞内脂质沉积，呈现出较好的抗 AS 潜力。

5.3.4　冬凌草甲素

冬凌草甲素是一种活性二萜，冬凌草甲素磷酸盐是冬凌草甲素的衍生物之一。具有清热解毒、消炎止痛、健胃活血及抗肿瘤活性作用，用于恶性肿瘤、银屑病、疣、急慢性白血病及血吸虫病引起的肝脾肿大等。

冬凌草甲素可调节细胞凋亡和自噬中的一些转录因子，抑制肿瘤细胞增殖，提示其在肿瘤细胞中同时具有凋亡和自噬诱导活性。PI3KCⅠ/Akt 信号通路是凋亡和自噬之间的切换开关，冬凌草甲素通过 PI3KCⅠ/Akt 信号通路增强自噬作用，抑制细胞凋亡。当冬凌草甲素和 Ras 特异性抑制剂手霉素（manumycin）A 合用时，自噬现象会明显增强，二者联用可下调 PI3KCⅠ磷酸化 Akt。冬凌草甲素可通过负调节 Ras/PI3KCⅠ/Akt 诱导自噬，通过上调 NF-κB 通路，激活 p53，加速人 HT1080 纤维肉瘤细胞自噬进程。研究表明，自噬基因 *Becn1* 不参与冬凌草甲素诱导的自噬过程（刘捷等，2013）。冬凌草甲素通过 Akt/mTOR/AMPK 通路或 AMPK/mTOR/S6K 通路对病理性心脏肥大产生保护作用。

5.3.5　大蒜素

大蒜是一种多年生草本植物，属于洋葱属。新鲜或碾碎的大蒜会释放出有机硫化合物，如蒜素、大蒜素。蒜氨酸是大蒜典型刺激性气味的来源。大蒜被切碎或碾碎时，蒜氨酸被蒜氨酸酶转化为硫代亚硫酸盐，即大蒜的主要抗肿瘤活性成分（Almatroodi et al.，2019）。大蒜素既有脂溶性成分，也有水溶性成分。大蒜素的脂溶性成分包括二烯丙基一硫化物、二烯丙基二硫化物（diallyl disulfide，DADS）和二烯丙基三硫化物（diallyl trisulfide，DATS）；水溶性成分包括 S-烯丙基半胱氨酸、S-烯丙基巯基半胱氨酸等（Liu et al.，2015）。是广谱抗菌药，具有消炎、降血压、降血脂等功能。

　　大蒜素通过调控 mTOR 的表达使下游底物发生磷酸化，引发自噬反应，导致细胞死亡。研究报道，大蒜素与顺铂联合对甲状腺恶性肿瘤细胞的生长有抑制作用，大蒜素通过抑制 Akt/mTOR 信号通路引发自噬依赖性细胞死亡，提示大蒜素可通过 mTOR 调节自噬，从而发挥抗甲状腺癌的作用。经单纯 DADS 处理的髓系白血病细胞的 mTOR 表达水平显著降低，DADS 可通过 mTOR 通路诱导髓系白血病细胞自噬，降低白血病细胞活力（夏鹏等，2021）。研究大蒜素单一或联合用药对癌细胞的作用，有望为癌症的治疗提供新思路。大蒜素可诱导 P53 介导的细胞自噬，抑制人肝癌细胞株的生存能力。

5.3.6　栀子苷

　　栀子苷（geniposide）是从栀子中提取的天然产物。可促进胆汁分泌，降低血中胆红素，促进血液中胆红素迅速排泄，用于治疗心脑血管、肝胆疾病及糖尿病等。

　　已证实糖代谢异常是阿尔茨海默病早期识别标志，减轻胰岛素抵抗水平可改善早期认知障碍。栀子苷可增强胰岛素在神经元细胞中 PI3K/Akt 通路动员 GSK-3β 磷酸化的作用，并降低 Tau 磷酸化水平。栀子苷能下调 JAK2 和信号转导与转录激活因子 3（STAT3）磷酸化，影响 Toll 样受体 4（TLR4）/ NF-κB 通路，调节 α-分泌酶和 BACE1 表达水平，栀子苷可能通过瘦素相关信号调节 Aβ1-42 产生。栀子苷通过 Akt/mTOR 途径，上调 LC3-Ⅱ 和自噬基因 $Becn1$，证明栀子苷可增强自噬，减少斑块沉积（Zhang et al.，2019；邓楚珺等，2022）。栀子苷可能通过激活 AMPK 介导的自噬，使 p-AMPK/AMPK 的蛋白表达水平升高，pmTOR/mTOR 的蛋白表达水平降低，减轻 1 型糖尿病小鼠的心肌损伤。栀子苷通过抑制 TREM2/mTOR 轴增加斑块巨噬细胞中的自噬水平，抑制 AS 斑块的进展。

5.3.7　熊果酸

熊果酸又名乌索酸、乌苏酸，是一种天然的五环三萜类化合物，广泛存在于天然植物中，如夏枯草、熊果、野木瓜、山茱萸、白花蛇舌草等，具有镇静、抗炎、抗菌、抗氧化、降低血糖、诱导细胞凋亡、抑制细胞增殖等作用。

熊果酸通过 3 种不同途径诱导自噬和细胞凋亡，包括磷酸化细胞外信号调节激酶/真核起始因子 2α/C/EBP 同源蛋白（PERK/eIF2α/CHOP）、CaMMK/AMPK/mTOR，以及胶质母细胞瘤 U87MG 细胞中的肌醇需要酶 1α（IRE1α）/JNK 信号传导。研究表明，熊果酸可以显著抑制人肺癌 PC9 细胞的活力，随着给药剂量和用药时间的增加，熊果酸对 PC9 细胞的生长抑制率显著增加，熊果酸可诱导 PC9 细胞自噬体表达增加、诱导 LC3-II 和 ATG5 表达增加，最后诱导细胞发生自噬（罗敏等，2018）。研究表明，前列腺癌 PC-3 细胞饥饿时，自噬相关蛋白 ATG5 和自噬蛋白 BECN1 的表达显著升高，熊果酸作用 PC-3 细胞后，PC-3 细胞中 ATG5 蛋白和 BECN1 蛋白表达显著下调，提示熊果酸可明显抑制其自噬。在该实验中进一步检测凋亡相关蛋白，发现熊果酸作用于 PC-3 细胞后，PC-3 细胞中促凋亡因子 caspase-3、caspase-8 和 caspase-9 蛋白水平显著升高，凋亡率显著升高，表明熊果酸作用后的 PC-3 细胞凋亡易感性明显增加，提示熊果酸可抑制前列腺 PC-3 细胞发生自噬，并进一步通过促进凋亡因子的分泌诱导其凋亡（贺安东等，2018）。

5.3.8　阿格拉宾

阿格拉宾（arglabin）是由亮绿蒿中提取获得的天然产物，具有抗癌活性。阿格拉宾是一种炎症小体的天然抑制剂，可诱导巨噬细胞自噬，从而阻止炎症小体的激活，抑制炎症反应，显著减少炎症，改善动脉粥样硬化（Abderrazak et al.，2015）。

5.4　糖　苷　类

糖苷一般是指单糖的半缩醛羟基与醇或酚的羟基反应，失水而形成的缩醛式衍生物。天然药物中有些药效成分是苷类本身，有些则是苷类在体内代谢所形成的苷元。作为药物或先导化合物的天然糖苷类化合物在抗肿瘤医药领域中被广泛应用。

5.4.1　芍药苷

白芍最早记载于《神农本草经》，为毛茛科多年生草本植物芍药的干燥根。芍药苷为水溶性单萜苷，是白芍的主要有效成分之一。芍药苷具有抗炎、抗氧化、抗高血糖和抗细胞凋亡的特性，具有扩张血管、镇痛镇静、抗炎抗溃疡、解热解痉、利尿、抗炎止咳、祛痰平喘等功效，可用于冠心病、老年性疾病、增强体质与免疫功能。

芍药苷可降低 H_2O_2 诱导的 SH-SY5Y 细胞损伤，通过过表达 Parkin 蛋白，促进 PINK1 与 Parkin 的结合来调控线粒体自噬，恢复线粒体膜电位，抑制细胞凋亡，改善细胞受损状态（余婧萍等，2020）。将人软骨细胞 C28/I2 进行培养，经 IL-1β 诱导软骨炎症时，细胞内 LC3-Ⅱ 和 BECN1 表达下降。经芍药苷处理后，LC3-Ⅱ 和 BECN1 的表达增加，磷酸化 PI3K 和磷酸化 Akt 表达降低；而 3-甲基丙烯酸甲酯可部分拮抗磷酸化 PI3K 和磷酸化 Akt 蛋白的降低，表明芍药苷通过抑制 PI3K/Akt 通路促进软骨细胞自噬，减轻软骨细胞损伤。芍药苷通过上调人脐静脉内皮细胞中 SIRT1 的表达，增强自噬，减弱 ox-LDL 诱导的细胞凋亡和黏附分子的表达，减缓 AS 发展。在帕金森病中，酸敏感离子通道（ASIC）的病理活化会导致多巴胺能神经元变性。研究发现，芍药苷可下调 6-羟基多巴胺诱导的帕金森病动物模型 ASIC1a 的表达，降低帕金森病特殊标记 α-syn 水平，减少多巴胺及其代谢物，改善自噬功能，延迟多巴胺能神经元变性及丢失。同时在细胞试验中也证明了芍药苷可增强

α-syn 的自噬降解。研究结果显示，芍药苷可通过降低冈田酸诱导的 SH-SY5Y 细胞自噬体数量来发挥神经保护作用（丛超等，2020）。

5.4.2 红景天苷

红景天苷（salidroside）是来源于红景天的一种苯丙素糖苷化合物。具有预防肿瘤、增强免疫功能、延缓衰老等功效，可用于慢性病者、体弱易感染者、神经衰弱患者等。

研究发现，在 H_2O_2 诱导的脐静脉内皮细胞氧化应激模型中，红景天苷可通过激活 AMPK 通路和抑制 mTOR 通路来促进细胞自噬的方式使得细胞免于氧化应激诱导的凋亡。研究还发现，红景天苷可通过上调 miR-103 表达、下调 BNIP3 和 ROS 表达，继而抑制氧化应激反应。通过增强 Src 的活性和 caveolin-1 的自噬降解来抑制 LDL 受体介导的胞吞作用，防止 AS 的发展。通过增加 SIRT1 和 FoxO1 表达诱导自噬，发挥对 ox-LDL 诱导 EC 损伤的保护作用。

5.4.3 天麻素

天麻最早记载于《神农本草经》，天麻素、对羟基苯甲醇、对羟基苯甲醛等是天麻中的主要化学成分，天麻素具有镇静安眠、扩张脑血管、提高脑细胞抗缺氧能力、增加脑血流量等功效，可对神经细胞进行保护，清除过多的自由基，增强巨噬细胞的吞噬功能等。

天麻素可以促进胶质瘤细胞凋亡，显著降低 LC3-Ⅱ/LC3-Ⅰ值，下调 BECN1 蛋白表达，上调 P62 蛋白表达，表明天麻素通过自噬降低抑制胶质瘤细胞增殖。*HOX* 基因家族在胚胎发育过程中发挥重要作用，HOTAIR 在众多恶性肿瘤中高表达，下调 HOTAIR 表达后可显著抑制肿瘤细胞的生长，加快其凋亡速率。一项研究发现沉默 HOTAIR 的表达后，U251 细胞的增殖速度和增殖相关蛋白 Ki67 的表达水平明显降低，细胞凋亡水平明显升高，提示 HOTAIR 能促进胶质瘤细胞生长。天麻素能显著下调 HOTAIR 表达水平，当

HOTAIR 过表达时，可逆转天麻素对自噬相关蛋白的影响，说明 HOTAIR 可调控胶质瘤细胞的自噬。天麻素能够抑制胶质瘤细胞增殖，促进凋亡，其机制可能与 HOTAIR 调控自噬有关（伏计能等，2022）。天麻素通过诱导溶酶体生物发生和增强自噬活性来恢复溶酶体功能和自噬活性，通过 AMPK/FoxO1/TFEB 信号通路调节溶酶体生物发生，此外，溶酶体功能和自噬活性的恢复抑制了脂质积累和炎症反应，从而抑制泡沫细胞的形成，其机制可能与 AMPK/FoxO1/TFEB 信号通路调节溶酶体生物发生，增强自噬活性有关，从而在 AS 中发挥保护作用。天麻素能调控戊四氮致痫模型大鼠海马区细胞凋亡、自噬相关因子 LC3、Bax、caspase3、BECN1 等的表达，提示天麻素可通过调节凋亡、自噬发挥神经保护作用，抑制癫痫发作（翁柠等，2021）。

5.4.4　黄芪多糖

黄芪多糖（APS）是豆科植物蒙古黄芪或膜荚黄芪的干燥根经提取、浓缩、纯化而成的水溶性杂多糖。黄芪多糖由己糖醛酸、葡萄糖、果糖、鼠李糖、阿拉伯糖、半乳糖醛酸和葡糖醛酸等组成，可作为免疫促进剂或调节剂，同时具有抗病毒、抗肿瘤、抗衰老、抗辐射、抗应激、抗氧化等作用（Shan et al.，2019）。APS 通过 mTOR 非依赖性途径抑制 C2C12 成肌细胞中由过氧化物损伤引起的自噬（Yin et al.，2015）。在与氧化应激密切相关的慢性肾病相关肌肉萎缩模型中，APS 可以通过 Akt/mTOR、泛素蛋白酶体和自噬信号传导改善肌肉萎缩（Lu et al.，2016；Liu et al.，2014）。一项研究表明，抗癌药多柔比星（DOX）可通过扰乱心肌细胞自噬通量导致心力衰竭，导致自噬体过度积累和自噬细胞死亡，而 APS 可通过调节 AMPK/mTOR 通路使受损的心肌细胞自噬通量恢复到正常水平并改善心肌细胞功能。此外，还有研究结果表明，APS 可以通过抑制 PI3K/Akt/mTOR 途径以增强自噬来抑制 IL-1β 刺激的成纤维细胞样滑膜细胞中的细胞生长和促炎反应。除了抗癌潜力外，APS 还可能增强一些现有药物（如阿帕替尼和顺铂）的抗肿瘤作用，这些药物可能涉及自噬途径。研究发现，阿帕替尼可显著抑制胰腺细胞的增殖、迁移和侵袭，APS 可通过进一步下调 p-AKT、p-ERK 和 MMP-9 来增强这种抑制作用（Wu et al.，2022）。APS 还能通过抑制 Akt 信号通路增强阿帕替尼在胃癌 AGS 细胞中的抗肿瘤作用。另一项研究表明，APS 可能通过增强宫颈癌 HeLa 细胞的自噬活性来增加其对顺铂的敏感性，其机制可能与自噬相关蛋白 *Becn1* 的上调及下游的蛋白质变化有关，包括 LC3-Ⅱ/LC3-Ⅰ 的比例增加，以及 p62 的下调。

5.5 多 酚 类

5.5.1 姜黄素

姜黄素（Curcumin），又称姜黄色素、酸性黄，是从姜科植物姜黄、莪术、芥末、咖喱、郁金等根茎中提取的一种天然的酚类抗氧化剂，具有利胆、抗感染、使子宫产生阵发性收缩、降低血胆固醇、抗病毒、抗菌、抗氧化、抗凝血、降血脂和抗动脉粥样硬化等多种药理作用。

研究表明，姜黄素能诱导活性氧生成，上调 *Becn1* 和 *p53* 表达水平，激活自噬并最终导致人结肠癌细胞的死亡。姜黄素能增加内皮细胞的自噬水平及抑制血管损伤后的血管内膜增生，其机制可能与下调人脐静脉内皮细胞中 Akt/mTOR 信号通路中相关蛋白的表达相关。姜黄素的主要氢化代谢产物四氢姜黄素（THC）通过 PI3K/Akt/mTOR 信号通路诱导细胞凋亡和自噬，从而发挥体内外心脏保护作用（Chen et al.，2021）。姜黄素通过抑制癌细胞中 Akt/mTOR/p70S6K 和 ERK1/2 信号通路的激活来诱导 G_2/M 期阻滞和自噬。TFEB 是控制自噬与溶酶体生物发生和功能的关键核转录因子，另一项研究表明，姜黄素处理人结肠癌 HCT116 细胞后激活了 TFEB，从而抑制 mTOR、自噬和溶酶体的激活，导致更多的细胞死亡。姜黄素的双相作用即它同时具有抗氧化和促氧化特性的能力，与自噬和细胞死亡激活过程密切相关，姜黄素类似物和衍生物也被证明在癌细胞中调节自噬途径并诱导细胞凋亡（Deng et al.，2019）。姜黄素通过促进自噬依赖性分化和抑制神经胶质瘤起始细胞的自我更新，在体外和体内极大地抑制了胶质母细胞瘤细胞的生长。在 A431 皮肤鳞状细胞癌细胞中，姜黄素通过自噬介导的抗凋亡 p53 R273H 突变体的降解诱导细胞生长停滞和细胞死亡。一项研究使用 HUVEC 观察姜黄素对自噬的影响及可能的机制，发现姜黄素可以诱导氧化应激损伤的 HUVEC 自噬和保护细胞。姜黄素可下调 PI3K/Akt/mTOR 信号通路，促进 BECN1/Bcl-2 复合物的解聚，诱导自噬。姜黄素还可以增加 HUVEC 细胞质中 FoxO1 的乙酰化程度，增强乙酰化 FoxO1 与 ATG7 的相互作用，促进自噬。此外，姜黄素增加自噬体蛋白 RAB7 的表达（Gu et al.，2020）。姜黄素可以通过抑制自噬和激活 mTOR 来减轻异丙肾上腺素诱导的心脏肥大和纤维化。还有研究表明，姜黄素还可以通过诱导自噬和减少细胞凋亡来预防糖尿病性心肌病。姜黄素治疗可改善心脏功能，激活 AMPK 和 JNK1，促进 Bcl-2 和 Bim 的磷酸化，从而干扰它们与 BECN1 的相互作用，从而促进自噬和减弱细胞凋亡。此外，AMPK 介导的 mTORC1 通路抑制可能是姜黄素在糖尿病状态下调节自噬的机制之一。

5.5.2　白藜芦醇

白藜芦醇（resveratrol，RSV），又称为芪三酚，主要来源于花生、葡萄、虎杖、桑椹等植物，有抗氧化、抗炎、抗癌及心血管保护等作用，是肿瘤的化学预防剂，也是降低血小板聚集，预防和治疗动脉粥样硬化、心脑血管疾病的化学预防剂。

白藜芦醇能通过调节 PKB 和 AMPK 的活性诱导肿瘤细胞自噬，进而抑制其生长。白藜芦醇是一种自噬增强剂，通过上调 LC3-Ⅱ/LC3-Ⅰ 和 ATG5 来增强自噬激活，并增加自噬体形成，有利于梗死后心脏愈合和重塑（Wu et al.，2021）。在小鼠模型中发现，白藜芦醇通过自噬诱导逆转了心肌梗死后的左心室重塑并改善了心脏功能。白藜芦醇通过 PI3K/Akt/mTOR 通路恢复慢性间歇性缺氧诱导的心脏肥大中受损的自噬；还能通过失活 AMPK 通路恢复应激诱导的心力衰竭中的 ATP 水平来抑制过度自噬启动。另外有研究发现，白藜芦醇还可以通过抑制 Wnt/β-catenin 信号通路诱导自噬，显著抑制乳腺癌干细胞增殖。体外研究表明，白藜芦醇可以通过以自噬依赖性方式抑制细胞凋亡来保护心肌细胞免受糖尿病性心肌病的影响。在宫颈癌细胞中，白藜芦醇抑制 NF-κB 活化并与溶酶体通透性增加有关，表明自噬介导的细胞死亡机制。在人类胶质瘤细胞中，白藜芦醇诱导保护性自噬并延迟细胞凋亡。白藜芦醇通过过度刺激自噬-溶酶体系统诱导结直肠癌细胞系的细胞死亡。此外，还发现白藜芦醇通过自噬介导的 IL-6 分泌抑制来中断癌症相关成纤维细胞和胆管癌细胞之间的代谢串扰（Thongchot et al.，2018）。在 HUVEC 中，白藜芦醇可以通过 cAMP-PRKA-AMPK-SIRT1 信号通路介导的自噬减少血管内皮炎症（Gu et al.，2020）。Polydatin 是一种白藜芦醇糖苷，可通过激活自噬来预防 MI。紫檀芪（一种白藜芦醇衍生物）通过上调 lncRNA 的表达，同时 Akt/mTOR 途径下调而 p38 MAPK/ERK 信号传导被激活，抑制乳腺癌细胞增殖和上皮到间充质转化（EMT），并增加细胞凋亡、自噬和 ER 应激（Huang et al.，2018）。

5.5.3 没食子酸

没食子酸（gallic acid），亦称五倍子酸或棓酸，是一种有机酸，可见于五倍子、金缕梅、漆树、橡树皮、茶叶中，具有抗菌、抗炎、抗肿瘤、抗突变等多种生物学作用，可用于治疗菌痢或作为防腐剂。没食子酸通过抑制 Akt、ERK1/2 和 ULK1 激活自噬和增强自噬通量，从而改善体内心脏肥大和心力衰竭（Yan et al.，2019）。

5.5.4 茶多酚（儿茶素）

茶多酚（tea polyphenols）是茶叶中多酚类物质的总称，包括黄烷醇类、花色苷类、黄酮类、黄酮醇类和酚酸类等。主要为黄烷醇类的儿茶素，又称儿茶精、茶单宁。绿茶多酚通过降低血清中的 ox-LDL 诱导自噬来减轻高脂肪饮食喂养载脂蛋白 E（ApoE）敲除小鼠的动脉粥样硬化（Ding et al.，2017）。

表没食子茶素没食子酸酯（epigallocatechin gallate，EGCG）是茶多酚中最有效的活性成分，属于儿茶素。EGCG 具有抗菌、抗病毒、抗氧化、抗动脉硬化、抗血栓形成、抗血管增生、抗炎及抗肿瘤作用。EGCG 能够降低自噬负调节因子的作用，诱导并延长自噬，从而延迟细胞凋亡介导的细胞死亡并最终延长细胞活力（Prasanth et al.，2019）。但有趣的是，较高浓度的 EGCG（100 μmol/L）会抑制导致细胞凋亡的自噬。在肝细胞中，观察到 EGCG 激活 AMPK，从而激活自噬。还观察到 EGCG 通过自噬增加辐射靶向癌细胞的特异性和敏感性，以及结肠直肠癌细胞中的 Nrf2 机制。研究发现，EGCG 可有效降低人肝癌 HepG2 细胞中甲胎蛋白（AFP）的分泌，促进 HepG2 细胞中自噬诱导的肝癌生物标志物 AFP 聚集体的降解。EGCG 通过以浓度依赖性方式调节自噬相关蛋白 BECN1、ATG5 和 LC3B 的表达水平，诱导乳腺癌细胞自噬（Xiaokaiti et al.，2020）。此外，EGCG 还能通过刺激 Akt/STAT3 途径和抑制多药耐药信号传导来增敏对顺铂耐药的口腔癌 CAR 细胞凋亡和自噬。将 EGCG 与顺铂或奥沙利铂联合使用可以通过自噬相关途径增强结直肠癌细胞中顺铂和奥沙利铂的细胞毒性。EGCG 可诱导 miR-16 介导的肝细胞癌细胞中抗凋亡蛋白 Bcl-2 的下调，猜测这可能会促进 BECN1 依赖性自噬。有发现表明 EGCG 主要通过促进自噬通量来调节异位脂质积累，这表明 EGCG 可能是预防心血管并发症的潜在药物。此外，EGCG 还通过 PI3K/Akt 途径介导的细胞凋亡抑制和自噬通量的恢复对心肌缺血/再灌注损伤发挥保护作用（Xuan et al.，2016）。

5.5.5　Rottlerin

Rottlerin，又称粗制嘌呤毒素，是从菲律宾苦茶中提取获得。Rottlerin 在前列腺癌、纤维肉瘤、乳腺癌、胃癌、膀胱癌和其他类型的癌症中通过多种途径诱导自噬，如 PKCδ/TG2 途径、PKCδ 非依赖性途径和 mTORC1 途径（Prasanth et al.，2019）。

在乳腺癌和结肠癌细胞模型中，Rottlerin 具有抗氧化活性并抑制 PKCδ 和 TG2 水平的上调，导致 NF-κB 活化，抑制该途径导致自噬和细胞死亡。Rottlerin 通过 PKCδ 和 TG2 诱导过度自噬，导致前列腺癌细胞死亡。Rottlerin

通过 PKCδ 非依赖性途径诱导纤维肉瘤细胞凋亡。在正常营养缺乏的乳腺癌细胞系中，Rottlerin 通过阻断 mTORC1 通路诱导自噬体聚集。Rottlerin 诱导 AMPK 活化，降低细胞内 ATP 水平，诱导肿瘤细胞自噬，或通过 AMPK 和 SIRT1/FOXO 通路激活细胞周期蛋白依赖性激酶（CDK）抑制蛋白 p27，作为序列促进自噬。研究表明，Rottlerin 诱导 SGC-7901 和 MGC-803 胃癌细胞系自噬和凋亡，并抑制细胞迁移和侵袭。此外，Rottlerin 增加了 LC3 的表达并富集自噬体，而与自噬相关的雷帕霉素激酶和 S 期激酶相关蛋白 2（Skp-2）的表达水平下调（Song et al.，2018）。研究提示 Rottlerin 可能抑制胃癌细胞的侵袭，促进胃癌细胞的凋亡，这可能是通过自噬活性介导的。此外，研究发现 Rottlerin 通过诱导自噬显著增加细胞凋亡，以剂量和时间依赖性方式抑制人膀胱癌 EJ 细胞的活力。Rottlerin 处理诱导自噬，其特征是 LC3-Ⅱ 表达增加和自噬体增加（Qi et al.，2016）。Rottlerin 诱导的自噬可能涉及许多信号通路和许多诱导自噬的机制，从而导致细胞死亡。然而，起决定性作用的仍然是外部环境，细胞触发或抑制细胞凋亡的临界状态，以及相关信号通路的激活和抑制。综上，Rottlerin 或其衍生物具有开发具有前景的诱导自噬药物的潜力。

5.5.6　丹皮酚

丹皮酚（paeonol）是在芍药属植物（如牡丹）、一把伞南星和日本薯蓣中发现的一种酚类化合物。丹皮酚具有抗肿瘤、抗炎抑菌、镇静止痛、抗氧化及免疫调节等药理作用。丹皮酚激活动脉粥样硬化小鼠 PI3K/BECN1 信号通路，诱导血管平滑肌细胞自噬，从而抑制细胞凋亡（Liu et al.，2021）。此外，还通过促进自噬和激活 AMPK/mTOR 信号通路来抑制血管平滑肌细胞的增殖。

5.5.7　鞣花酸

鞣花酸（ellagic acid），是一种富含于水果和蔬菜中的具有抗癌特性的多酚，具有多种生物活性功能，如抗氧化、抗癌、抗突变、抗病毒、凝血、降压、镇静作用，表现出对化学物质诱导癌变及其他多种癌变有明显的抑制作用。鞣花酸通过抑制 H3R17me2 的二甲基化及抑制 TFEB 的转录活性来减弱对营养缺乏的自噬反应（Shin et al.，2016）。

5.6　酸　　类

5.6.1　阿魏酸

阿魏酸（ferulic acid）是肉桂酸的衍生物，是从伞形科多年生草本植物阿魏的树脂中提取的一种酚酸，是当归中的主要活性成分，具有抗血小板聚集、抑制血小板 5-羟色胺释放、抑制血小板血栓素 A2（TXA2）的生成、增强前列腺素活性、镇痛、缓解血管痉挛等作用，是生产用于治疗心脑血管疾病及白细胞减少等疾病药品的基本原料。研究发现，阿魏酸能激活人脐静脉内皮细胞自噬，提高自噬降解水平，从而增加自噬通量，加速人脐静脉内皮细胞中受损细胞器的降解（Li et al.，2020）。阿魏酸还可以抑制 mTOR 信号通路，从而激活自噬，减轻 I/R 损伤。

5.6.2　丹参酚酸 B

丹参酚酸 B（salvianolic acid B），是丹参中含量最丰富、生物活性最强的水溶性物质，对心肌缺血/再灌注损伤、心肌梗死及心肌细胞肥大均有保护作用。研究指出，丹参酚酸 B 通过抑制 Akt/mTOR 信号通路的激活，从而改善胆固醇晶体诱导的 RAW264.7 巨噬细胞自噬功能障碍（Sun et al.，2021）。此外，丹参酚酸 B 还可通过促进氧化应激下的自噬来保护人脐静脉内皮细免受凋亡，其机制可能与上调 AMPK 磷酸化和下调 mTOR 介导的自噬相关。

5.7　木脂素类

5.7.1　厚朴酚

　　厚朴酚（magnolol），是从木兰科植物厚朴及凹叶厚朴的干燥干皮、枝皮和根皮中提取的一种活性物质，具有抗菌、抗炎、抗肿瘤、抗病毒、肌肉松弛、缓解急性炎性疼痛等作用，用于治疗急性肠炎、细菌性或阿米巴性痢疾、慢性胃炎等。

　　厚朴酚在低浓度（<20 pmol/L）时对 H460 细胞生长有刺激作用，而在高浓度（>40 pmol/L）时有抑制作用。除抑制细胞 DNA 的合成外，还引起细胞周期 S 期阻滞。研究结果表明，厚朴酚诱导 H460 细胞死亡是通过自噬方式而非凋亡方式。伴随着自噬的发生，磷酸化 Akt 的表达明显下调，但 ITEN 明显上调。PI3K/PTEN/Akt 途径的抑制可能与厚朴酚引起的自噬相关（Li et al.，2007）。厚朴酚对 HepG2 细胞生长也有抑制作用，可时间依赖性地抑制 HepG2 细胞的生长。荧光显微镜下可观察到，厚朴酚作用 24 h 的细胞内出现大量空泡，48 h 后细胞坏死。原位末端标记检测发现，高浓度厚朴酚处理组的细胞很少发生凋亡，表明厚朴酚主要通过细胞自噬而非凋亡途径诱导 HepG2 细胞的死亡。厚朴酚类化合物 Ery5 作用于 HL-60 细胞后，伴随着 PI3K/Akt 通路的表达下调，可诱导细胞自噬发生。厚朴酚通过线粒体和 PI3K/Akt 相关路径促进 SGC-7901 细胞凋亡；同时，高浓度的厚朴酚也会引起 SGC-7901 细胞自噬。还有研究表明，厚朴酚能够诱导线粒体去极化，导致线粒体碎裂，并增加线粒体活性氧的产生。厚朴酚通过调节两个正前馈扩增回路诱导 PTEN 引起的假定激酶蛋白 1（PINK1）-Parkin 介导的线粒体自噬。厚朴酚通过内在凋亡途径触发癌细胞死亡并抑制神经母细胞瘤生长。自噬/线粒体自噬抑制剂和厚朴酚的协同作用促进细胞凋亡发挥抗肿瘤作用（胡乃华，2022）。

　　和厚朴酚（honokiol）是厚朴酚的同分异构体，同样对自噬具有一定的调控作用。近期的研究发现，和厚朴酚能激活自噬，活化 AMPK/SIRT1 通路，提高帕金森病模型小鼠黑质多巴胺能神经元的自噬水平，减少细胞凋亡，改善其行为学功能（张申等，2022）。和厚朴酚的抗病毒作用与颗粒蛋白前体（PGRN）表达及 PI3K 途径诱导的细胞自噬密切相关。和厚朴酚还可能通过下调 NLRP3 炎症通路从而减缓炎症水平，同时促进肝细胞自噬实现对急性肝损伤的保护（李琛等，2021）。和厚朴酚介导线粒体自噬可以改善手术/七氟烷引起的小鼠术后认知功能损伤，还能通过 mTOR 信号通路诱导肺癌 A549 细胞自噬。和厚朴酚后处理通过促进自噬流，减轻线粒体损伤及降低细胞 ROS 水平，减轻心肌缺血/再灌注损伤。和厚朴酚也能诱导 G_0/G_1 期细胞周期阻滞，能够通过 ROS/ERK1/2 通路激活骨肉瘤细胞的凋亡和自噬。

5.7.2　五味子甲素、五味子素 A

五味子甲素（schizandrin A，SA），为木兰科植物五味子中分离出的生物活性木脂素化合物，显示出几种细胞保护活性，包括抗癌、抗炎和抗肝损伤活性。研究表明，SA 已被证明具有自噬活性，在大脑中动脉闭塞/再灌注模型（MCAO/R）和 OGD/R 模型中可抑制自噬。进一步分析表明，SA 可能通过抑制 AMPK/mTOR 信号通路抑制自噬来保护 I/R 诱导的神经元损伤（Wang et al.，2019）。

5.8　皂　苷　类

5.8.1　人参皂苷

人参皂苷（ginsenoside，GS），又称三萜皂苷，是从五加科植物人参根、茎、叶中提取的主要活性成分。人参皂苷具有增加白细胞数量、提高人体免疫力、促进物质代谢、抗疲劳、抗衰老等作用，并且具有抑制癌细胞浸润、抑制肿瘤细胞转移、促进肿瘤细胞凋亡、抑制肿瘤细胞生长等作用。人参皂苷的抑癌作用与其对自噬的调节作用有关。人参皂苷 Rb1 可显著抑制巨噬源性泡沫细胞的形成和脂质积累，其部分机制与诱导自噬和抑制 NF-κB/P38/JNK 信号通路有关。人参皂苷 Rg1 和人参皂苷化合物 K 通过 AMPK/mTOR 或 Akt/mTOR 通路抑制 I/R 期间过度自噬的启动。

5.8.2　黄芪甲苷

黄芪甲苷是从黄芪中提取出来的药物，黄芪中的主要活性成分包括黄芪多糖（astragalus polysaccharides）、黄芪皂苷（astragalus saponins）和黄芪异黄酮（isoflavones），主要采用黄芪甲苷（AST）作为评价黄芪药材质量优劣的标准。药理研究表明，黄芪具有增强机体免疫功能、强心降压、降血糖、利尿、抗衰老、抗疲劳等作用。黄芪甲苷可以通过增强自噬来拮抗紫外线 B（UVB）诱导的大鼠真皮成纤维细胞光老化。本研究结果表明，UVB 照射可以抑制自噬，从而损害 I 型胶原蛋白的形成并加剧光老化，而 AST 可增加 I 型胶原蛋白的表达和积累，并通过抑制 ERK 和 p38 及自噬来拮抗 UVB 诱导的光老化激活。AST 还发挥其抗光老化作用，并通过调节自噬加速 I 型胶原蛋白的形成（Wen et al., 2018）。基于这些发现，AST 可能具有作为治疗目的的抗光老化剂的良好潜力。黄芪甲苷 IV（AST-IV）可能通过调节线粒体自噬对线粒体功能障碍和过量 ROS 产生发挥抗氧化活性。AST-IV 还可以破坏自噬和 ER 应激之间的串扰，从而在炎症性疾病中起到保护作用。AST-IV 通过诱导血管生成、抑制炎症和抑制氧化应激来促进皮瓣存活，还可激活自噬，这可能是氧化应激抑制的潜在机制（Lin et al., 2017）。

5.9　醌　　类

百里醌

百里醌（thymoquinone，TQ）是从 *Nigella sativa L.*或黑孜然中分离得到的醌类天然产物，具有抗氧化、抗炎、抗癌、抗肿瘤活性和保肝等作用。百里醌可恢复自噬，抑制 PI3K 通路并调节细胞焦亡。还有研究表明，TQ 诱导的凋亡细胞死亡与自噬泡和 LC3-Ⅱ蛋白水平的增加及头颈部鳞状细胞癌细胞中自噬体的积累增加有关。TQ 诱导的、不依赖半胱天冬酶的自噬性细胞死亡与 JNK 和 p38 MAPK 通路的激活及线粒体外膜通透性有关（Chen et al.，2015）。

5.10　其　　他

5.10.1　肉桂醛

肉桂醛（cinnamaldehyde，CA）是一种醛类有机化合物，为黄色黏稠状液体，大量存在于肉桂等植物体内，具有抗病毒、抗癌、抗血管扩张和降压作用。肉桂醛可以抑制受刺激的 JNK、ERK、p38 MAPK 和 TLR4/NOX4 通路，减少过度的自噬启动和通量，从而减少下游 ROS 的产生和 LPS 诱导的损伤（Zhao et al.，2016）。

5.10.2　β-细辛醚

β-细辛醚（β-asarone）是中药细辛的重要成分，在中枢神经系统中发挥多种作用。β-细辛醚可以通过调节自噬来逆转 I/R 损伤。体外试验表明，β-细辛醚可以降低自噬关键蛋白 BECN1 和 LC3B 的表达，增加抗凋亡蛋白 Bcl-2 的水平，Bcl-2 可以通过调节 MMP 和 Ca^{2+} 的含量间接抑制自噬。体内试验揭示 β-细辛醚通过 CaMKⅡ/CREB/Bcl-2 信号通路抑制细胞凋亡而发挥自噬调节作用（Chang et al.，2015）。

5.11　总结与展望

一般来说，自噬是细胞对营养或生长因子缺乏的生存反应，但自噬也可导致非凋亡性程序性细胞死亡，这个过程称为自噬性细胞死亡或自噬相关细胞死亡，自噬的调控非常重要。天然产物具有结构复杂、靶点多样等特性，由于大部分天然产物有效成分是从食物或草药中提取的，其毒性相对低于化学合成药物，可能为复杂疾病的防治带来益处和突破。与目前临床用的药物联合使用，可能产生协同效应，克服耐药性，是疾病治疗有价值的新尝试和新发现。

除了上述列举的对自噬有调控作用的天然产物外，还有越来越多的天然产物及一些草药配方和中药材被发现可以直接或者间接地参与自噬过程，从而有望成为治疗自噬过程失调相关疾病的治疗药物。例如，发现毛豆皂苷 D、aspalathin、豌豆酚和异甘草醇可通过降低 p62 水平来恢复自噬。佛手柑多酚提取物、芦丁和芹菜素被发现可减少自噬和细胞凋亡，涉及 Akt 和 PI3K/Akt/mTOR 激活，但它们对自噬通量的机制和影响还需深入研究。冬虫夏草（CS）通过抑制细胞凋亡、自噬和氧化来逆转脂多糖诱导的大鼠肾功能障碍。

未来，相关研究人员可以在以下方面做广泛、深入的探索和发现：结合新的生物学技术，对天然产物的作用机制和靶点进行深入细致的研究，明确其自噬调控的信号通路；优化改造现有天然产物的化学结构以改善这些化合物的药代动力学特性及活性；探索天然产物与其他靶向药物的联合应用治疗；改善药物剂型与输送；加强基础研究向临床转化，致力于推动天然产物在自噬相关临床疾病防治中的应用。

自噬调控相关的天然产物见表 5.1。

表 5.1　自噬调控相关的天然产物

分类	天然产物名称	结构	激活/抑制自噬	机制及通路
黄酮类	槲皮素		激活自噬	诱导 GSH 和 BECN1，LC3-Ⅱ/LC3-Ⅰ 的比例；增加 FoxO1 的表达和转录活性；Akt-mTOR；HIF-1α

分类	天然产物名称	结构	激活/抑制自噬	机制及通路
黄酮类	柚皮素		激活自噬	抑制单核细胞趋化蛋白 1 和白细胞介素 8 的表达
	葛根素		抑制/激活自噬	抑制含 FUN14 结构域蛋白 1 介导的线粒体自噬；诱导假定激酶 1 线粒体自噬
	牡荆素		抑制自噬	降低 LC3-Ⅱ 的表达；增加 p-JNK 表达水平
	山柰酚		促进自噬	增加 LC3-Ⅱ、BECN1 和 ATG-5 表达；AMPK-ULK1 通路；IRE1-JNK-CHOP 通路
	染料木黄酮		激活自噬	促进 PPAR-γ 表达；抑制 Akt-mTOR 信号通路
	水飞蓟素		激活自噬	下调 ERα 表达；激活 JNK 通路

续表

分类	天然产物名称	结构	激活/抑制自噬	机制及通路
黄酮类	羟基红花黄色素 A		抑制/激活自噬	激活 PI3K/Akt/mTOR 信号通路；激活 Akt 信号通路
	木犀草素		激活自噬	促进 LC3-Ⅰ 向 LC3-Ⅱ 转化；抑制 PI3K/Akt/mTOR 通路
	虎杖苷		激活自噬	抑制 mTOR 信号传导；降低 Cleaved caspase-3 和 Bax 表达，增加 Bcl-2 表达
生物碱类	小檗碱		激活自噬	促进 BECN1 和 ATG5 表达；抑制 PI3K/Akt/mTOR 信号通路
	苦参碱		激活/抑制自噬	促进 Akt/mTOR 信号通路的磷酸化；提高 LC3-Ⅱ/LC3-Ⅰ 值；促进 P62 的表达
	吴茱萸碱		激活自噬	促进 BECN1 表达；激活 JNK 通路；促进 LC3 表达；促进 LC3-Ⅰ 向 LC3-Ⅱ 转换
萜类及挥发油	青蒿素		抑制自噬	激活 JNK 通路；NF-κB 信号通路；促进 LC3-Ⅱ 和 BECN1 表达

续表

分类	天然产物名称	结构	激活/抑制自噬	机制及通路
	紫杉醇		激活自噬	促进 BECN1 蛋白表达，抑制 Bcl-2 蛋白表达
	雷公藤红素		激活自噬	激活 ROS/JNK 信号通路；抑制 Akt/mTOR 信号通路；诱导 LC3B-I 表达
萜类及挥发油	冬凌草甲素		激活自噬	激活 PI3KC I /Akt 信号通路
	大蒜素		激活自噬	抑制 Akt/mTOR 信号通路
	栀子苷		激活自噬	上调 LC3-II；激活 AMPK；抑制 TREM2/mTOR
	熊果酸		激活/抑制自噬	促进 LC3-II、ATG5、BECN1 表达
	阿格拉宾		激活自噬	抑制 NLRP3 炎症小体的活性

分类	天然产物名称	结构	激活/抑制自噬	机制及通路
糖苷类	芍药苷		激活自噬	抑制 PI3K/Akt 通路；上调 SIRT1 的表达
	红景天苷		激活自噬	激活 AMPK 通路；抑制 mTOR 通路；增强 Src 的活性和 caveolin-1 的自噬降解
	天麻素		激活自噬	降低 LC3-Ⅱ/LC3-Ⅰ；下调 HOTAIR 表达
	黄芪多糖		抑制/激活自噬	mTOR 非依赖性途径；抑制 PI3K/Akt/mTOR 途径
多酚类	姜黄素		激活/抑制自噬	抑制 Akt/mTOR/p70S6K 和 ERK1/2 诱导自噬；激活 TFEB,抑制 mTOR 及自噬；下调 PI3K/Akt/mTOR;激活 AMPK、JNK1
	白藜芦醇		激活自噬	调节 PKB 和 AMPK；上调 LC3-Ⅱ/LC3-Ⅰ 和 ATG5；下调 PI3K/Akt/mTOR；抑制 Wnt/β-catenin 信号通路；抑制 NF-κB 活化；cAMP-PRKA-AMPK-SIRT1
	没食子酸		激活自噬	抑制 Akt、ERK1/2 和 ULK1
	茶多酚（儿茶素）		激活自噬	激活 AMPK、Akt/STAT3、PI3K/Akt

续表

分类	天然产物名称	结构	激活/抑制自噬	机制及通路
多酚类	Rottlerin		激活自噬	PKCδ/TG2 途径、PKCδ 非依赖性途径和 mTORC1 途径；AMPK、SIRT1/FOXO 通路
	丹皮酚		激活自噬	激活 PI3K/BECN1 信号通路；激活 AMPK/mTOR 信号通路
	鞣花酸		抑制自噬	抑制 H3R17me2 二甲基化，抑制 TFEB 的转录活性
酸类	阿魏酸		激活自噬	抑制 mTOR 信号通路
	丹参酚酸 B		激活自噬	抑制 Akt/mTOR 信号通路；上调 AMPK 磷酸化
木脂素类	厚朴酚，和厚朴酚		激活自噬	抑制 PI3K/PTEN/Akt 途径；活化 AMPK/SIRT1 通路；下调 NLRP3 炎症通路；mTOR 信号通路；ROS/ERK1/2 通路

续表

分类	天然产物名称	结构	激活/抑制自噬	机制及通路
木脂素类	五味子甲素/五味子素 A		抑制自噬	抑制 AMPK-mTOR 信号通路
皂苷类	人参皂苷		激活自噬	抑制 NF-κB/P38/JNK 信号通路；AMPK/mTOR 或 Akt/mTOR 通路
	黄芪甲苷		抑制自噬	抑制 ERK 和 p38
醌类	百里醌		激活自噬	抑制 PI3K 通路；激活 JNK 和 p38 MAPK 通路
其他	肉桂醛		抑制自噬	抑制 JNK、ERK、p38 MAPK 和 TLR4/NOX4 通路

续表

分类	天然产物名称	结构	激活/抑制自噬	机制及通路
其他	β-细辛醚		抑制自噬	降低自噬关键蛋白 BECN1 和 LC3B 的表达；CaMKⅡ/CREB/Bcl-2 信号通路

参 考 文 献

陈汝静, 吴云杰, 胡凯莉. 2021. 水飞蓟宾药理作用研究进展. 上海中医药杂志, 55(2): 90-96.

丛超, 张玥, 李盛楠, 等. 2020. 芍药苷神经保护作用机制的研究进展. 上海中医药杂志, 54(11): 93-97.

邓楚珺, 陈慧泽, 孟胜喜. 2022. 中药有效组分(成分)防治阿尔茨海默病的研究进展. 中西医结合心脑血管病杂志, 20(20): 3733-3737.

邸天男, 曹慧君, 葛春蕾. 2020. 青蒿素及其衍生物逆转抗肿瘤药物耐药性的研究现状. 肿瘤药学, 10(6): 649-653.

段雨婷, 蒙凌华. 2021. 多靶点抗肿瘤天然产物研究进展. 药学学报, 56(2): 403-413.

冯亚莉, 李浩, 刘娟, 等. 2021. 槲皮素研究进展. 中国中药杂志, 46(20): 5185-5193.

伏计能, 赵慧娟, 王玉霞. 2022. 天麻素对胶质瘤细胞增殖和凋亡的影响. 中国临床药理学杂志, 38(6): 518-522.

贺安东, 王允. 2018. 自噬在熊果酸诱导前列腺癌 PC3 细胞凋亡中的作用机制研究. 天然产物研究与开发, 30: 951-957.

胡景春, 唐虹, 薛威, 等. 2020. 牡荆素调节自噬与自噬流介导缺氧复氧大鼠原代心肌细胞的保护作用. 安徽医科大学学报, 55(8): 1174-1179.

胡美薇, 傅丽娟, 范翠华, 等. 2018. 苦参碱诱导人白血病耐药细胞 K562/IM 自噬和凋亡的研究. 中国中西医结合杂志, 38(2): 213-218.

胡乃华. 2022. 自噬/线粒体自噬抑制剂和厚朴酚的协同作用促进细胞凋亡发挥抗肿瘤作用. 天然产物研究与开发, 34(3): 456.

李琛, 戴晨希, 阚建英. 2021. 和厚朴酚对 D-氨基半乳糖/脂多糖诱导的急性肝损伤大鼠 NLRP3 炎症通路及肝细胞自噬的影响. 热带医学杂志, 21(2): 148-151.

李晓伟, 王跃, 韩硕, 等. 2018. 葛根素对脑缺血再灌注大鼠神经功能与大脑皮质突触形态结构及参数的影响. 中国病理生理杂志, 34(11): 2043-2047.

刘捷, 欧阳亮, 陈亿, 等. 2013. 靶向肿瘤细胞自噬通路的植物天然产物研究进展. 国际药学研究杂志, 40(6): 688-694.

刘思奇, 金海南, 张雅琳, 等. 2022. 虎杖苷调控 PINK1-Parkin 介导的线粒体自噬改善变应性鼻炎. 中国药理学通报, 38(7): 1059-1066.

刘希鹏, 张美芳, 张海峰, 等. 2019. PPAR-γ 调控的自噬通路在染料木黄酮抑制肝星状细胞激活过程中的作用. 南方医科大学学报, 39(5): 561-565.

刘颖慧, 李昆钊, 代英辉, 等. 2022. 紫杉醇纳米制剂的研究进展. 中国药剂学杂志(网络版), 20(5): 180-198.

罗敏, 吴爱祥, 郑林龙, 等. 2018. 自噬在熊果酸抑制人肺癌 PC9 细胞增殖中的作用. 中国病理生理杂志, 34(3): 464-468.

牛芬溪, 刘悦, 刘雅楠, 等. 2021. 羟基红花黄色素 A 的药理作用及研究进展. 中国药学杂志, 51(7): 1372-1377.

盛亚男, 王长远. 2021. 牡荆素预防和治疗疾病作用机制研究进展. 中国现代应用药学, 38(17): 2156-2161.

汪瑜翔, 姜爽, 石雅宁, 等. 2021. 雷公藤红素通过激活 LXRα/ABCA1 通路和细胞自噬抑制巨噬细胞脂质蓄积. 生物化学与生物物理进展, 48(7): 836-845.

王海茹, 曹卉, 谭湘敏, 等. 2022. 木犀草素促进鼻咽癌细胞凋亡和自噬的机制. 吉林医学, 43(7): 1736-1740.

王凯华, 杨鑫勇, 郑光珊, 等. 2022. 柚皮素对脑缺血损伤小鼠神经细胞线粒体自噬的影响实验研究. 陕西中医, 43(8): 997-1002.

韦红梅. 2013. 大豆异黄酮激活 PPARγ 促进人前列腺癌 DU-145 细胞凋亡的作用及其机制. 第三军医大学学报, 34: 62.

翁柠, 况时祥, 薛红, 等. 2021. 天麻素对戊四氮致痫模型大鼠的治疗作用及对细胞自噬、凋亡机制的研究. 疑难病杂志, 20(1): 77-82.

夏鹏, 吴发印, 龙琴. 2021. 大蒜素及其化合物抗肿瘤作用研究进展. 医学综述, 27(19): 3833-3839.

徐俊杰, 杨然, 杨芳景, 等. 2018. 吴茱萸碱抗肿瘤机制的研究进展. 上海交通大学学报(医学版), 38(5): 578-583.

杨朋, 钱军, 陈文飞, 等. 2022. 木犀草素对人非小细胞肺癌 A549 细胞凋亡及自噬的影响. 中成药, 44(8): 2667-2671.

易奔, 张春泽, 张庆怀. 2022. 黄酮醇化合物对自噬的作用研究进展. 中国中西医结合外科杂志, 28(3): 432-436.

余婧萍, 贺春香, 李泽, 等. 2020. 芍药苷对 PINK1-Parkin 介导的线粒体自噬在 H_2O_2 诱导 SH-SY5Y 细胞损伤中的影响. 中国中医药信息杂志, 27(11): 45-51.

张申, 陈坤, 赵丹鹏, 等. 2022. 和厚朴酚通过调节自噬对帕金森病模型小鼠多巴胺能神经元的影响及机制. 中国病理生理杂志, 38(10): 1812-1819.

张增岭, 施杲旸, 朱乃海, 等. 2021. 柚皮素对甲状腺癌细胞凋亡、自噬的影响及其与 AMPK/mTORC1 通路的关系. 中国普通外科杂志, 30(5): 575-582.

Abderrazak A, Couchie D, Mahmood DFD, et al. 2015. Anti-inflammatory and antiatherogenic effects of the NLRP3 inflammasome inhibitor arglabin in ApoE2.Ki mice fed a high-fat diet. Circulation, 131(12): 1061-1070.

Almatroodi SA, Alsahli MA, Almatroudi A, et al. 2019. Garlic and its active compounds: a potential candidate in the prevention of cancer by modulating various cell signalling pathways. AntiCancer Agents Med Chem, 19(11): 1314-1324.

Chang WG, Teng JF. 2015. β-asarone prevents Aβ25-35-induced inflammatory responses and autophagy in SH-SY5Y cells: down expression Beclin-1, LC3B and up expression Bcl-2. Int J Clin Exp Med, 8(11): 20658-20663.

Chen MC, Lee NH, Hsu HH, et al. 2015. Thymoquinone induces caspase-independent, autophagic cell death in CPT-11-resistant lovo colon cancer via mitochondrial dysfunction and activation of JNK and p38. J Agric Food Chem, 63(5): 1540-1546.

Chen XT, Chan H, Zhang L, et al. 2019. The phytochemical polydatin ameliorates non-alcoholic steatohepatitis by restoring lysosomal function and autophagic flux. J Cell Mol Med, 23(6): 4290-4300.

Chen XY, Xie QF, Zhu Y, et al. 2021. Cardio-protective effect of tetrahydrocurcumin, the primary hydrogenated metabolite of curcumin in vivo and in vitro: Induction of apoptosis and autophagy via PI3K/AKT/mTOR pathways. Eur J Pharmacol, 911: 174495.

Deng S, Shanmugam MK, Kumar AP, et al. 2019. Targeting autophagy using natural compounds for cancer prevention and therapy. Cancer, 125(8): 1228-1246.

Ding SB, Jiang JJ, Yu PX, et al. 2017. Green tea polyphenol treatment attenuates atherosclerosis in high-fat diet-fed apolipoprotein E-knockout mice via alleviating dyslipidemia and up-regulating autophagy. PLoS One, 12(8): e0181666.

Duan WJ, Jin XY, Li Q S, et al. 2010. Silibinin Induced Autophagic and Apoptotic Cell Death in HT1080 Cells Through a Reactive Oxygen Species Pathway. J Pharmacol Sci, 113(1): 48-56.

Gu SM, Li XJ. 2020. Regulation of Autophagy in Cardiovascular Diseases by Natural Products. Adv Exp Med Biol, 1207: 731-736.

He JD, Wang Z, Li SP, et al. 2016. Vitexin suppresses autophagy to induce apoptosis in hepatocellular carcinoma via activation of the JNK signaling pathway. Oncotarget, 7(51): 84520-84532.

Huang YY, Du J, Mi Y, et al. 2018. Long non-coding RNAs contribute to the inhibition of proliferation and EMT by pterostilbene in human breast cancer. Front Oncol, 8: 629.

Kashyap D, Sharma A, Tuli HS, et al. 2018. Molecular targets of celastrol in cancer: Recent trends and advancements. Crit Rev Oncol Hematol, 128: 70-81.

Li HB, Yi X, Gao JM, et al. 2007. Magnolol-induced H460 cells death via autophagy but not apoptosis. Arch Pharm Res, 30(12): 1566-1574.

Li XF, Zhou J, Dou YH, et al. 2020. The protective effects of angelica organic acid against ox-LDL-induced autophagy dysfunction of HUVECs. BMC Complement Med Ther, 20(1): 164.

Li XH, Zhao PY, Wang XJ, et al. 2019. Celastrol mediates autophagy and apoptosis via the ROS/JNK and Akt/mTOR signaling pathways in glioma cells. J Exp Clin Cancer Res, 38(1): 184.

Lin RJ, Chen HW, Callow D, et al. 2017. Multifaceted effects of astragaloside IV on promotion of random pattern skin flap survival in rats. Am J Transl Res, 9(9): 4161-4172.

Liu Y, Liu F, Yang Y, et al. 2014. Astragalus polysaccharide ameliorates ionizing radiation-induced oxidative stress in mice. Int J Macromol, 68: 209-214.

Liu YP, Zhu PT, Wang YY, et al. 2015. Antimetastatic Therapies of the Polysulfide Diallyl Trisulfide against Triple-Negative Breast Cancer(TNBC)via Suppressing MMP2/9 by Blocking NF-kappa B and ERK/MAPK Signaling Pathways. PLoS One, 10(4): e0123781.

Liu YR, Song AW, Wu HF, et al. 2021. Paeonol inhibits apoptosis of vascular smooth muscle cells via up-regulation of autophagy by activating class Ⅲ PI3K/Beclin-1 signaling pathway. Life Sci, 264: 118714.

Lu L, Huang YF, Chen DX, et al. 2016. Astragalus polysaccharides decrease muscle wasting through Akt/mTOR, ubiquitin proteasome and autophagy signalling in 5/6 nephrectomised rats. J Ethnopharmacol, 186: 125-135.

Prasanth MI, Sivamaruthi BS, Chaiyasut C, et al. 2019. A Review of the Role of Green Tea(Camellia sinensis)in Antiphotoaging, Stress Resistance, Neuroprotection, and Autophagy. Nutrients, 11(2): 474.

Qi P, He ZH, Zhang LX, et al. 2016. Rottlerin-induced autophagy leads to apoptosis in bladder cancer cells. Oncol Lett, 12(6): 4577-4583.

Shan H, Zheng XP, Li M. 2019. The Effects of Astragalus membranaceus active extracts on autophagy-related diseases. Int J Mol Sci, 20(8): 1904.

Shin HJR, Hyunkyung K, Oh S, et al. 2016. AMPK-SKP2-CARM1 signalling cascade in transcriptional regulation of autophagy. Nature, 534(7608): 553-557.

Song J, Zhou Y, Gong Y, et al. 2018. Rottlerin promotes autophagy and apoptosis in gastric cancer cell lines. Mol Med Rep, 18(3): 2905-2913.

Sun MQ, Ye Y, Huang YL, et al. 2021. Salvianolic acid B improves autophagic dysfunction and decreases the apoptosis of cholesterol crystal-induced macrophages via inhibiting the Akt/mTOR signaling pathway. Mol Med Rep, 24(5): 763.

Tao LL, Zhai YZ, Ding D, et al. 2015. The role of C/EBP-α expression in human liver and liver fibrosis and its relationship with autophagy. Int J Clin Exp Patho, 18(10): 13102-13107.

Thongchot S, Ferraresi A, Vidoni C, et al. 2018. Resveratrol interrupts the pro-invasive communication between cancer associated fibroblasts and cholangiocarcinoma cells. Cancer Lett, 430: 160-171.

Tu Y J, Fan X, Yang X, et al. 2013. Evodiamine activates autophagy as a cytoprotective response in murine Lewis lung carcinoma cells. Oncol Rep, 29(2): 481-490.

Varshney R, Varshney R, Mishra R, et al. 2018. Kaempferol alleviates palmitic acid-induced lipid stores, endoplasmic reticulum stress and pancreatic beta-cell dysfunction through AMPK/mTOR-mediated lipophagy. J Nutr Biochem, 57: 212-227.

Wang GY, Wang TZ, Zhang YY, et al. 2019. Schizandrin protects against OGD/R-induced neuronal injury by suppressing autophagy: involvement of the AMPK/mTOR pathway. Molecules, 24(19): 24193624.

Wang ZH, Zhang J, Wang Y, et al. 2013. Matrine, a novel autophagy inhibitor, blocks trafficking and the proteolytic activation of lysosomal proteases. Carcinogenesis, 34(1): 128-138.

Wen WJ, Chen JW, Ding LG, et al. 2018. Astragaloside exerts anti-photoaging effects in UVB-induced premature senescence of rat dermal fibroblasts through enhanced autophagy. Arch Biochem Biophys, 657: 31-40.

Wu J, Wang J, Su Q, et al. 2022. Traditional Chinese medicine astragalus polysaccharide enhanced antitumor effects of the angiogenesis inhibitor apatinib in pancreatic cancer cells on proliferation, invasiveness, and apoptosis(vol 11, pg 2685, 2018). Onco Targets Ther, 11: 2685-2698.

Wu JQ, Hu G, Dong YQ, et al. 2017. Matrine induces Akt/mTOR signalling inhibition-mediated autophagy and apoptosis in acute myeloid leukaemia cells. J Cell Mol Med, 21(6): 1171-1181.

Wu XQ, Liu ZM, Yu XY, et al. 2021. Autophagy and cardiac diseases: therapeutic potential of natural products. Med Res Rev, 41(1): 314-341.

Xiaokaiti Y, Li XJ. 2020. Natural product regulates autophagy in cancer. AdvExp Med Biol, 1207: 709-724.

Xuan FF, Jian J. 2016. Epigallocatechin gallate exerts protective effects against myocardial ischemia/reperfusion injury through the PI3K/Akt pathway-mediated inhibition of apoptosis and the restoration of the autophagic flux. Int J Mol Med, 38(1): 328-336.

Yan X, Zhang YL, Zhang L, et al. 2019. Gallic acid suppresses cardiac hypertrophic remodeling and heart failure. Mol Nutr Food Res, 63(5): e1800807.

Yang G, Wang N, Wang S, et al. 2018. Hydroxysafflor yellow a protects brain microvascular endothelial cells against oxygen glucose deprivation/reoxygenation injury: Involvement of inhibiting autophagy via class I PI3K/Akt/mTOR signaling pathway. Brain Res Bull, 140: 243-257.

Yin Y, Lu L, Wang DT, et al. 2015. Astragalus polysaccharide inhibits autophagy and apoptosis from peroxide-induced injury in C2C12 myoblasts. Cell Biochem Biophys, 73(2): 433-439.

Zhang ZH, Wang XJ, Zhang D, et al. 2019. Geniposide-mediated protection against amyloid deposition and behavioral impairment correlates with downregulation of mTOR signaling and enhanced autophagy in a mouse model of Alzheimer's disease. Aging, 11(2): 536-548.

Zhang ZL, Yao Z, Zhao SF, et al. 2017. Interaction between autophagy and senescence is required for dihydroartemisinin to alleviate liver fibrosis. Cell Death Dis, 8(6): e2886.

Zhao H, Zhang M, Zhou FX, et al. 2016. Cinnamaldehyde ameliorates LPS-induced cardiac dysfunction via TLR4-NOX4 pathway: the regulation of autophagy and ROS production. J Mol Cell Cardiol, 101: 11-24.

第 6 章　自噬相关的药物发现新技术

过去几十年来，靶向蛋白质降解（targeted protein degradation，TPD）技术取得了显著进展，为降解不可成药的靶标提供了强大的工具。蛋白水解靶向嵌合体（proteolysis-targeting chimera，PROTAC）是一种利用泛素-蛋白酶体系统选择性降解靶蛋白的技术。然而，底物的限制阻碍了 PROTAC 的进一步发展，而利用细胞中第二个主要降解途径——自噬的新兴降解技术可能会大大拓宽可选择性降解的靶标范围。监测活细胞自噬过程对于生物学研究、疾病诊断和药物研发具有重要意义，新型荧光探针的开发将会进一步揭示自噬机制。在这里，将重点回顾新兴的自噬相关 TPD，如自噬靶向嵌合体（AUTAC）、自噬小体绑定化合物（ATTEC）、自噬靶向嵌合体（AUTOTAC）和分子伴侣介导的自噬（CMA），系统介绍荧光探针在监测活细胞自噬方面的最新突破性成果，特别是基于自噬过程中的几种微环境变化的探针设计策略，并讨论这些自噬相关的新型药物发现技术的潜在应用和局限性。

6.1　引　　言

传统的药物发现策略通过广泛的筛选、合理的设计和结构优化来最终获得目标蛋白的激动剂或抑制剂。然而，传统的药物发现策略具有很多局限性，如一些不可成药靶标（Bcl-2、p53 和 RAS）缺乏可及的配体结合位点和明确的蛋白质-蛋白质相互作用功能模式（Zhang et al.，2022；Schoch et al.，2017）。此外，直接激活或抑制蛋白质不能治疗由致病蛋白异常积累引起的疾病，如神经退行性变性疾病。通过基于核酸的 RNA 或 DNA 靶向试剂（如反义寡核苷酸和基因组编辑试剂）进行基因沉默是选择性降低致病蛋白水平的有效方法，但是这些生物大分子的递送技术一直是一个非常大的挑战（Schoch et al.，2017；Sayed et al.，2022）。TPD 技术是降低致病蛋白水平的另一种有吸引力的方法，其中 PROTAC 提供了非常有前途的药物发现方式。PROTAC 是一种利用泛素-蛋白酶体系统（ubiquitin-proteasome system，UPS）通过连接目的蛋白（protein of interest，POI）和 E3 泛素连接酶来特异性降解靶蛋白的技术。不幸的是，PROTAC 因为一些局限性不能成为 TPD 的最佳方法。一方面，UPS 主要负责短寿命、可溶性未折叠和错误折叠蛋白质的降解；另一方面，PROTAC 对特定 E3 连接酶表达的依赖性限制了它对特定细胞类型的潜在应用。令人鼓舞的是，最近出现了关于独立于 UPS 的自噬-溶酶体降解途径的新概念。

自噬是一种进化上保守的分解代谢过程，用于细胞质成分（如蛋白质和细胞器）的周转和再循环。与 UPS 相比，自噬-溶酶体系统（autophagy-lysosomal system，ALS）可以降解的底物范围更广，包括完全折叠的、长寿命的、聚集的蛋白质、细胞外蛋白质、核酸、脂质、受损的细胞器和病原微生物。因此，新兴的自噬相关 TPD 技术有可能超越传统药物发现技术的限制（Pei et al.，2021）。自噬是一个动态过程，某一时间点的自噬检测不足以客观反映自噬活性。自噬的静态检测方法众多，包括利用电子透射显微镜直接观察不同阶段的自噬结构，或基于免疫印迹实验检测自噬相关蛋白的表达，然而，这些方法耗时、昂贵、复杂，最重要的是不适合对活体生物样本进行成像（Mizushima et al.，2020）。荧光探针具有染色过程简单、膜通透性好、分子设计策略灵活、近无损检测等优点，已被广泛应用于检测。探针可以靶向溶酶体或线粒体，并且特异性地积聚在自噬溶酶体中，以可视化活细胞中的自噬过程，这有利于揭示细胞自噬的完整过程。此外，一些探针可以通过两种不同的荧光颜色对自噬进行成像，这非常直观，有助于观察自噬过程各个阶段细胞成分的变化（Zheng et al.，2021）。在这里，我们概述了基于自噬的 TPD 技术（如 AUTAC、ATTEC、AUTOTAC 和 CMA）和荧光探针的最新进展，并描述了这一新兴领域的未来前景（图 6.1）。

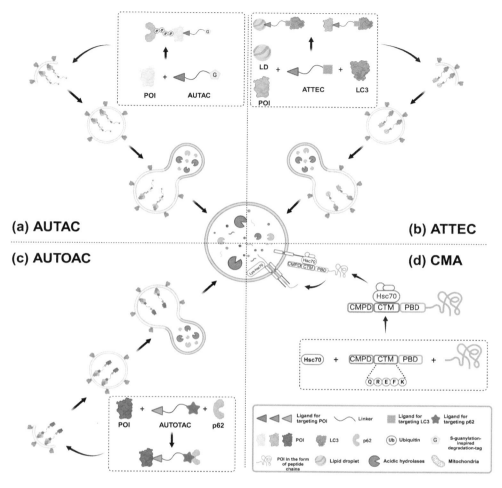

图 6.1　自噬相关 TPD 技术

6.2　AUTAC

研究人员发现，当细胞受到胞质 A 族链球菌（cytoplasmic group A Streptococci，GAS）入侵时，细胞可以激活自噬来特异性清除病原体（Nakagawa et al.，2004）。Sawa 等后来发现，GAS 的 S-鸟苷酸化表现出与随后的 K63 连接的多聚泛素化的强相关性（Sawa et al.，2007）。此外，GAS 的 S-鸟苷酸化参与了导致上述抗菌自噬的识别事件，并且下调 GAS 鸟苷酸化的干预措施会抑制 GAS 多聚泛素化和自噬（Ito et al., 2013）。Arimoto 小组基于 HaloTag 技术，设计了一种含有 3′,5′-环磷酸鸟苷（cGMP）配体的探针，该探针将 cGMP 与 Halo 标签结合起来，成功诱导 EGFP 蛋白的 S-鸟苷酸化并将其转运至自噬体进行降解，这意味着 S-鸟苷酸化是决定选择性自噬的底物的标签（Takahashi et al., 2019）。然而，由于该探针理化性质较差及降解 EGFP 的过程缓慢，其作为工具的实用性似乎受到限制。随后通过优化开发了一种适合进一步实验的修饰鸟嘌呤标签，即对氟苄基鸟嘌呤配体。应用此配体开发的新型探针结合能力强，反应速度快。通过选择合适的配体作为弹头，他们开发了一系列自噬靶向嵌合体（autophagy-targeting chimera，AUTAC），AUTAC 由与 POI 连接的靶标结合部分、模仿 S-鸟苷酸化的降解标签和聚乙二醇（PEG）连接子组成。与 E3 连接酶介导的 K48 连接的多泛素化和随后的 UPS 清除不同，S-鸟苷酸化诱导 K63 多泛素化，随后被自噬受体 p62 识别，并通过选择性自噬途径降解 POI。

　　为了验证 AUTAC 在降解蛋白质方面的有效性，研究人员使用新探针开发了三种小分子（AUTAC1～3），成功应用于靶向降解细胞中的一些蛋白质。AUTAC1 使用 fumagillol 的水解产物作为弹头，与甲硫氨酸氨基肽酶 2（methionine aminopeptidase 2，MetAP2）结合。实验结果表明，经 10 μmol/L AUTAC1 处理后，HeLa 细胞中超过 80% 的现有 MetAP2 被成功降解。当加入溶酶体抑制剂巴弗洛霉素 A1 时，MetAP2 的沉默被抑制，这表明降解机制是通过自噬完成的。在 AUTAC2 的设计中，选择合成配体 SLF（非共价靶向 FKBP）作为 FK506 结合蛋白（FK506-binding protein，FKBP12）的弹头，并通过聚乙二醇接头连接到招募自噬体的对氟苄基鸟嘌呤配体。在 HeLa 细胞中，浓度为 10 μmol/L 的 AUTAC2 成功降解 FKBP12。与位于的胞质 MetAP2 或 FKBP12 不同，含溴结构域蛋白（bromodomain-containing protein 4，BRD4）定位于细胞核并作为转录调节因子，其表达上调与肺癌、乳腺癌、急性髓系淋巴瘤、肝癌等的发生发展密切相关，通过蛋白酶体降解化学下调 BRD4 一直是最近抗癌药物研发中的热点。AUTAC3 使用 BET 家族蛋白特异性抑制剂 JQ1 作为与 BRD4 结合的弹头，不同浓度的 AUTAC3 处理的 A549 细胞中，BRD4 仅略有减少。但是在 AUTAC3 存在的情况下，观察到 BRD4 被释放到细胞质中并与 LC3B 部分共定位。此外，AUTAC4 可以通过与位于线粒体外膜（outer mitochondrial membrane，OMM）上的线粒体易位蛋白（mitochondrial translocator proteins，TSPO）结合来诱导线粒体自噬，从而有效恢复唐氏综合征来源的成纤维细胞中的线粒体稳态。重要的是，AUTAC4 诱导线粒体降解的机制独立于磷酸酯酶与张力蛋白同源物（phosphate and tensin homolog，PTEN）诱导的激酶 1（PTEN induced putative kinase 1，PINK1）途径，这显示出治疗帕金森病的潜力（Takahashi et al.，2019）。

虽然 AUTAC 和 PROTAC 都需要多聚泛素化来标记靶标蛋白从而进行降解（Takahashi et al.，2019，2020，2021），但是由于 AUTAC 能够通过自噬降解非蛋白质生物分子和线粒体等更广泛的底物，AUTAC 可能比基于 UPS 的降解细胞内可溶性蛋白质的策略更合适。AUTAC 策略在基于自噬的药物发现中具有广泛的应用前景，尽管与 PROTAC 作用相似，但 AUTAC 介导的自噬机制可能比 PROTAC 更复杂。目前的局限是我们对 *S*-鸟苷酸化诱导 K63 多泛素化机制的理解仍然不足，并且需要更加深入地研究该途径的效率和潜在的脱靶效应（图 6.2）。

MetAP2-targeting AUTAC (AUTAC1)

FKBP12-targeting AUTAC (AUTAC2)

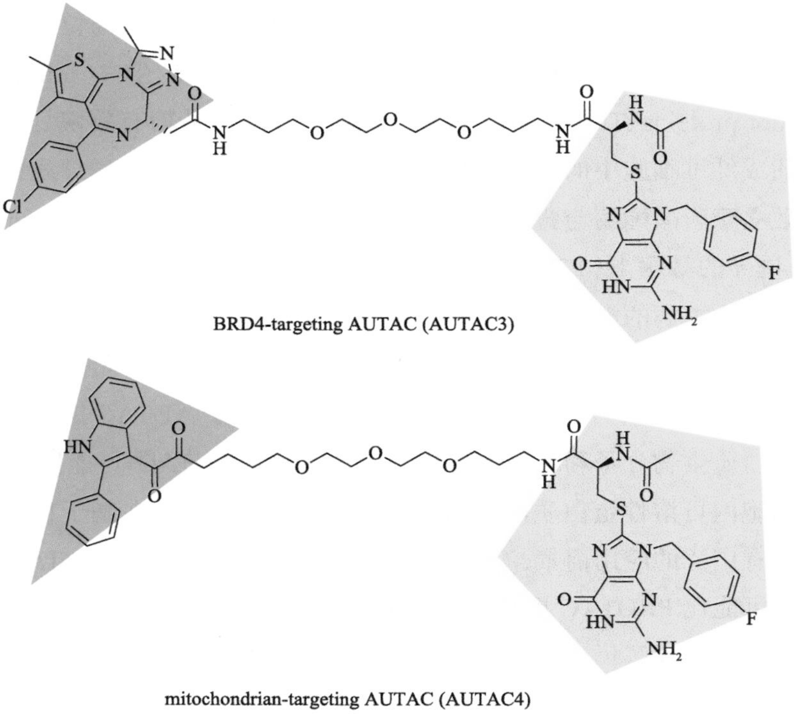

BRD4-targeting AUTAC (AUTAC3)

mitochondrian-targeting AUTAC (AUTAC4)

图 6.2　AUTAC 化学结构

6.3　ATTEC

　　尽管自噬最初被认为是非选择性的，但最近的研究表明某些类型的巨自噬是有选择性的。大多数研究的选择性自噬是由"货物"受体蛋白（自噬受体）控制的，它可以通过与位于自噬膜或自噬体上的 LC3 和 GABARAP/Gate-16 蛋白结合，将特定底物与自噬膜连接起来（Gatica et al., 2018）。鲁伯埙课题组开发了一种利用自噬进行靶向蛋白质降解的新方法，称为自噬小体绑定化合物（autophagosome-tethering compound, ATTEC）（Li et al., 2019；Li et al., 2020；Ding et al., 2020）。与 PROTAC 和 AUTAC 相比，ATTEC 作为取代了自噬受体功能的降解剂，并不依赖于泛素化。具体而言，ATTEC 在两个独立的化学部分之间有一个连接体，分别与 POI 和 LC3 相互作用，通过直接结合 POI 和关键的自噬体蛋白 LC3，将 POI 与自噬体连接起来。通过小分子微阵列筛选，鉴定出两种 ATTEC 分子（1O5 和 8F20），它们与 LC3 和具有扩展的聚谷氨酰胺（PolyQ）延伸的致病蛋白突变体 mHTT 蛋白相互作用。值得注意的是，这些 ATTEC 分子具有等位基因选择性，可通过自噬途径诱导 mHTT 降解，而不影响野生型 HTT 蛋白（wtHTT）的水平（Li et al.，2019）。通过检测具有相似特征的小分子化合物，获得了另外两种与 mHTT 和 LC3B 相互作用，但不与 wtHTT 或不相关的对照蛋白相互作用的 ATTEC 分子（AN1 和 AN2）。这些 ATTEC 分子在降低 mHTT 方面表现出最佳剂量，需要足够的浓度将 mHTT 和 LC3 束缚在一起，但浓度过高可能会导致化合物分子分别与 mHTT 和 LC3 相互作用而不束缚它们。研究人员通过敲低自噬关键基因 ATG5，检测 ATTEC 是否通过介导自噬降解发挥作用，在表达 mHTT 的来自亨廷顿病患者的成纤维细胞中 ATG5 敲低显著降低了 LC3-Ⅱ 水平，并抵消了 ATTEC 诱导的 mHTT 降解作用。在 ATG5 敲除小鼠胚胎成纤维细胞中获得了类似的结果，证实了 ATTEC 的作用是通过自噬降解介导的。通过检测自噬选择性底物蛋白 SQSTM1（p62）和对照蛋白水平，确定 ATTEC 对自噬过程本身没有影响。在亨廷顿病转基因果蝇模型和表达 mHTT 的小鼠模型进行的表型试验中均改善了亨廷顿病相关表型。在 elav-GAL4 驱动的表达全长 HTT（Q128）的转基因果蝇中，以 10 μmol/L 喂食 ATTEC 6 天，mHTT 水平显著降低。1O5 和 AN2 可以穿过血脑屏障，腹腔注射这两种化合物可直接降低亨廷顿病小鼠大脑皮质和纹状体中 mHTT 水平，而不影响脑组织中 wtHTT 水平。此外，ATTEC 分子还能够降解其他 PolyQ 扩展蛋白，如会导致脊髓小脑共济失调的突变体 ATXN3（Li et al.，2019）。ATTEC 可以特异性结合关键自噬蛋白 LC3 和致病蛋白，而不与正常蛋白结合，并将致病物质特异性包装到自噬体中进行降解。最近，鲁伯埙教授的团队开发了一种名为 LD-ATTEC 的新型分子，可以特异性降解脂滴（Fu et al.，2021a；Fu et al.，2021b）。LD-ATTEC（C1～C4）利用先前鉴定的 LC3 结合分子 GW5074（GW）或 5,7-二羟基-4-苯基香豆素（DP）作为靶向自噬体的配体，以及已知的脂滴结合探针苏丹Ⅲ/苏丹Ⅳ。这些化合物能够通过自噬清除脂滴，并在细胞和两个独立的肝脂质沉积症小鼠模型中挽救 LD 相关表型（Fu et al.，2021a）。与之前的 ATTEC 类似，LD-ATTEC 不影响全局自噬，这样可以避免正常蛋白质和细胞器的非特异性降解（Fu et al.，2021b）。

这种非蛋白质生物分子的靶向降解策略可能会极大地扩展药物发现的靶标范围。

最近的一些研究应用了这种靶向 LC3 策略来降解其他底物。其中一项研究设计了一系列双功能分子，分别将可逆 BET 溴结构域抑制剂 JQ1 作为 BRD4 的弹头，将 GW5074 作为 LC3 的弹头，诱导 BRD4 和细胞中自噬体的接近，导致 BRD4 通过自噬途径降解（Pei et al.，2021）。另一项研究展示了一类新型 ATTEC 分子，该分子是使用柔性接头将烟酰胺磷酸核糖转移酶（nicotinamide phosphoribosyl transferase，NAMPT）抑制剂与 LC3 结合弹头 Ispinesib 组装合成的。研究证实，NAMPT ATTEC 通过自噬途径成功降解 NAMPT（Dong et al.，2022）。此外，有研究人员试图通过双组分化学生物系统强制将 LC3 和 p62 重新定位到细胞器（内质网和高尔基体），但遗憾的是未能诱导有效的自噬（Loos et al.，2019）。综上所述，ATTEC 通过直接与自噬体蛋白 LC3 相互作用并绕过泛素化过程使目标底物通过自噬途径降解，这表明 ATTEC 在降解包括 DNA/RNA、某些蛋白质聚集体和受损细胞器在内的非蛋白质生物分子方面具有巨大潜力。因此，开发与 LC3 相互作用而不影响其功能的新化合物结构可能为药物发现提供切入点（图 6.3）。

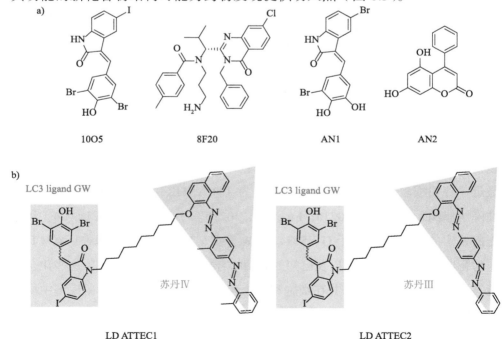

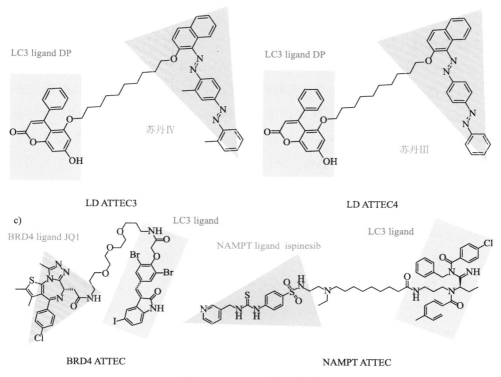

图 6.3　ATTEC 化学结构

6.4　AUTOTAC

AUTOphagy-Targeting Chimera（AUTOTAC）技术提供了一种新的策略来降解各种细胞内靶蛋白和抗降解聚集体（Ji et al., 2022a; Ji et al., 2022b）。AUTOTAC 是由与 p62 结合的自噬靶向配体（autophagy-targeting ligand, ATL）和与靶标结合配体（target-binding ligand, TBL）通过重复聚乙二醇（PEG）连接组成的双功能分子（Ji et al., 2022a）。在共免疫染色分析中，可以观察到 p62 配体 ATL 不仅诱导 p62 和 LC3 点状结构的形成和共定位，也可以诱导 p62 和溶酶体标志物 LAMP1 的共定位。这些数据表明，ATL 不仅可以激活和靶向 p62 到自噬膜，而且还促进自噬体的生物发生，以接收进入的 p62-货物复合体进行后续的降解。研究人员基于雌激素受体 β（estrogen receptor beta, ERβ）的配体设计并合成了 AUTOTAC 分子（PHTPP-1304），在纳摩尔浓度范围成功诱导 p62 的寡聚化和 ERβ 的降解，在 HEK293T 细胞系中半数最大降解浓度（DC_{50}）约为 2 nmol/L，ACHN 肾癌和 MCF-7 乳腺癌细胞系中 DC_{50} 也小于 100 nmol/L。重要的是，PHTPP-1304 对 ERβ 的降解完全被 p62 或 ATG5 的 RNA 干扰所消除。另外两个 AUTOTAC 分子 VinclozolinM2-2204 和 Fumagillin-105 分别靶向降解雄激素受体（androgen receptor，AR）和甲硫氨酰氨肽酶 2（methionine aminopeptidase 2，MetAP2）。LNCaP 细胞中的共定位分析表明，VinclozolinM2-2204 诱导 AR^+LC3^+ 自噬膜的形成。当用晚期自噬通量抑制剂羟氯喹处理时，ACHN 细胞中的 PHTPP-1304 促进了受自噬通量影响的 $p62^+ERβ^+$ 斑点的剂量依赖性形成。Fumagillin-105 治疗显著上调了 MetAP2 的自噬通量。为了评估 AUTOTAC 的治疗效果，研究人员比较了用 AUTOTAC 或其同源 TBL 处理的细胞中 AR 和 ERβ 的下游信号传导，二氢睾酮（DHT）和雌二醇（E2）是天然的激动剂，它们分别结合 AR 和 ERβ 并诱导它们的二聚化和核转位，从而导致下游蛋白质的转录激活。当在 DHT 激活的细胞中测量 EGFR 和 p-Akt/Akt 的水平时，VinclozolinM2-2204 抑制 AR 通路的效率比其 TBL 高约 4 倍。类似地，根据 E2 刺激的 LNCaP 细胞中 EGFR、p-ERK/ERK 和 p-Akt/Akt 的水平，PHTPP-1304 比其 TBL 可更有效地抑制 ERβ 信号传导。当使用伤口愈合试验评估降解剂的功效时，与 p62 结合部分或 TBL 相比，PHTPP-1304 更有效地抑制细胞迁移。流式细胞术表明 Fumagillin-105 长期暴露会诱导程序性细胞死亡。值得注意的是，AUTOTAC 能够将泛素结合的错误折叠蛋白聚集体靶向溶酶体，如 Anle138b-F105 有效激活并触发 p62 自身寡聚化，并增加泛素结合的聚集蛋白的自噬通量（图 6.4）。此外，PBA-1105、PBA-1106 和 PBA-1105b 通过直接靶向易于聚集的 TauP301L 突变体从而诱导其自噬降解（Ji et al., 2022b）。

　　另一种针对 p62 的异双功能型降解剂由美国的 Frontier Medicines 的一个研究小组开发。基于以氯乙酰基部分作为弹头结合 p62 的共价抑制剂策略，BMF-1-64 和 BMF-1-141 降低了溴结构域蛋白和亨廷顿病相关多谷氨酰胺蛋白的细胞水平（Nomura et al., 2019）。这些证据证实，AUTOTAC 是一种强大的降解策略，可靶向降解各种细胞内蛋白质和易聚集蛋白质的寡聚体。AUTOTAC 的优点在于它不像 PROTAC 那样严格依赖于接头长度和类型，并且不需要蛋白质-蛋白质相互作用来形成三元复合物。尽管 AUTOTAC 可能通过循环利用在溶酶体降解目标蛋白后发挥持续的降解功效，但具体机制仍有待阐明。

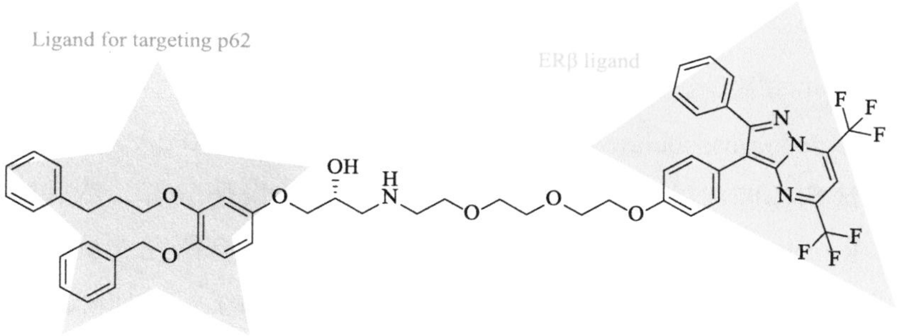

PHTPP-1304

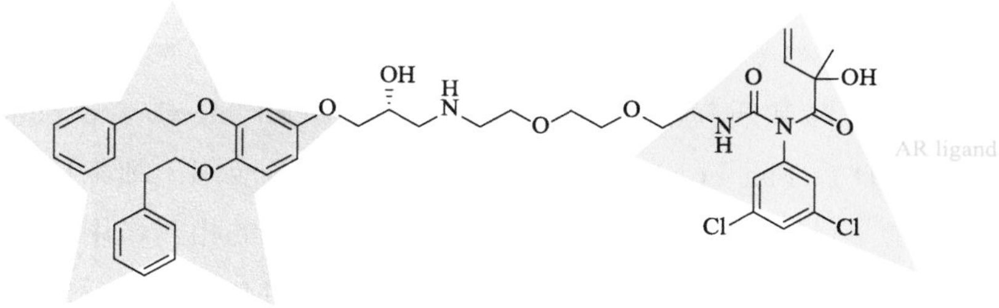

VinclozolinM2-2204

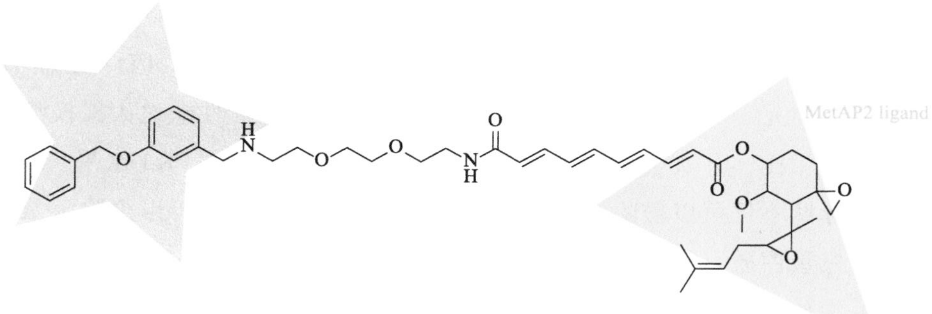

Fumagillin-105

图 6.4　AUTOTAC 化学结构

6.5　CMA

分子伴侣介导的自噬（chaperone-mediated autophagy，CMA）是一种选择性形式的自噬，分子伴侣 Hsc70 可特异性识别和降解含有 KFERQ 序列基序的蛋白质并与其结合，分子伴侣-底物复合物与溶酶体膜上的溶酶体相关膜蛋白 2A（lysosomeassociated membrane protein 2A，LAMP2A）结合后，底物通过位于溶酶体腔内的 Hsc70 转运至溶酶体，被水解酶分解，然后被细胞重新利用（Kaushik et al.，2018）。基于 CMA 的机制，有研究人员开发了一种简单的非病毒介导的、细胞膜可渗透的靶向嵌合肽系统，成功降解了细胞中的靶向蛋白质。新型嵌合肽由三个结构域组成：通过肽-蛋白质相互作用选择性结合 POI 的蛋白质结合结构域（protein binding domain，PBD）、与 KFERQ 基序生化相关的 CMA 靶向基序（CMA-targeting motif，CTM）和能够促进嵌合肽绕过血脑屏障和质膜的细胞膜穿透结构域（cell membrane penetrating domain，CMPD）（Fan et al.，2014）。当新型嵌合肽应用于细胞环境时，它通过其 CMPD 进入细胞，然后通过 PBD 和 CTM 之间的相互作用特异性识别其靶蛋白并形成稳定的复合物。最后，复合物通过 CMA 途径转移至溶酶体，进行快速降解。在随后的概念验证研究中，已经证明嵌合肽系统可以用于降解 α-突触核蛋白、死亡相关蛋白激酶 1（death-associated protein kinase 1，DAPK1）、突触后密度蛋白 95（post synaptic density protein 95，PSD-95）和 α-突触核蛋白的 A53T 突变体。用 DAPK1 靶向肽（100 μmol/L）处理 H_2O_2 诱导的神经元，导致 DAPK1 水平降低 63.46%。在局灶性缺血大鼠模型中，与对照组相比，用 10 mg/kg DAPK1 靶向肽治疗可降低 DAPK1 水平。结果证实，目标肽不仅可以敲除原代神经元中的目标蛋白质，还可以敲除大鼠大脑中的目标蛋白质，并且可以穿过血脑屏障。与基因敲除和 siRNA 介导的蛋白质敲低相比，基于自噬的嵌合肽策略具有更快的降解速度，并且蛋白质降解水平随时间和剂量而变化（Fan et al.，2014）。重要的是，肽可以更容易地被设计从而靶向蛋白质，而无须适合小分子的结合口袋。这种基于 CMA 的蛋白质降解策略极大地扩展了自噬的应用前景。

此外，Zhou 等合成了一种肽，通过伴侣介导的自噬靶向基序（Tat-CDK5-CTM）与 CDK5 的特异性结合，可以诱导细胞周期蛋白依赖性激酶 5（cyclin-dependent kinase 5，CDK5）的降解。实验证实，该靶向肽不仅可以防止钙超载和培养神经元死亡，而且可以减少大脑中动脉闭塞小鼠的梗死面积和神经元损失，从而改善神经功能（Zhou et al.，2019）。肽靶向嵌合体通过蛋白质的 CMA 降解为开发和治疗由错误折叠蛋白质引起的疾病提供了新策略。然而这种方法仍然存在一些缺点，首先设计这些肽需要对靶蛋白具有高亲和力的结构域，并且这些肽作为治疗剂的递送和稳定性仍然是有待解决的问题。

6.6　自噬的检测方法

由于自噬在多种生理和病理过程中扮演重要角色，准确检测自噬活性对相关研究意义重大。传统的自噬静态检测方法众多，透射电子显微镜（transmission electron microscope，TEM）是非常流行和广泛使用的一种检测方法。TEM 的优点是可通过观察含有胞质溶胶或细胞器的自噬体的形态学特征区分自噬过程发生的早晚期阶段，因为晚期的特征是自噬溶酶体具有部分降解的胞质溶胶和细胞器。另一种静态检测方法是基于免疫印迹法检测自噬相关蛋白（特别是 LC3 和 p62）的表达，LC3 以无活性胞质形式（LC3-Ⅰ）存在，在自噬过程中通过蛋白水解和脂化作用转化为有活性的结合于自噬体膜的 LC3-Ⅱ。这可以通过免疫印迹法监测 LC3-Ⅱ带的出现，并且可以通过 LC3-Ⅱ/LC3-Ⅰ值的大小估计自噬水平的高低。另一种常用的方法是通过免疫荧光或免疫组织化学，定位从细胞质到膜结构重定位的 LC3。在测定 LC3-Ⅱ 的水平时，应谨慎分析 LC3-Ⅱ 与自噬水平的关系，因为 LC3-Ⅱ 在自噬体与溶酶体融合后会降解，此时即使自噬活性很高，也会导致低水平的 LC3-Ⅱ。p62 是另一种常用的标志物，这种蛋白经泛素化的蛋白结合，再与 LC3-Ⅱ蛋白结合形成复合物，并最终在溶酶体内降解，在自噬过程中 p62 会不断被消耗，p62 蛋白的表达量与自噬活性呈现负相关。因此利用免疫印迹法检测 p62 蛋白的表达量也可以评价自噬水平。此外，溶酶体标志物 Lamp-1 和 Lamp-2 或针对吞噬细胞和自噬体的标志物（如 ATG5、ATG14 和 BECN1）也可以通过免疫荧光显微镜、蛋白质印迹和流式细胞术追踪自噬的进展。

自噬作为细胞内受到精密调控的降解过程，具有多态、多步骤、动态的特点。在自噬不同阶段，静态检测法检测结果可能会有误差，因为自噬体数量的变化不能代表自噬的活性，需要谨慎分析自噬体数量的增加究竟是因为自噬被诱导还是自噬体的最终降解阶段被阻碍而导致的。所以评估自噬通量会比单纯评估自噬体数量更能反映自噬活性。目前用于观察自噬流变化的主流方法是 LC3 双荧光标记法，即 RFP/mCherry-GFP-LC3 和 GFP-LC3-RFP-LC3ΔG。具体而言，RFP/ mCherry-GFP-LC3 在胞质溶胶中同时显示 GFP 和 RFP/mCherry 信号，显示黄色荧光；当自噬体与溶酶体融合形成酸性自噬溶酶体后，酸敏感的 GFP 蛋白会导致绿色荧光猝灭，只检测到稳定的 RFP/mCherry 红色荧光（Kimura et al.，2007）。尽管 RFP/mCherry 对酸性条件具有抵抗力，但由于溶酶体的降解，其荧光仍会被淬灭。另一种荧光探针 GFP-LC3-RFP-LC3ΔG 解决了这个问题（Kaizuka et al.，2016）。在 GFP-LC3-RFP-LC3ΔG 中，GFP-LC3 融合到 RFP-LC3 的 N 端，而 RFP-LC3 的 C 端甘氨酸被删除。当在细胞中表达时，GFP-LC3-RFP-LC3ΔG 被内源性 ATG4 蛋白酶分离成等物质的量的 GFP-LC3 和 RFP-LC3ΔG。GFP-LC3 定位于自噬体并在溶酶体中进一步猝灭，RFP-LC3ΔG 因 C 端甘氨酸缺乏不能进行脂质化，故不参与自噬过程，稳定存在于细胞质中，作为内部对照（Kaizuka et al.，2016）。自噬通量的高低由 GFP/RFP 荧光信号比表示。GFP/RFP 值高，自噬活性弱；GFP/RFP 值低，自噬活性强。此外，单荧光标记蛋白（FP）-LC3 和溶酶体途径相关荧光标记蛋白等也都可以用于自噬通量的检测（Sun et al.，2017；Yang et al.，2018）。

小分子荧光探针具有染色过程简单、膜通透性好、分子设计策略灵活、细胞毒性低、近无损检测等优点，已被广泛应用于检测。在自噬过程中，由于自噬体和溶酶体之间的差异，细胞微环境，包括 pH、黏度、极性等都会发生变化，因此，根据微环境波动设计荧光探针是一种常见的策略。2018 年，Iwashita 团队基于光诱导电子转移（photoinduced electron transfer，PET）机制开发了两种能够可视化细胞自噬的荧光探针（DALGreen 和 DAPGreen）。

DAL Green 探针中的哌嗪基团使得探针的荧光依赖于 pH。在中性或碱性条件下，DAL Green 以非质子形式进入自噬分离膜，此时荧光猝灭，只有当分离膜转运到自噬溶酶体中，在酸性条件下，猝灭的基团质子化，荧光才得以恢复。pH 非依赖型的 DAPGreen 在自噬过程中保持荧光，亮度几乎恒定，不但染色自噬溶酶体，也染色自噬体（Iwashita et al.，2018）。Lyso-NP 是基于黏度差异开发的双光子荧光探针，其二甲氨基苯和吗啉分别作为黏度响应基团和溶酶体靶向基团。Lyso-NP 的荧光寿命与黏度呈现良好的线性关系，自噬过程中溶酶体黏度的增加会导致 Lyso-NP 的荧光寿命增加（Hou et al.，2018）。除了 pH 和黏度外，自噬体和溶酶体的融合也会导致环境中极性的改变。Meng 等分别以香豆素和吗啉作为极性响应基团和溶酶体靶向基团开发了第一个响应溶酶体极性变化的荧光探针 Lyso-OC。实验表明随着饥饿诱导自噬时间的增加，Lyso-OC 的荧光强度逐渐降低，这表明细胞自噬过程中溶酶体极性增加（Jiang et al.，2017）。氧化应激主要通过 H_2O_2 和 ROS 来调节保护性的自噬，Peng 等开发了一种响应 H_2O_2 的近红外荧光探针 Cy-B，原理是 Cy-B 在遇到 H_2O_2 时硼酸根部分会被氧化成苯酚基团从而发出明亮的荧光。探针 Cy-B 可以通过点亮生成的 H_2O_2 来帮助可视化自噬过程（图 6.5）。重要的是，探针的近红外特性还使其能够清晰地对小鼠组织进行成像，这使其成为研究 H_2O_2 相关疾病的有力工具（Xu et al.，2016）。

　　尽管已经开发了许多探针来检测自噬过程，但是每种探针均有其优点和不足。因此在自噬研究中，不仅要根据各荧光探针的适用范围和实验目的进行合理选择，必要时须联合利用形态学检测和分子生物学检测等多种手段，如电镜显示自噬时相特征性结构，免疫印迹反映自噬蛋白水平变化，同时合理设置对照组及联用自噬诱导剂和抑制剂等，这样才能更准确和更全面地反映细胞的自噬水平（表 6.1）。

DALGreen

DAPGreen

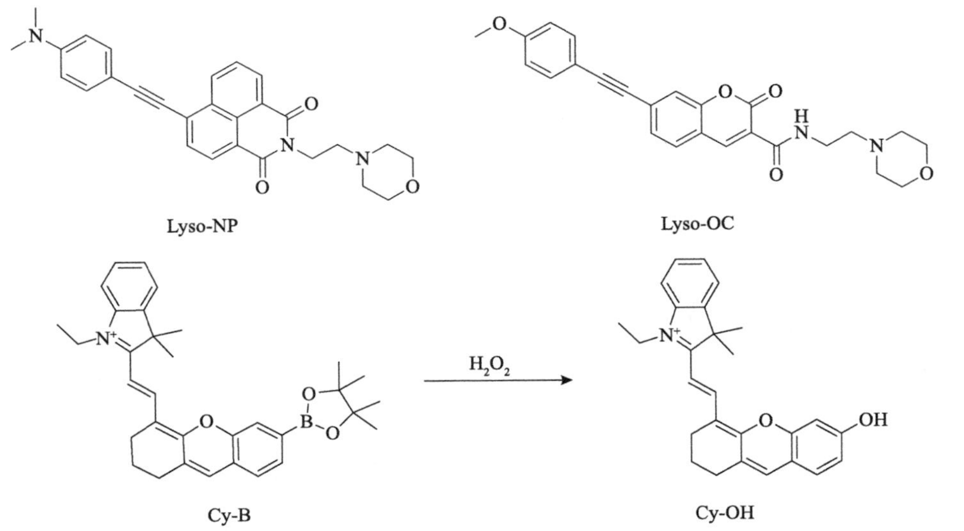

图 6.5　靶向自噬的小分子探针化学结构

表 6.1　自噬的检测方法

自噬特征	检测对象或方法	检测技术
自噬膜	ATG 蛋白，BECN1，形态学特征	电子显微镜，蛋白质印迹，流式细胞术，荧光显微镜
自噬体	LC3-Ⅱ 抗体；GFP-LC3 融合	电子显微镜，蛋白质印迹、流式细胞术，荧光显微镜
自噬溶酶体	RFP-GFP-LC3 融合，组织蛋白酶测定，Lamp-1 和 Lamp-2	电子显微镜，蛋白质印迹、流式细胞术，荧光显微镜
自噬通量	RFP-GFP-LC3 融合，荧光蛋白酶底物，同位素标记，p62/SQTSM1 降解率	蛋白质印迹、流式细胞术、荧光显微镜、放射性同位素检测

6.7　总结和展望

近些年来，基于自噬-溶酶体系统 TPD 技术的应用显著增加。虽然目前大部分研究都是针对致病蛋白，但是由于自噬底物的广泛性，基于自噬-溶酶体系统 TPD 技术在降解其他致病靶点，如蛋白质聚集体、DNA/RNA 分子、过氧化物酶体、受损的线粒体，甚至微生物病原体等方面具有非常大的潜力。尽管自噬相关的 TPD 技术是有吸引力的策略并且具有开发新药的有效治疗潜力，但基于自噬的降解剂仍然存在缺点。这些降解剂通常具有较高的分子量、较低的溶解度、较差的细胞渗透性和稳定性，并且降解效率和潜在的脱靶效应需要进一步确定。另一个重要问题是降解剂的合成困难，包括优化接头长度和组成。尽管基于自噬的降解剂仍有许多问题有待解决，但通过适当的研究和开发，基于自噬的降解剂不仅是科学研究的有力工具，而且是促进药物研发的新技术。监测自噬过程的动态变化对于生物学研究和相关疾病的临床诊断具有重要价值。迄今为止，用于实时监测活细胞自噬过程的荧光探针的开发已经取得了相当大的进展。目前，大多数荧光探针都是根据自噬过程中微环境的差异，如 pH、黏度、极性等来设计的。其中，一些比率探针可以随着微环境的变化而显示不同的荧光颜色，因此仅用单个探针就可以直观地监测不同阶段的自噬过程。另一些探针仅针对含有线粒体的自噬体，而不对其他溶酶体进行染色，这大大提高了自噬监测的准确性。自噬相关的药物研发技术革新将大大推进自噬基础研究进程,并最终造福自噬相关疾病的临床应用。

参 考 文 献

Ding Y, Fei Y, Lu BX. 2020. Emerging new concepts of degrader technologies. Trends Pharmacol Sci, 41(7): 464-474.

Dong GQ, Wu Y, Cheng JF, et al. 2022. Ispinesib as an effective warhead for the design of autophagosome-tethering chimeras: discovery of potent degraders of nicotinamide phosphoribosyltransferase(NAMPT). J Med Chem, 65(11): 7619-7628.

Fan X, Jin WY, Lu J, et al. 2014. Rapid and reversible knockdown of endogenous proteins by peptide-directed lysosomal degradation. Nat Neurosci, 17(3): 471-480.

Fu YH, Chen NX, Wang ZY, et al. 2021a. Degradation of lipid droplets by chimeric autophagy-tethering compounds. Cell Res, 31(9): 965-979.

Fu YH, Lu BX. 2021b. Targeting lipid droplets for autophagic degradation by ATTEC. Autophagy, 17(12): 4486-4488.

Gatica D, Lahiri V, Klionsky DJ. 2018. Cargo recognition and degradation by selective autophagy. Nat Cell Biol, 20(3): 233-242.

Hou LL, Ning P, Feng Y, et al. 2018. Two-Photon fluorescent probe for monitoring autophagy via fluorescence Lifetime Imaging. Anal Chem, 90(12): 7122-7126.

Ito C, Saito Y, Nozawa T, et al. 2013. Endogenous nitrated nucleotide is a key mediator of autophagy and innate defense against bacteria. Mol Cell, 52(6): 794-804.

Iwashita H, Sakurai HT, Nagahora N, et al. 2018. Small fluorescent molecules for monitoring autophagic flux. FEBS Lett, 592(4): 559-567.

Ji CH, Kim HY, Lee MJ, et al. 2022a. The AUTOTAC chemical biology platform for targeted protein degradation via the autophagy-lysosome system. Nat Commun, 13(1): 904.

Ji CH, Lee MJ, Kim HY, et al. 2022b.Targeted protein degradation via the autophagy-lysosome system: AUTOTAC(autophagy-targeting chimera). Autophagy, 18(9): 2259-2262.

Jiang JC, Tian XH, Xu CZ, et al. 2017. A two-photon fluorescent probe for real-time monitoring of autophagy by ultrasensitive detection of the change in lysosomal polarity. Chem Commun(Camb), 53(26): 3645-3648.

Kaizuka T, Morishit H, Hama Y, et al. 2016. An autophagic flux probe that releases an internal control. Mol Cell, 64(6): 835-849.

Kaushik S, Cuervo A M. 2018. The coming of age of chaperone-mediated autophagy. Nat Rev Mol Cell Biol, 19(6): 365-381.

Kimura S, Noda T, Yoshimori T. 2007. Dissection of the autophagosome maturation process by a novel reporter protein, tandem fluorescent-tagged LC3. Autophagy, 3(5): 452-460.

Li X, Liu Q, Xie X, et al. 2023.Application of novel degraders employing autophagy for expediting medicinal research. J Med Chem, 66(3): 1700-1711.

Li ZY, Wang C, Wang ZY, et al. 2019. Allele-selective lowering of mutant HTT protein by HTT-LC3 linker compounds. Nature, 575(7781): 203-209.

Li ZY, Zhu CG, Ding Y, et al. 2020.ATTEC: a potential new approach to target proteinopathies. Autophagy, 16(1): 185-187.

Loos F, Xie W, Sica V, et al. 2019. Artificial tethering of LC3 or p62 to organelles is not sufficient to trigger autophagy. Cell Death Dis, 10(10): 771.

Mizushima N, Murphy LO. 2020. Autophagy assays for biological discovery and therapeutic development. Trends Biochem Sci, 45(12): 1080-1093.

Nakagawa I, Amano A, Mizushima N, et al. 2004. Autophagy defends cells against invading group A Streptococcus. Science, 306(5698): 1037-1040.

Nomura D, Zoncu R, Ward C, et al. 2019. Methods and compounds for targeted autophagy. PCT International Patent WO 2019183600A1.

Pei JP, Pan XL, Wang AX, et al. 2021b. Developing potent LC3-targeting AUTAC tools for protein degradation with selective autophagy. Chem Commun(Camb), 57(97): 13194-13197.

Pei JP, Wang G, Feng L, et al. 2021a. Targeting lysosomal degradation pathways: new strategies and techniques for drug discovery. J Med Chem, 64(7): 3493-3507.